얼굴 관리하듯
뇌 관리하여
100살까지
아름답게 살자

뇌美인

얼굴 관리하듯 뇌 관리하여 100살까지 아름답게 살자

뇌美인

치매 없는 아름다운 뇌 만들기 프로젝트 _ 나덕렬 지음

위즈덤하우스

뇌미인이 되는 앞쪽뇌 활성법 10가지

1 SWAP(speaking, writing, active discussion, presentation) 은 기획센터를 키운다.

2 간절한 꿈을 찾는 것은 전두엽의 동기센터를 활성화시킨다.

3 작은 일을 마무리하는 것은 전두엽의 기획센터를 키운다.

4 즐거운 계획 전 하기 싫은 일을 해치우면 전두엽의 동기센터와 기획센터가 좋아진다.

5 남의 의견을 듣기 전, 나만의 고유한 답을 확보하는 것은 전두엽을 강하게 만든다.

6 운동은 해마와 전두엽을 활성화하고 실행력을 증진시킨다.

7 "나는 누구인가?", "나는 무엇을 하려고 하는가?"를 생각하며 뇌를 재세팅한다.

8 매일, "행복, 풍요, 화평의 근원이 되리라" 선언하면 앞·뒤쪽 뇌가 동시에 좋아진다.

9 주위 사람을 소중하게 여기는 습관은 사회센터를 활성화시킨다.

10 절제, 화 조절, 인내는 전두엽의 충동조절센터를 키운다.

나의 뇌를 웃게 하고 치매를 예방하는 '진인사대천명'

▶ **진**땀나게 운동하고

매일 운동하는 사람은 알츠하이머병이 생길 확률이 80% 낮다.

▶ **인**정사정없이 담배 끊고

흡연을 시작해 25~30년 정도 지나면 알츠하이머병의 위험이 250% 증가한다.

▶ **사**회 활동과 긍정적인 사고를 많이 하고

혼자서 외롭게 지내는 사람은 치매에 걸릴 확률이 1.5배나 높다.

▶ **대**뇌 활동을 적극적으로 하고

TV 시청 등 수동적인 정신 활동만 하면 인지장애에 걸릴 확률이 10% 증가한다.

▶ **천**박하게 술 마시지 말고

과음과 폭음은 인지장애에 걸릴 확률을 1.7배나 높인다.

▶ **명**을 연장하는 식사를 하라

비만인 사람이 3년 후 치매에 걸릴 확률은 정상 체중인 사람에 비해 1.8배 높다.

들어가는 말

누구나 최소한 30일은 기억을 잃는다!

우리는 매일 건강한 인지 기능을 누리고 산다. 듣고 말하고, 기억하고, 방향감각을 이용해 길을 찾아다니고, 계획하고 판단하고…… 그러나 우리가 죽음을 피해갈 수 없는 것처럼 우리가 그동안 누렸던 인지 기능은 언젠가 없어지게 마련이다. 따라서 우리 모두 삶을 마감하기 전에 길든 짧든 치매를 겪을 수밖에 없다.

어떤 두려움이 있을 때 이를 저항하거나 피하면 그 두려움은 점점 커져서 마음속 깊이 뿌리 생각으로 자리 잡는다. 반대로 이를 직시하고 받아들이면 그 두려움은 뿌리째 눈 녹듯이 사라진다. 치매도 마찬가지다. 치매에 대한 막연한 두려움이 있으면 그 두려움은 갈수록 커진다. 그러나 그 치매를 바로 알고, 대처하면 그 두려움은 사라진다.

그럼 이 글을 쓰는 나는 과연 치매에 대한 두려움이 전혀 없을까? 그럴 수는 없다. 더구나 나는 남에게 신세지는 것을 싫어하고 남에게 나의 실수를 보이거나 나의 약점을 보이는 것을 싫어하는 사람이기 때문에 치매가 두렵다. 그러나 다행히 나는 과거 17년 동안 치매 환자를 경험하고 치매를 연구하면서 치매에 대한 솔루션을 알게 되었다. 그 방법은 한마디로 뇌미인이 되는 것이다. 뇌미인의 혜택은 크게 세 가지다. 첫째, 뇌미인은 노년이 되기까지 행복하게 산다. 둘째, 뇌미인은 노년에 치매에 걸리지 않는다. 셋째, 혹시 치매에 걸리더라도 예쁜 치매가 된다. 내가 이 책에서 하고 싶은 얘기가 바로 이런 것이다.

나는 이 책 1부에 뇌미인이 되는 법을 설명하였고, 2부에서 뇌미인이 걸리지 말아야 할 치매를 기술하였고, 3부에서는 뇌미인이 평소 지켜야 할 인지 건강 수칙(치매 예방법)을, 그리고 4부에서는 혹시 치매에 걸리더라도 예쁜 치매가 되는 법을 소개했다. 치매는 한마디로 생활 습관병이다. 즉, 치매는 유전적 소인보다는 후천적인 요인이 더 크게 작용하기 때문에, 평소 우리가 어떻게 생활하는가가 우리가 치매에 걸릴지 안 걸릴지를 결정한다. 다시 말해 20~30대부터의 습관이 고스란히 노년의 치매로 연결된다. 따라서 나는 이 책을 읽는 독자가 60~70대 노인뿐만 아니라 60~70대 부모를 가진 젊은 세대도 포함되어야 함을 강조한다.

다시 정리하면, 제 1부와 3부에 소개한 뇌미인이 되는 법과 인지 건강을 유지하는 법을 평소 습관으로 정착시켜 젊어서부터 반복 또 반복하면, 뇌미인으로서 젊은 시절을 행복하게 살 뿐만 아니라 노년이 되어서도 치매에 걸리지 않을 수 있다. 또한 평소 자기 마음을 모니터링하고 부단히 바꿈으로써 긍정신경망을 두껍게 만들어놓으면, 그리고 항상 '1000% 마음'을 유지하면, 치매에 걸리더라도 '예쁜 치매'가 된다.

"누구나 치매에 걸릴 수 있다. 그러나 해결책은 뇌미인이다!"

감사할 사람이 너무 많아 일일이 나열할 수도 없다. 내 주위에 계신 선배, 동료, 후배들에게 진심으로 감사를 드린다. 보석 같은 우리 랩 식구들 한 사람씩 떠올리며 감사한다. 내 아내와 우리 가족에 대한 감사는 더할 나위 없다. 위즈덤하우스 이진영 분사장님, 원고 진행을 맡아주신 방미희 님께 감사를 드린다.

2012년 7월 나 덕 렬

| 들어가는 말 | 누구나 최소한 30일은 기억을 잃는다! | 8 |
| | 누구나 치매에 걸릴 수 있다. 그러나 해결책은 뇌미인이다! | 9 |

제Ⅰ부. 뇌미인이 진짜 미인이다

1.1	얼굴 미인보다 뇌미인이 되라	14
1.2	뇌 관리 안 하면 뇌가 추해진다	18
1.3	뇌의 근력을 키워라	24
1.4	뇌미인은 어떤 사람일까?	30
1.5	뇌미인의 적, 치매는 생활 습관병이다	34
1.6	치매를 일으키는 뇌 변화는 젊어서부터 시작된다	37
1.7	당신은 오늘을 뇌미인으로 살았나?	39
1.8	뇌미인이 되려면 앞쪽뇌(전두엽)를 키워라	42
1.9	앞쪽뇌를 키우는 10가지 습관	47

제Ⅱ부. 뇌미인의 적, 치매란 무엇인가

2.1	깜빡깜빡, 나는 치매일까?	60
2.2	치매, 당신은 얼마나 아는가?	67
2.3	큰 혈관이 막혀서 생기는 혈관치매	70
2.4	작은 혈관이 막혀서 생기는 혈관치매	75
2.5	혈관치매, 왜 하루 빨리 발견해야 하는가?	79
2.6	혈관치매, 어떤 증상일 때 의심해야 하나?	83
2.7	가장 흔한 퇴행성 치매, 알츠하이머병	89
2.8	알츠하이머병의 주범, 아밀로이드 침착	94
2.9	알츠하이머병의 단계별 증상·진단·치료	98
2.10	행동과 성격 변화로 시작하는 퇴행성 치매: 전두측두치매	105
2.11	고쳐지는 치매가 있다	111

제Ⅲ부. 뇌미인이 지켜야 할 인지 건강 수칙

3.1	나의 뇌를 웃게 하는 '진인사대천명'	114
3.2	진땀나게 운동하라	116
3.3	인정사정없이 담배를 끊어라	121
3.4	사회 활동으로 뇌를 자극하라	126
3.5	대뇌 활동의 끈을 놓지 마라	132
3.6	천박하게 술 마시지 마라	144
3.7	명을 연장하는 식습관을 유지하라	148
3.8	삼고(三高) 조절하기	154

제IV부. 예쁜 치매 미운 치매

4.1	예쁜 치매를 아는가?	164
4.2	너와 나를 울리는 '미운 치매"	172
4.3	예쁜 치매, 얼마나 흔할까?	175
4.4	예쁜 치매 만들기 솔루션 1: 긍정신경망 두껍게 하기	179
4.5	예쁜 치매 만들기 솔루션 2: 부정신경망 없애기	185
4.6	예쁜 치매 만들기 솔루션 3: 예쁜 부부가 예쁜 치매를 만든다	190
4.7	예쁜 치매 만들기 솔루션 4: 집이 화목하면 치매도 웃어준다	198
4.8	예쁜 치매 만들기 솔루션 5: 약물치료도 중요하다	204
4.9	우리 장모님의 치매일지	207
4.10	내가 만약 치매에 걸린다면?	216
4.11	정기검진으로 치매 예방하자	221

맺는말

뇌 미인이 진짜 미남 미녀다! — 228

부록: 증례를 통한 치매의 이해

1.	수두증치매	234
2.	경막하 출혈에 의한 치매	237
3.	간경화증에 의한 치매	241
4.	베르니케뇌증	246
5.	신경매독에 의한 치매	252
6.	뇌전증에 의한 치매 증상	254
7.	뇌종양에 의한 치매	259
8.	섬망	262
9.	약물에 의한 치매 증상	264
10.	일과성 전체 기억상실증	268
11.	의미치매	271
12.	진행성 비유창성 실어증	276
13.	파킨슨치매	278
14.	루이체치매	280

I. 뇌미인이 진짜 미인이다

1.1　얼굴 미인보다 뇌미인이 되라
1.2　뇌 관리 안 하면 뇌가 추해진다
1.3　뇌의 근력을 키워라
1.4　뇌미인은 어떤 사람일까?
1.5　뇌미인의 적, 치매는 생활 습관병이다
1.6　치매를 일으키는 뇌 변화는 젊어서부터 시작된다
1.7　당신은 오늘을 뇌미인으로 살았나?
1.8　뇌미인이 되려면 앞쪽뇌(전두엽)를 키워라
1.9　앞쪽뇌를 키우는 10가지 습관

1. 뇌미인이 진짜 미인이다

1.1
얼굴 미인
보다
뇌미인이 되라

우리는 피부 관리, 옷 관리, 돈 관리, 인맥 관리 등 많은 관리를 한다. 그러나 정작 가장 중요한 뇌 관리는 하지 않는다. 사람들이 어리석은 것일까? 그렇지 않다. 피부나 얼굴은 눈에 보이지만 뇌는 보이지 않기 때문에 관리할 생각을 못 하는 것이다. 또는 뇌 관리법을 모르기 때문이다. 사람들이 얼굴 관리 등 외모 관리를 하는 이유는 결국 사랑을 받고 싶기 때문이다. 당신은 정말 사랑 받고 싶은가? 그럼 뇌미인이 되라. 남녀가 사귀기 시작한 후 외모로 버틸 수 있는 기간은 100일 정도이고 길어봤자 3년이다. 그러나 뇌미인은 젊은 시절부터 나이 들어서까지 모든 사람으로부터 사랑을 받는다.

뇌 관리를 못한 대표적인 예를 들어본다. 67세 여성 분이 최근 기억력이 떨어졌다. 젊어서는 날씬하였으나, 별 생각 없이 하루에 TV를 몇 시간씩 보면서 운동을 하지 않고 살다 보니 키가 158cm인데 몸무게는 78kg이다. 비만 때문에 50세경 당뇨와 고지혈증이 생겼고, 남은 기름이 혈관 안쪽에 쌓여 혈관 벽이 딱딱해져 고혈압이 생겼다. 물론 피부 관리에는 신경을 썼고, 옷도 좋은 걸로 입기 위해 노력했다. 그러나 보이지 않는 뇌혈관이나 뇌에 대한 관리는 하지 않았다. 그 결과 당뇨, 고지혈증, 고혈압이 심해졌고, 60세경 뇌혈관이 막혀서 뇌졸중을 한 번 앓게 되었다. 진찰실에서 진찰을 하기 위해 무릎을 걷어보니 양쪽 무릎에 세로로 기다란 칼자국이 있었다. 원래 체중이 58kg 정도여야 하는데 20kg이 초과하다보니 20kg 배낭을 짊어지고 산 것과 같다. 20kg 배낭을 짊어져본 적이 있는가? 2ℓ짜리 물통을 열 개 배낭에 넣고 들어보면 알 수 있다. 이렇게 무거운 배낭을 날이면 날마다 짊어지고 다니므로 무릎 연골이 상해서 인공관절을 갖게 된 것이다. 무릎과 함께 허리가 아프다. 그러므로 더 이상 운동을 할 수 없다.

건강한 사람들도 20kg 배낭을 짊어지면 인생관이 달라지면서 자꾸 앉거나 눕고 싶다. 이 환자도 앉을 곳, 누울 곳만 찾는다. 갈수록 근육과 뼈는 약해져서 골다공증이 심하다. 핸드백 속에는 고혈압 약, 당뇨 약, 고지혈증 약, 뇌졸중 약, 허리 무릎 통증을 가라앉히는 진통제, 골다공증 약, 변비약(비만은 변비를 일으킨다) 등 먹는 약이 20가지 정도 된다. 나는 이런 환자를 볼 때마다 운동을 시켜서 살을 빼드리고 싶으나, 평생 운동을 해본 적이 없는 분들이라 어디서부터 어떻게 시작해야 할지 막막하다. 그래서 설명을 시작하지 못하고 나도 모르게 한숨을 쉬거나, 안타까워서 한참 쳐다볼 때가 있다. 극단적인 예를 든 것 같지만 우리 병원의 기억장애 클리닉에는 이렇게 뇌 관리를 하지 않아서 몸의 다른 곳까지 문제가 생긴 환자가 적지 않다.

여성의 예를 들었지만, 남자들은 더 하다. 흡연율이 줄긴 했으나 아직도 폐와 기관지가 까매지도록 담배를 피우는 사람들이 많다. 친구 집단에서 빠지는 것이 두려워 또는 사업을 하기 위해 마지못해 시작한 술이 습관이 되어 폭탄주도 마다하지 않는다. 본인은 술을 조절하면서 산다고 생각하는데 옆 사람이 보면 술에 조절을 당하면서 산다. 술을 마시는 친구들 사이에서는 '같이 망가지자'는 연대의식이 생겨 똘똘 뭉치게 되는데 여기에서 발을 빼면 배반자가 된다. 그리고 한번 술로 엮어진 친구와는 만나서 술을 마시지 않으면 재미없고 맹숭맹숭하므로, 만날 때마다 술을 마실 수밖에 없다. 이렇게 술을 마시면서 중년에 이르면 술살이 붙게 되고 운동을 안 하므로 비만이 된다. 이쯤 되어 건강검진을 하면 고혈압, 당뇨, 고지혈증이 슬슬 나타나기 시작한다.

이 중년들에게 참 흥미로우면서도 이해하기 힘든 증상이 하나 있다. 이 시점에서, 운동을 하면서 살을 빼고 술과 담배를 끊으면 고혈압, 당뇨, 고지혈증이 눈 녹듯이 사라진다. 그럼에도 불구하고 절대로 생활 패턴을 바꾸지 않고 그냥 고혈압 약, 당뇨 약, 고지혈증 약을 달고 산다. 그러다 보니, 의사들도 "살을 빼시고 운동하세요"라는 한마디를 형식적으로 던질 뿐이고, 제약회사들은 앞 다투어 고혈압 약, 당뇨 약, 고지혈증 약을 개발하는 데 열을 올리고 있다. 이러는 사이, 매일 아침 거울을 보면서 옷매무새를 고치고 출근하는 당신의 뇌는 추해지고 있고 뇌혈관 벽에 기름기가 끼어가고 있다.

그런가 하면 젊은이들은 '볼거리 억제 못함증'에 걸려 있다. 이는 전두엽이 손상되었을 때 나타나는 증상으로서, 번쩍거리는 화면에서 눈을 떼지 못하는 증상이다. 즉, 현대인들은 아침에 일어나서 별 생각 없이 텔레비전을 보다가 출근한다. 지하철이나 엘리베이터 안에서 뭔가 번쩍거리는 화면이 있으면 생각 없이 쳐다본다. 하루 종일 컴퓨터 화면과 핸드폰 화면에 눈이 팔려 있다. 퇴근하자마자 씻지 않고 TV 앞에 앉아서 드라마나 오락프로그램을 두 시간 넘게 본다. 그리고 별 생각 없이 인터넷을 뒤진다. 이는 모두 볼거리 억제 못함증에 해당된다. 또한 대화에 끼지 못할까봐 세상의 온갖 정보를 모으는데, 이는 전두엽 손상 환자들이 보이는 '수집증'(쓸데없이 물건이나 정보를 수집하는 증상)과 유사하다. 또 하나의 전두엽 증상으로서 '모방 행동증'이 있는데, 이는 남의 말과 행동을 무조건

모방하는 행동이다. 만약 당신에게, 남이 하니까 나도 따라하는 경향, 술과 담배를 끊고 싶으나 따돌림을 당할까봐 끊지 못하거나, 남들이 운동을 안 하니까 나도 안 하는 습관이 있다면, 모방 행동증을 의심해보아야 한다. 이와 같은 '볼거리 억제 못함증', '수집증', '모방 행동증'은 앞쪽뇌(전두엽)를 쇠퇴시키면서 당장의 쾌락을 쫓는 사람을 양산한다.

요즘 젊은이들에게는 앞쪽뇌에 불리한 조건이 또 있다. 중고등학교 때 운동을 거의 하지 못하는 시대를 살고 있다. 두 살 이전에 노출된 음식을 평생 먹게 된다는 말이 있다. 그 만큼 어려서 한 행동은 강한 습관으로 자리 잡게 되고, 어려서의 향수는 강한 자석처럼 자신을 제자리로 끌고 간다. 만약 중고등학교 때 다양한 스포츠에 노출되지 못했거나, 한여름 날 축구한 후 샤워하는 쾌감, 30분 조깅했을 때의 유포리어(euphoria, 행복감)를 느끼지 못했다면 평생 운동을 싫어하는 사람이 될 것이다. 이런 젊은이가 성장하여 위에 언급한 중년, 노년이 될 것이 뻔하다. 나중에 이 글을 읽으면서 알게 되겠지만, 전두엽이 위축되는 최악의 시나리오를 밟게 된다.

마지막으로 젊은 여성들은 살을 뺀다면서 굶기를 밥 먹듯이 한다. 배고픔을 참다가 어느 순간 무너지면서 영양가가 없는 과자나 초콜릿으로 끼니를 때운다. 거기다가 과량의 커피를 마시면서 헬스클럽까지 다니면, 근육이 쇠퇴하고 골다공증이 생기는 것은 물론, 뇌세포에 꼭 필요한 영양소가 공급되지 않아 뇌가 위축된다. 최근 골목마다 카페가 늘면서 전 국민이 카페인 중독이 될 지경이다. 만성적으로 카페인을 과복용하면 뇌가 못 견디면서 불면증과 두통이 생긴다는 것쯤은 알고 있을 것이다. 우리 병원 정진상 교수가 담당하는 두통클리닉에 카페인 중독 환자가 가득하단다. 정신건강의학과 선생님들에 의하면 카페인 중독은 불안신경증을 넘어서서 공황장애까지 유발한다고 한다. 이렇게 외모 관리 등 다른 관리는 열심히 하면서도 뇌 관리를 하지 않는 사람들을 위해 이 책을 쓰게 된 것이다.

1. 뇌미인이 진짜 미인이다

1.2
뇌 관리 안 하면
뇌가 추해진다

이 장에서는 뇌 관리를 하지 않았을 때 뇌가 얼마나 미워지는지, 몇 가지 예를 보여주려고 한다.

첫 번째 예는, 술을 마시면 뇌세포가 죽는다는 것이다. 특히 앞쪽뇌가 많이 손상된다. 건강검진에서 뇌 촬영을 했는데 그림 1-2-1의 오른쪽처럼 앞쪽뇌가 헐렁하게 나오는 사람이 있다. 알코올 병력을 물어보면 십중팔구 술을 많이 마신 사람이다. 물론 아직까지 증상이 없으나 뇌 예비력이 떨어져 있어서 뭔가 조그만 손상이 가해지면 금방 무너질 기세다.

또한 알코올 섭취가 많은 사람은 좌우 뇌를 연결하는 큰 신경 줄인 뇌량(뇌대들보)의 크기가 감소한다(그림 1-2-2). 최신 개발된 '확산텐서MRI기법(자기공명영상)'을 이용하면 뇌의 다른 부위를 연결하는 신경 줄의 굵기를 잴 수 있는데, 알코올 섭취가 많은 사람은 역시 전두엽을 연결하는 뇌량의 신경 줄이 끊어져 있는 것을 발견했다.

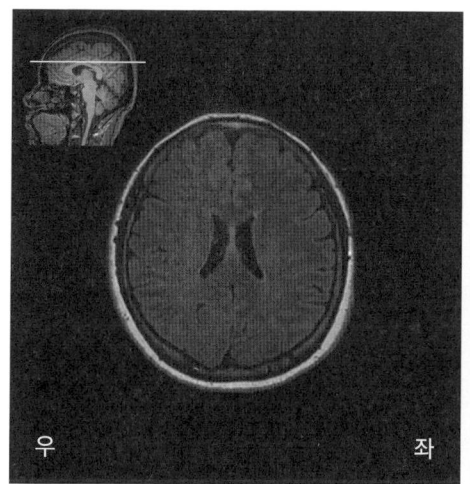
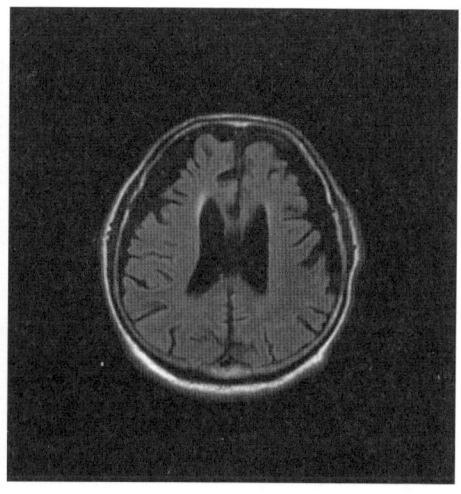

그림 1-2-1. 뇌 MRI의 수평 단면. 정상인 경우(좌측) 앞뒤 뇌가 모두 꽉 차게 보이지만, 알코올 섭취가 많은 사람의 뇌는 (우측) 앞쪽뇌의 세포가 손상되어 앞쪽뇌가 위축되어 보임. 또한 가운데 보이는 여덟팔자 모양의 검은 음영은 뇌실인데, 알코올 섭취가 많은 사람의 뇌실이 더 큰 이유는 뇌가 위축되었기 때문에 공간이 더 생긴 것임.

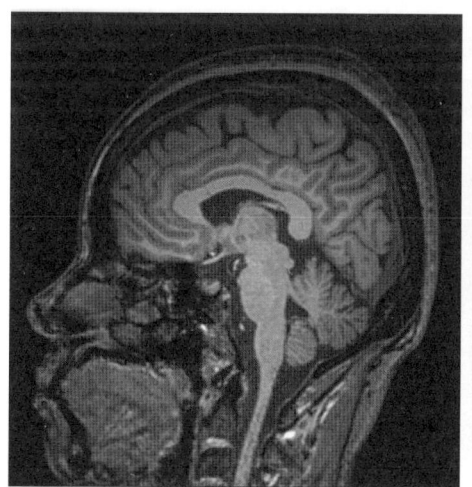
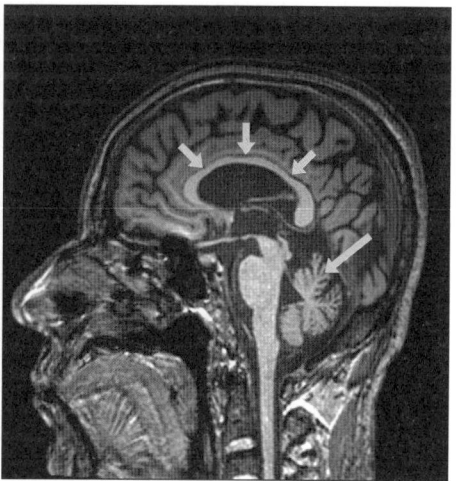

그림 1-2-2. 뇌 MRI. 정상인(왼쪽)에 비교했을 때, 환자의 경우(오른쪽) 뇌량(작은 화살표)이 작다. 또한 뇌 전체가 더 성글고, 작은 골(큰 화살표)이 작음.

어디 그뿐이겠는가. 아래 그림 1-2-3에서 앞쪽뇌가 으깨진 뇌가 얼마나 추한지를 보아야 한다. 이 환자 분은 약 55세경 승진 소식에 기뻐 1, 2차 술을 먹을 때까지는 좋았으나, 3차 술을 마시기 위해 다른 장소로 이동하다가 계단에서 굴러 떨어져서 뇌 손상을 당했다. 다행히 살아났으나, 그 후 지금까지 화를 내거나 성적 행동을 보이는 등 충동 억제를 못하여 추한 행동을 보이고 있다.

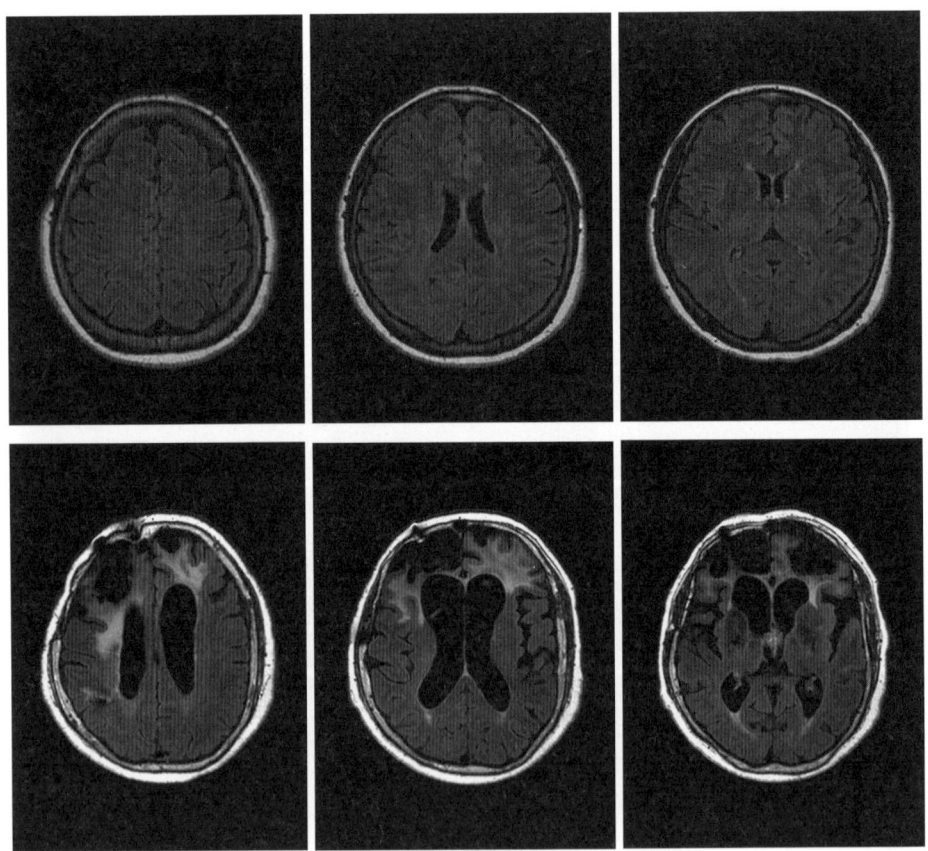

그림 1-2-3. 뇌 MRI 수평 단면. 정상(위)에 비교했을 때, 환자 경우(아래) 전두엽에 손상이 있는 것을 볼 수 있음. 전두엽의 흰 부분은 뇌세포가 손상된 흔적이고, 검게 구멍이 나 있는 부분은 아예 뇌세포가 소실된 부분임.

두 번째 예는, 고혈압, 당뇨병, 고지혈증을 가진 환자들은 전두엽이 얇다는 것이다. 우리 연구팀의 서상원 교수가 외국에 발표한 논문에 따르면, 치매 환자 중 3고(고혈압, 고혈당, 고지혈증)를 가진 환자와 그렇지 않은 환자의 뇌를 비교해보았더니, 그림 1-2-4와 같이 검은색 부위가 다 얇아져 있었다. 즉 이런 성인병을 조절하지 않으면 전두엽의 뇌 피질을 칼로 도려내는 것과 같은 결과가 온다. 그러므로 판단력과 충동 억제력이 감소하고 전두엽의 동기센터가 손상될 수밖에 없다.

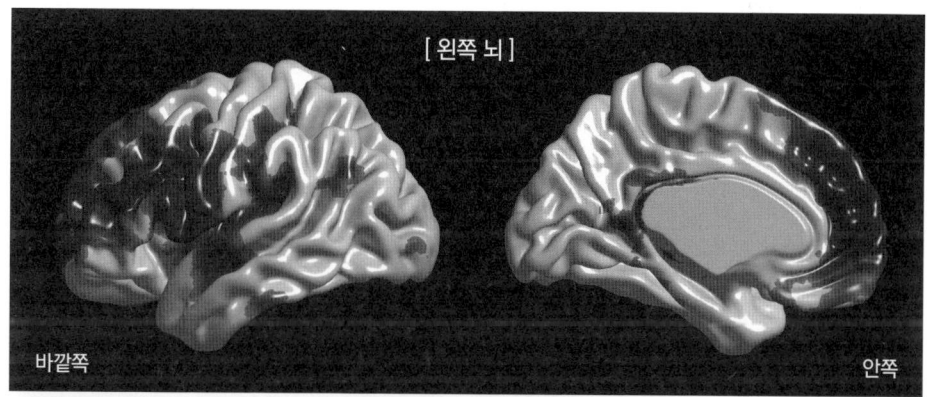

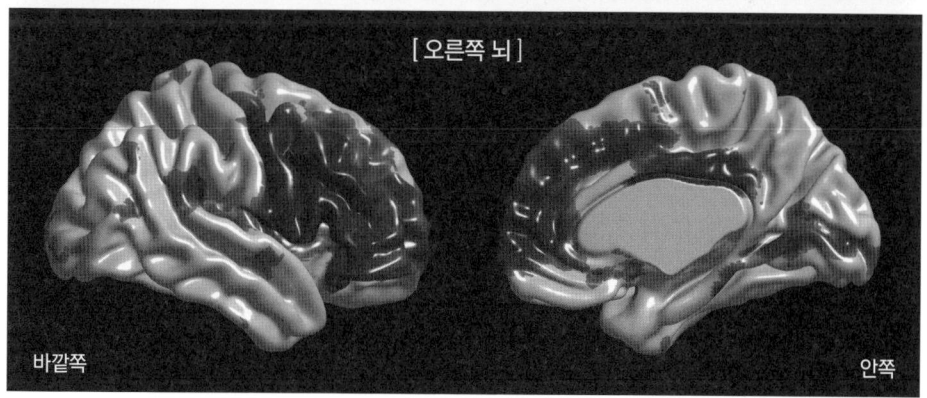

그림 1-2-4. 치매 환자 중 고혈압, 당뇨병, 고지혈증 같은 성인병을 가진 환자의 뇌가 그렇지 않은 환자의 뇌에 비해 어떻게 다른지를 알아본 연구임. 검은 부분은 뇌 피질이 얇아진 곳인데, 주로 전두엽에 분포되어 있음.

세 번째 예로, 고혈압, 당뇨, 고지혈증 같은 성인병을 가지고 있고, 운동 안 하고 비만한 사람들은 뇌혈관 안쪽에 기름때가 끼어서 혈관이 군데군데 좁아지거나 막힌다는 것이다. 다음 1-2-5 두 그림은 MRI를 이용하여 뇌혈관 촬영(MRA)을 한 것이다. 굳이 뇌 전문가가 아니더라도 그냥 그림만 보아도 어느 쪽 뇌혈관이 더 미운지를 알아볼 수 있을 것이다. 미인의 특징 중 하나가 대칭성이라는 것을 기억하며 아래 그림을 살펴보자.

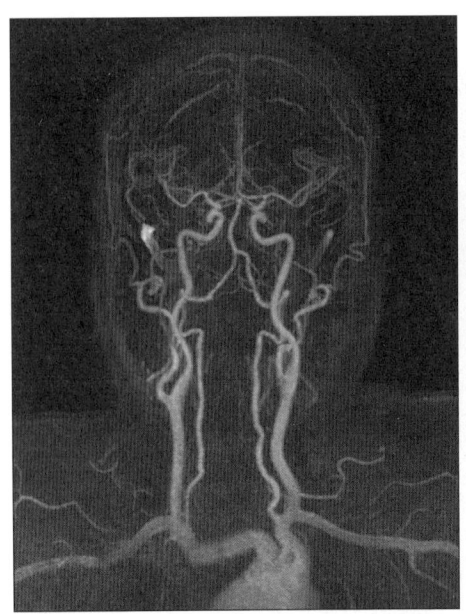 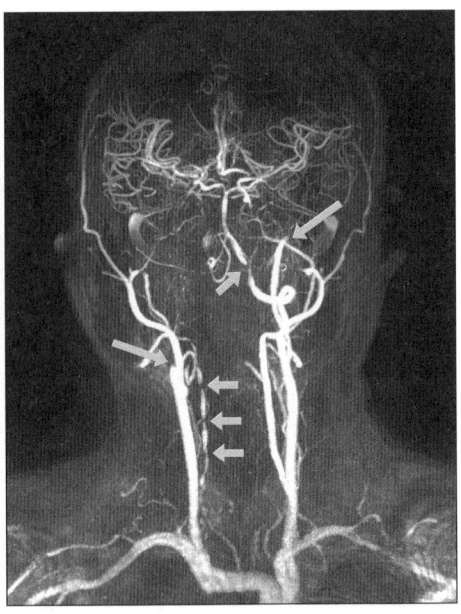

그림 1-2-5. 자기공명영상을 이용한 뇌혈관촬영(MRA). 좌측은 정상인의 뇌혈관임. 우측은 뇌혈관 관리를 안하여 뇌혈관이 막힌 경우임. 큰 화살표가 가리키는 부분은 뇌로 들어가는 경동맥이 완전히 막혀 잘려 보이는 곳임. 작은 화살표가 가리키는 부위는 군데군데 혈관이 좁아져 있는 곳임.

마지막 예로, 최근에 학자들은 비만이 뇌의 피질을 얇게 만든다는 흥미로운 사실을 발표하였다. BMI(제 3부 151쪽 참조)가 30 이상인 사람들을 고도비만이라고 하는데, 이런 사람들의 뇌와 정상 체중(BMI가 18에서 25사이)을 가진 사람들의 뇌를 비교한 결과 비만

한 사람들의 뇌 피질이 얇아져 있었다. 이 중에서도 전두엽이 얇아져 있었다. 우리 연구에서도 정상인 1,000명 정도를 대상으로 뇌 피질 두께와 BMI와의 관계를 살펴본 결과, 비만인 사람들의 뇌 피질 두께가 얇았다. 흥미롭게도 많이 마른 사람들(예를 들어 BMI가 15 이하)도 뇌 피질의 두께가 얇아져 있었다. 많이 마른 사람들은 아마도 영양이 충분치 않아 뇌세포가 충분한 영양 공급을 받지 못한 것으로 해석된다.

지금까지 몇 가지 예를 들었는데, 이것만 종합해보더라도, 술 많이 마시면서 운동 안 하고 뚱뚱한 사람의 뇌가 어떻게 될지 불 보듯 뻔하다. 더구나 노년에 1.1에 소개한 환자처럼 고혈압, 당뇨, 고지혈증이 발생하면 전두엽의 피질이 벗겨지면서 뇌는 더 미워진다.

1.3
뇌의
근력을 키워라

몸을 단련하면 근육이 잘 잡힌 멋진 미남, 탄력 있는 미인이 되듯, 뇌를 단련하면 균형 잡힌 튼튼한 뇌가 된다면 얼마나 좋을까? 실제로 그런 일이 뇌 안에 일어난다.

[뇌에도 알통이 생긴다]

뇌에도 알통이 생긴다는 것을 아는가? 운동을 하면 근육세포가 변하여 팔다리에 알통이 생긴다. 마찬가지로 우리가 무엇을 듣고, 하고, 생각하느냐에 따라 뇌세포가 변하면서 뇌에 '알통'이 생긴다. 이를 의학적으로 뇌 유연성(brain plasticity)이라고 한다. 어떤 학자는 20세기 획기적인 발견 중 하나가 뇌 유연성이라고 했다. 과거 오랫동안 '뇌는 변하지 않고, 가지고 태어난 뇌세포를 잃기만 한다'고 믿었다. 1970년대만 해도 신경과 의사들끼리 "The brain is not a muscle(뇌는 근육처럼 두꺼워지지 않는다)"이라는 말을 했다고 한다.

그러나 쥐에게 같은 자극이나 경험을 반복시킨 결과 뇌세포가 변한다는 사실이 밝혀졌다. 예를 들어 쥐의 등을 붓으로 몇 개월 동안 반복해서 쓰다듬으면 뇌의 해당 영역(감각세포)에 변화가 나타난다. 현미경을 통해 뇌세포를 관찰하면 그림 1-3-1의 좌측 그림처럼 나뭇가지 모양의 돌기가 보이는데 이를 수상돌기라 한다. 수상돌기는 가지가 많아서 정보를 받아 들이는 데 효과적이다. 이 수상돌기를 더 확대하면 좌측 그림 속의 박스처럼 가시가 나와 있는 것을 볼 수 있다. 이를 수상돌기가시(dendritic spine)라고 한다. 그리고 같은 뇌세포를 반복해서 사용하면 수상돌기가시가 증가하는 것을 볼 수 있다.

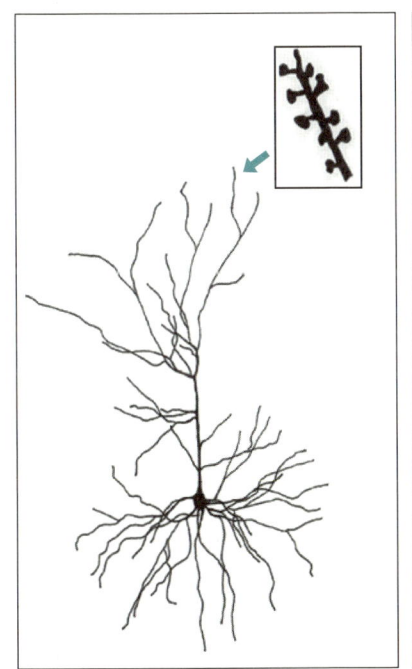
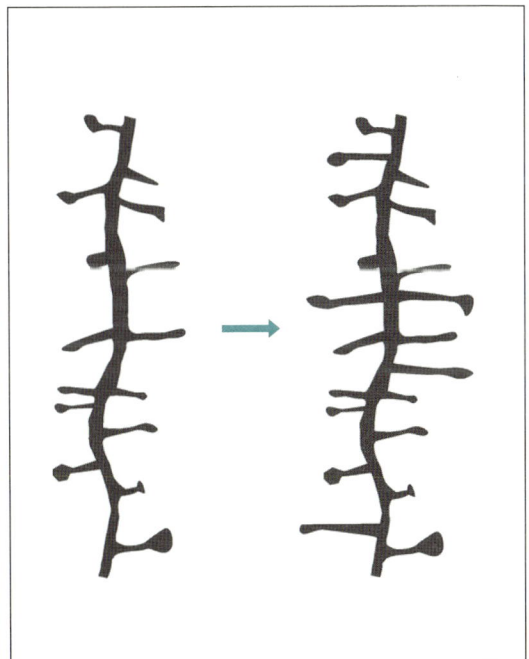

그림 1-3-1. 왼쪽 그림: 뇌세포를 현미경으로 확대해보면 수상돌기(안테나처럼 다른 세포로부터 신호를 받아들이는 부위)에 가지가 돋아 있는 것을 볼 수 있음. 오른쪽 그림: 뇌세포를 반복해서 활성화하면 이 수상돌기 가시의 수가 증가함. 〈출처: 캐나다 Lethbridge 대학의 콜브 박사와 한림대학교 김병곤 교수 제공〉

[영국의 택시 운전사들은 해마가 크다]

이런 변화는 실험 동물의 경우에만 해당되는 것이 아니다. 런던 대학의 엘리노어 맥과이어 박사는 런던의 택시 운전사를 대상으로 MRI를 이용, 뇌의 구조를 세밀하게 조사했다. "운동을 하면 근육이 커지는 것처럼 일정한 뇌 훈련을 하면 뇌가 변하지 않을까?"라는 의문을 풀기 위해서였다.

런던의 택시 운전사는 좀 특별하다고 한다. 런던에서 택시 운전사가 되기 위해서는 힘든 훈련을 받아야 하고, 이후에도 엄격한 시험을 통과해야만 자격이 주어진다. 즉, 런던 시내의 수천 개 장소들을 어떻게 하면 헤매지 않고 정확하게 찾을 것인가에 대해 훈련하는 과정을 이수해야 하는데, 그 과정은 평균 2년 정도 걸린다고 한다. 때문에 이 택시 운전사들이야말로 오랫동안 길을 찾는 훈련을 해온 사람들로서 맥과이어 박사가 하려는 실험에 적합한 사람들이었다. 조사 결과 운전사의 오른쪽 해마 뒷부분이 일반인보다 컸다. 참고로 오른쪽 해마는 시각적 기억력을 담당하는 곳이다. 특히 운전 경력이 긴 베테랑일수록 해마의 뒷부분은 크고 오히려 앞부분은 작았다. 운전 경력이 길수록 해마가 커졌다는 것은 길 찾기 훈련에 의해 뇌세포의 수가 그만큼 늘어났다는 걸 의미한다. 맥과이어 박사는 "매일 길을 찾는 자극이 뇌를 변화시켰다"고 추정했다. 그 말은 머리를 쓰면 쓸수록 뇌신경세포가 늘어난다는 걸 의미한다.

[뇌의 알통을 키운 '저글링 실험']

2004년 〈네이처〉에 발표된 연구 결과는 더 놀랍다. 20대 정상인에게 3개월 동안 서커스에서 하는 저글링을 시켰다. 물론 한 번도 저글링을 해본 적이 없는 사람들이었다. 저글링을 시작하기 전에 MRI를 찍고 3개월 간 매일 연습한 후 MRI를 찍었다. 전과 후를 놓고 비교했더니 놀랍게도 뇌 피질의 일부(관자엽의 일부)가 두꺼워졌다. 즉 뇌 알통이 생긴 것이다. 과거에는 뇌 유연성이 기능적 차원에서만 일어난다고 생각했다. 즉 뇌의 일부가 두꺼워지거나 얇아지는 것이 아니라, 세포와 세포 간의 연결이 기능적으로만 강화된다고 믿어왔다. 그러나 이 논문 결과는 구조적으로도 변화가 일어날 수 있음을 밝힌 것이다. 더 놀라운 것은, 저글링을 해서 변화가 생긴 사람들에게 다음 3개월 동안 저글링을 하지 못하게 한 다음 MRI를 재 촬영했을 때 두꺼워졌던 뇌 부위가 원상태로 돌아갔다.

[뇌 유연성은 신경망 차원에서도 일어난다]

MRI기법 중에 DTI(diffusion tensor imaging)와 Resting fMRI라는 기법이 있다. 이 기법을 사용하면 뇌의 신경망을 그릴 수 있다. 우리나라 지도에 고속도로 망이 있어 주요 도시를 연결하는 모습을 볼 수 있듯 DTI는 구조적 뇌신경망을, Resting fMRI은 기능적인 뇌신경망을 그려낸다. 연구에 의하면, 이 신경망에 병이 생기면 신경망은 줄어들고, 반대로 많이 활용하면 늘어나는 것을 관찰했다. 뇌 속에는 여러 신경망이 존재하는데, 주의력에 관한 신경망(attention network), 기억신경망, 언어신경망(language network), 전두엽이 주로 관여하는 기획신경망(executive network) 등이다. 평소 이런 신경망을 두껍게 만들면 치매 예방이 가능해진다. 치매가 예방될 뿐만 아니라 기억력과 주의 집중력이 향상되어 업무 효율이 높아지고 스트레스에도 잘 견디게 된다. 예를 들어 당신이 영어 공부를 하면 한국어에 대한 언어신경망 외에 영어에 대한 신경망이 추가되면서 언어와 관련된 일을 할 때 더 신나고 수월하게 할 수 있게 되는 것처럼 말이다. 마찬가지로 긍정적인 생각과 행동을 반복하면 긍정신경망도 커지면서 나쁜 일이 닥쳤을 때 이겨낼 수 있는 내성이 생겨난다든가 상처 받은 이전의 상태로 돌아가는 회복탄력성이 높아지게 된다.

[운동이 뇌 알통을 키운다]

사람들은 지적 활동을 해야만 뇌에 알통이 생긴다고 생각한다. 그러나 뇌 알통을 만드는 가장 효율적이고 쉬운 방법은 신체 운동이다. 걷기, 조깅, 하이킹, 수영, 자전거 타기 등 유산소 운동은 뇌를 두껍게 만든다. 특히 해마와 전두엽을 두껍게 만든다. 해마는 기억 중추로서 일종의 기억 공장이나 마찬가지다. 전두엽은 인간의 판단력, 주의 집중력, 기획 능력, 그리고 실행 능력을 관장하는 곳으로 회사의 CEO에 해당하는 기관이다. 해마를 활성화하여 기억력이 좋아지고, 뇌의 CEO를 활성화하여 하고 싶은 일을 잘 계획하고 효율적으로 실행한다면 그것보다 더 좋은 것이 있을까?

[나이가 들어도 뇌 알통이 생긴다]

우리 치매 연구팀에서는 뇌 유연성에 대한 연구를 했다. 시작하기 전에는, 나이 든 사람보다는 젊은 사람들에게 뇌 유연성이 많이 나타날 것으로 기대했다. 같은 운동을 하더라도 젊은 사람에게서 근육 알통이 더 많이 생기기 때문이다. 그러나 지금까지의 연구 결과를 보면 노인들에게서 오히려 뇌 유연성이 좀 더 많이 나타났다. 물론 똑같은 과제를 하면서 젊은 사람과 노인을 비교한 것은 아니기 때문에 좀 더 연구가 필요하다. 그러나 젊은 사람들을 대상으로 3개월 동안 영어를 시킨 다음, 전후로 MRI를 촬영하여 비교해보았더니 큰 변화가 없었고, 운동을 시켰더니 약간의 변화가 생겼다. 이에 비해 60~70대 노인을 대상으로 3개월 동안 인지 훈련을 시켰더니, 꽤 많은 변화가 나타났다.

앞서 언급한 대로 젊은 사람과 나이 든 사람을 맞비교한 것이 아니므로, 결론을 내리기는 성급하나 유추컨대, 노인들은 은퇴 이후에 아무래도 뇌를 덜 쓰게 된다. 고령이 될수록 더욱 그렇다. 따라서 쓰지 않던 뇌에 자극을 주면 더 큰 변화가 생겨날 가능성이 있는 것이다. 그러나 여기서 중요한 것은 노인도 뇌를 사용하는 횟수를 늘리거나 산책을 하는 것만으로도 뇌 알통이 생긴다는 것이다.

젊은 사람들은 직장에서 바쁘게 일을 한다. 마감 시한이 있기 때문에 거기에 맞추어 일을 계획하고 실행해야 한다. 여러 일을 해야 하므로 높은 기억력이 요구된다. 많은 사람을 만나야 하므로 사회 활동을 하게 되고, 여러 곳을 다니기에 방향감각도 사용해야 한다. 가족들을 부양해야 한다는 책임감 때문에 힘들어도 참고 일한다. 물론 지나치면 해가 되지만, 이러한 정신적·신체적 활동은 뇌를 끊임없이 자극한다. 한편 은퇴를 한 노인의 경우, 마감 시간에 쫓길 이유가 없다. 아침에 일어나서 천천히 식사하고 천천히 신문을 보다가 산책한다. 그리고 오후에 특별히 할 일 없으면 TV를 보다가 낮잠을 잔다. 만나는 사람도 많지 않다. 이처럼 뇌 자극이 없는 생활을 하기 때문에 잠자는 뇌세포도 많아질 수밖에 없다. 때문에 같은 자극을 하낸 젊은 사람에 비해 노인에게 더 많은 변화가 생기는 것이 아닌가 싶다.

이와 같이 뇌 활동 측면에서 젊은이들이 직장이 있다는 것이 얼마나 축복인지를 알아야 한다. 한편 은퇴하신 분들은 직장에 다닐 때 보다 더 멋지고 신나는 시간표를 만들어야 한다. 예를 들어 친구 만나기, 봉사 활동, 스포츠·영화 관람, 갤러리·박물관 가기, 당일 여행, 아내와의 날(아내와 온종일 같이 하는 날), 등산, 쇼핑 등을 요일 별로 정해놓고 재미있고 보람있는 활동을 꾸준히 해야 치매에 걸리지 않고 행복하게 살 수 있다. 또한 정부는 노인들에게 많은 일자리를 제공하여, 노인들의 행복 지수를 올리고, 국민의 생산성을 높이면, 국민 전체의 치매를 예방하고 의료비도 낮추는 일석 삼조의 효과가 있다는 사실을 알아야 한다.

1. 뇌미인이 진짜 미인이다

1.4
뇌미인은
어떤 사람일까?

이쯤에서 뇌미인의 정의를 내려보려고 한다.

뇌미인은 우선 제 3부에 소개할 인지 건강 수칙(진인사대천명)을 잘 지켜 자기 뇌 관리를 잘하는 사람이다. 즉, 술 담배로부터 뇌를 보호하고, 뇌에 좋은 음식을 먹으면서, 비만하지 않고, 운동하고, 두뇌 활동하고, 사람들과 어울리는 사회 활동을 하는 사람이다. 이 것만 잘 지켜도 뇌미인에 성큼 다가선다. 그러나 인간은 뇌 관리와 인지 기능 관리를 하기 위해 태어나지는 않았다. 뇌 관리는 궁극적으로 뭔가를 실현하기 위한 방법일 뿐이다.

인간은 성취를 통해 자신감, 자긍심을 느끼기 위해 태어났다. 이 욕구를 실현할 때 뇌는 큰 행복감을 느낀다. 뇌미인은 우선 자신의 조건을 잘 관찰한다. 자신의 조건 중 바꿀 수 없는 조건(예 : 키, 외모, 성별, 부모, 어린시절의 가정환경)과 바꿀 수 있는 조건을 잘 관찰한다. 그런 다음 바꿀 수 없는 조건은 바로 받아들이고, 바꿀 수 있는 조건 중 자기가 잘

할 수 있고 자기가 좋아하는 일을 찾아낸다. 그것이 무엇이든 잘하고 좋아하는 일을 바탕으로 자기만의 꿈과 목표를 세운다. 그 다음 부지런함, 성실, 정직을 무기 삼아 꾸준히 실천하는 사람이다. 뇌미인은 큰 목표를 세우기 전에 작은 목표를 세워 이를 깔끔하게 마무리한다. 작은 일 마무리에서 얻은 자신감과 성취감, 그리고 노하우를 바탕으로 다시 다른 작은 목표에 도전하여 마침내 큰 목표를 이루어 내는 사람이다. 마치 산을 오를 때 작은 봉우리에 오르는 것을 반복하여 큰 봉우리에 이르는 것과 같다.

인생에서 자신감만큼 중요한 것이 있을까? 인생은 '자신'이라는 나무를 키우는 것과 같다. 그래서 나는 기회가 있을 때마다 사람들에게 눈을 감으라고 권한다. 그리고 각자의 나무를 떠올리게 하고 나무의 줄기가 가는지 굵은지, 바람이 불 때 심하게 흔들리는지 아니면 잘 버티는지를 떠올리게 한다. 자신만의 꿈과 목표가 없고 작은 일을 마무리하지 못하는 사람은, 어디로 가는지도 모르고 남들이 하는 대로 따라하면서 갈팡질팡한다. 자신감이 없으므로 쉽게 자존심이 상하고 상처를 잘 빋는다. 질 도라지고 남이 잘되면 시기한다. 그러나 자신감이 있는 뇌미인은 쉽게 흔들리지 않는다. 현실 생활에서 뿌리를 내리고 가시적인 성과물을 가지고 있다. 항상 자기 나무를 키우는 느낌을 가지고 살아간다. 그래서 뇌미인은 '실력 있는 사람'이다.

뇌미인은 '실력 있는 사람'에서 그치지 않는다. 일을 할수록 이 세상에서 혼자 할 수 있는 일은 하나도 없다는 것을 깨닫는다. 그리고 이 세상은 모두 하나로 얽혀 있음을 알게 된다. 사과 한 개를 보더라도 농부의 수고를 느끼고, 땅, 햇볕, 비를 비롯한 우주가 만든 작품이라는 것을 안다. 또한 밝음이 있기 때문에 어두움이 있고, 높음이 있기 때문에 낮음이 있다는 것을 알게 됨으로써 옳고 그름과 선과 악의 이분법에서 벗어날 수 있다. 즉, 자신이 '선'이라고 생각하는 것을 추구하되, 자기의 '선'이 남에게는 '선'이 아닐 수 있음을 안다. 뇌미인은 자기를 사랑하고 자기가 하는 일을 소중하게 생각한다. 자신을 사랑하므로 남도 사랑하고, 자기가 추구하는 영역이 귀중한 것만큼이나 남의 영역도 귀중함을 안다. 그래서 세상의 다양성을 인정한다. 또한 남의 입장에서 바라보는 역지사지 기능을 잘 사용하므로 남의 의견을 이해하는 넉넉함을 갖고 있다. 그래서 뇌미인은 '향기로운 사람'이다.

지금까지 뇌미인은
1) 자기 뇌 관리를 잘하는 사람,
2) 실력 있는 사람,
3) 향기로운 사람이라고 하였다.
자신이 하는 일에 보람과 자부심을 느끼고 실력을 꾸준히 향상시켜가면서도 주위 사람과 조화로운 삶을 산다. 그러므로 평소에 행복할 수밖에 없다.

뇌미인은 노년이 되어도 보너스를 많이 누린다. 우선 치매에 잘 걸리지 않는다. 평소에 뇌 알통을 많이 만들어놓았기 때문이다. 뇌 알통이 어떻게 치매를 예방할까? 치매의 원인 질환 중 가장 많은 병은 알츠하이머병이다. 알츠하이머병은 뇌 속에 아밀로이드(amyloid)라는 잘못된 단백질이 쌓이는 병으로, 아밀로이드는 분해되지 않고 뇌 속에 침착하면서 뇌세포를 죽인다. 특히 뇌 피질(뇌의 가장 바깥층으로 여기에 인간의 사고력과 인지 기능이 담겨 있음)에 있는 뇌세포를 공격한다. 결과적으로 뇌 피질이 벗겨지는 셈이다.

그러나 평소 뇌 피질을 두껍게 만들어놓으면 알츠하이머병이 오더라도 견딜 수 있다. 바람에 흔들리는 나무를 생각해보자. 나무가 가늘면 바람이 불 때 심하게 흔들린다. 심지어 부러지고 뿌리째 뽑힌다. 이에 비해 나무가 굵으면 같은 정도의 바람이 불어도 흔들림이 덜하다. 이제 치매라는 바람이 불기 시작했다. 나무가 약하면 바람에 쉽게 흔들리는 것처럼 평소에 뇌 피질이 얇으면 치매(아밀로이드 침착)가 왔을 때 즉시 증상이 나타난다. 그러나 뇌가 튼튼하면 같은 정도의 치매가 오더라도 증상이 더뎌지거나 아예 없을 수도 있다.

뇌미인이 노년에 누리는 혜택 중 아주 큰 것이 또 하나 있다. 혹시 치매에 걸리더라도 예쁜 치매가 된다. 우리가 치매를 걱정하는 이유는 내가 내 가족들을 괴롭힐까봐 두렵기 때문이다. 그러나 4부에 소개하겠지만 평소에 긍정신경망, 감사신경망을 두껍게 만들어놓으면 인지 기능이 심하게 떨어져도 남을 배려하는 마음과 감사하는 마음이 남아 있는 순한 양 같은 치매가 된다.

다시 한 번 뇌미인을 정리해보면, 뇌미인은, 뇌에 좋은 습관이 무엇인지를 알고 그 습관을 실천하는 사람이다. 실력 있고 향기롭게 살다가 치매에 덜 걸리고 치매에 걸리더라도 예쁜 치매가 되는 사람이다. 마지막으로 뇌미인의 보너스가 하나 더 있다. 뇌가 미인이면 외모도 미인이 된다. 뇌미인은 자기가 가지고 태어난 외모를 바꾸려는 소모전을 치르지 않는다. 오히려 자기만의 고유한 개성으로 받아들이고 이를 키워나간다. 그러므로 뇌미인은 개성적인 외모를 갖게 되고, 얼굴에 평안함, 행복감, 자신감과 건강함이 풍겨난다. 또한 당신의 뇌 관리는 신체의 수려함으로 나타난다.

이제 '뇌미인'을 간절하게 이루고 싶은 꿈으로 삼을 때 그 꿈은 반드시 이루어진다. 그리고 내가 뇌미인으로 살면 내 가족과 친구, 직장 동료들이 모두 뇌미인이 된다.

1.5 뇌미인의 적, 치매는 생활 습관병이다

[치매는 유전병일까?]

혹자는 말한다. 치매는 생활 습관보다 유전병이 아니냐고. 다분히 유전적인 소인이 작용한다. 60~65세 이전에 발병하는 치매를 초로기 치매라고 하는데, 초로기 치매일수록 유전적인 성향이 강하다. 드라마에 등장하는 환자들처럼 30대에 치매가 발병했다면 유전병일 가능성이 아주 많다.

특히 가족성 알츠하이머병(familial Alzheimer's disease)인 경우 30~40대에 발병한다. 가족성 알츠하이머병을 일으키는 돌연변이는 상염색체 우성 유전을 하므로 세대를 거르지 않고 나타나고, 부모 중 한 사람이 이 병이 있는 경우, 자녀들은 50%에서 동일한 질병이 나타난다. 그러나 다행히 가족성 알츠하이머병은 전체 알츠하이머병의 1%도 되지 않을 정도로 매우 드물다.

그럼 가족성이 아닌 보통 알츠하이머병은 유전적인 요소가 얼마나 작용하나? 어떤 사람은 유전적 요인(선천적 요인)이 20%, 환경적 요인(후천적 요인)이 80% 기여한다고 하지만 여기에 대해서는 논란이 많다. 다만 전체적으로 후천적 요인이 유전적 요인보다 강하고, 특히 늦게(70~80대에) 발병할수록 더 그렇다는 데에는 이견이 없다. 더구나 혈관치매의 경우에는 알츠하이머병보다 후천적인 영향이 훨씬 더 크다.

[치매를 일으키는 후천적 요인]

치매에는 크게 알츠하이머형 치매와 혈관치매 두 가지가 있다. 알츠하이머병과 혈관치매의 위험 요소를 모두 열거한다면 잘못된 식습관, 영양부족, 운동 부족, 비만, 담배, 술, 당뇨, 고혈압, 심장병, 고지혈증, 만성 스트레스, 화병, 우울증, 사회 활동 부족, 수면 부족, 수면 무호흡증, 저학력, 두뇌 활동 부족, TV 시청, 반복되는 뇌외상 등이다. 환자와 보호자들에게 이런 치매의 위험 요소를 언급하면 "뭐 다 연관이 있네", "관련이 안 되는 것이 없네"라며 시큰둥하다. 그 말이 맞다. 그리고 그 이유는 뇌가 몸의 CEO이기 때문이다. 회사에서 일어나는 모든 일이 사장에게 영향을 미치듯, 몸에서 일어나는 모든 일들이 CEO인 뇌에 영향을 준다. 그러므로 모든 습관이 뇌에 직간접적으로 영향을 줄 수밖에 없다.

[습관은 배반하지 않는다]

위에 언급한 위험 요소 중 몇 개를 제외하고는 모두 일상에서 반복하는 행동들이다. 그리고 얼마든지 바꿀 수 있다. 그러나 실제로는 사람들의 행동, 성격, 습관을 바꾸는 것은 정말 힘들다. 왜 힘들까? 먼저 조물주 탓으로 돌려보자. 행동, 성격, 습관은 결국 뇌의 작용인데, 만약 뇌를 쉽게 바꿀 수 있다면 이 세상에는 큰 혼란이 온다. 대인 관계가 힘들어지기 때문이다. 내가 사람들과 잘 어울리는 이유는 내가 주위 사람들의 행동, 성격, 습관을 기억하고 있고 거기에 맞추어서 행동하기 때문이다. 그런데 그 사람들의 뇌가 하룻밤 사이 바뀌어서 전혀 다른 행동을 하고 다른 성격의 소유자가 된다면 큰 혼란을 겪을 수밖에 없다. 이를 방지하기 위해 조물주가 쉽게 변하지 않도록 만들어놓은 것이다.

이는 마치 사람들의 얼굴이 쉽게 변하지 않기 때문에 대인 관계에 혼란이 생기지 않는 것과 비슷하다. 우리는 얼굴로 사람들을 인식하고, 거기에 맞추어 행동하는데, 얼굴이 수시로 변해, 내 아내가 하룻밤 사이에 다른 사람의 얼굴이 되어 있다면 어떻겠는가.

그럼 뇌는 바뀌지 않는가? 앞서 뇌에 알통이 생긴다고 하지 않았던가? 분명히 바뀔 수 있지만 꾸준히 노력할 때 서서히 바뀌도록 조물주가 만들어놓았다. 또, 바뀌기는 하나 뇌 일부가 바뀌는 것이지, 뇌 전체가 갑자기 바뀌는 것이 아니다. 마치 얼굴이 한 번에 바뀌지는 않지만 관리를 하면 서서히 예뻐지는 것과 같다. 반대로 부주의로 얼굴에 상처를 내고, 화를 자주 내고 웃지 않아서 얼굴 표정이 굳어 있는 등 어떻게 관리하느냐에 따라 얼굴이 변할 수 있는 것처럼 뇌도 관리가 가능하다는 말이다.

"치매는 습관병이다"라고 하면 대부분 사람들은 "의사들이 하는 얘기는 뻔하다. 약은 주지 않고, 고리타분한 얘기만 한다"며 귀담아 듣지 않는다. 또는 습관을 고치지 않아도 된다며 경시한다. 하지만 이는 잘못된 생각이다. 처음 습관은 안이한 판단으로 길들여지지만, 점점 고착화된다. 게다가 시간이 갈수록 고착화된 습관에서 벗어나는 일은 노동이 되어버린다. 공병호 씨는 《습관은 배반하지 않는다》는 책에서 일상의 작은 습관이 큰 차이를 만든다는 것을 강조한다. 정말 맞는 말이다

1.6 치매를 일으키는 뇌 변화는 젊어서부터 시작된다

여러분이 치매하면 가장 먼저 떠올리는 질병이 알츠하이머병이다. 드라마 '천일의 약속', 영화 '내 머릿속의 지우개'에서 여주인공이 기억을 점점 잃어가던 바로 그 병이다. 그러나 드라마처럼 20~30대가 이 질환에 걸릴 확률은 지극히 낮다. 단 예외가 있다. 가족성 알츠하이머병에 걸렸을 경우이다. 앞서 언급한 바와 같이 가족성 알츠하이머병은 세대를 거르지 않고 강하게 유전되는 드문 치매다. 환자의 형제자매, 자녀들에게 유전자 검사를 해 양성인 경우, 그 사람이 알츠하이머병에 걸릴 확률이 100%다. 안타까운 것은 50대 이전, 심지어 20~30대에 발병한다는 점이다.

알츠하이머병은 뇌 속에 아밀로이드라는 잘못된 단백질이 쌓이는 병인데 가족성이 아닌 경우 증상이 시작하는 평균 나이는 대략 70~75세경이다. 그렇다면 몇 세부터 뇌 속에 아밀로이드가 침착하기 시작할까?

[뇌 변화는 수십 년 전부터 시작된다]

2008년도에 발족한 DIAN(Dominantly Inherited Alzheimer Network, www.dian-info.org) 연구는 미국, 영국, 호주의 가족성 알츠하이머병을 대상으로 수행하는 연구다. 이 연구는 유전자는 가지고 있으나 아직 증상이 발현되지 않은 유전자 보유자와 유전자를 가지지 않은 형제자매를 비교 추적하는 연구다. 이들을 대상으로 뇌척수액검사를 한 결과 놀랍게도 유전자 보유자들은 증상 발현 25년 전부터 이미 뇌척수액에 변화가 있었다. 유전자 보유자들의 가족력을 통해 보유자들이 언제 증상이 나타나는지를 정확하게 예측할 수 있는데, 증상 발현 25년 전에 뇌척수액의 아밀로이드 농도에 변화가 있었다는 말은, 아밀로이드 침착이 증상 발현 25년 전에 이미 침착하기 시작했다는 것을 의미한다.

앞서, 알츠하이머병의 증상이 시작되는 평균 나이가 대략 70~75세라고 했는데, 보통 알츠하이머병이 가족성 알츠하이머병과 동일한 과정을 밟는다면, 평균 50세부터 이미 뇌 속에 아밀로이드가 쌓이기 시작한다고 생각하면 된다.

그럼 알츠하이머병과 더불어 치매의 양대 산맥이라고 불리는 혈관치매는 어떤가? 혈관치매는 혈관 안쪽에 기름 같은 찌꺼기가 끼어(동맥경화증), 뇌혈관이 막히고 이로 인해 뇌세포가 죽기 때문에 생기는 치매다. 연구에 따르면 동맥경화증은 이미 20대에 시작된다. 결론적으로 뇌의 치매성 변화는 일생을 통해 서서히 일어난다고 해도 과언이 아니다. 알츠하이머병만 고려하더라도 적어도 40~50대부터 생활 습관을 바꾸어야 한다. 혈관성 변화를 고려한다면 20~30대부터 신경을 써야 한다.

1. 뇌미인이 진짜 미인이다

1.7 당신은 오늘을 뇌미인으로 살았나?

앞서 치매는 생활 습관병이라고 말했다. 그리고 치매를 일으키는 뇌 변화는 젊어서부터 시작된다고 하였다. 그리고 뇌미인으로 살면 치매에 걸리지 않는다고 하였다. 그렇다면 이제부터 어떻게 살것인가? "뇌의 근력을 키우는 가장 좋은 방법, 나의 뇌세포를 귀중하게 여기고 뇌세포를 파릇파릇하게 키우는 좋은 습관을 하나 둘씩 받아들이는 것이다." 이 말은 내가 참 좋아하는 말이고, 이 책을 통해 여러분에게 입이 마르고 닳도록 해주고 싶은 말이다.

대기업에 갓 들어간 신입 사원에게 "당신은 CEO입니다"라고 말해주면 깜짝 놀랄지 모른다. 그러나 신입 사원을 포함하여 우리 모두는 분명 CEO다. 위키백과사전에 의하면 우리 뇌 속의 뇌세포 수가 약 1,000억 개라고 한다. 몸 세포 수를 가늠하는 것은 더 어렵지만 대략 5조 개라고 한다. 당신은 이 많은 몸 세포와 뇌세포를 거느린 분명한 CEO다. 30명을 거느린 중소기업 CEO는 자기 직원들을 안다고 말할 수 있으나, 전 세계에 수십만

명의 사원을 거느린 CEO는 기업이 너무 커서 전 직원을 알 수 없다. 그러므로 당신은 그냥 CEO가 아니다. 거대 기업의 CEO다. CEO는 전 직원을 먹여 살려야 하는 책임이 있다. 축구 감독은 축구 선수 한 사람 한 사람을 세심하게 보살펴야 한다. 마찬가지로 당신은 당신의 뇌세포에게 풍부한 영양분과 산소를 공급해줄 의무가 있다.

"누구나 죽기 전, 최소한 30일은 기억을 잃어요"라고 하면, 많은 분들이 "내가? 치매에 걸려?" 하며 놀라워한다. 본인은 아직 젊기도 하고, 치매는 노인 질환이라는 생각이 강하게 깔린 탓이다. 그런데 나는 그런 분들을 볼 때 놀랍다. "치매 환자가 되는 일을 그토록 경계하면서도, 왜 정작 자신이 주체가 될 수 있다는 걸 생각하지 못 하는 걸까?"라는 의문이 들기 때문이다. 동시에 많은 사람들이 "치매는 일종의 노화 과정이다"라고 단정 지어 말하는데, 물론 몸이 늙으니 뇌도 노쇠해질 수 있다. 그러나 이것은 겉으로 드러나는 하나의 현상일 뿐, 치매에 걸리는 원인은 빙산의 뿌리처럼 크게 자리 잡고 있다. 바로 지금 당신이 '오늘을 살면서 이행하고 있는 생활 습관'이 고스란히 노년의 치매에 반영된다.

습관은 한없이 우리를 게으르게 만든다. 당장 고치지 않아도 하늘이 무너지거나 땅이 꺼지지 않으니 차일피일 미루는 게 가능하기 때문이다. 강제성이 없으니 필요성도 못 느끼고, 그렇게 잘못된 습관을 방임하다 결국 병을 얻게 되는데, 그제야 "내가 왜 습관을 고치지 않았던 걸까?" 하며 후회한다.

"과거는 이미 지나간 어제이고, 미래는 아직 오지 않은 내일이니, 우리가 살아야 할 날은 오늘뿐이다"라는 말이 있다. 이 말에는 과거와 미래는 인간의 의지로 바꿀 수 없지만, 오늘은 우리의 힘으로 바꿀 수 있다는 '희망의 메시지'가 담겨 있다. 나는 이 말을 치매를 예방하는 습관에도 적용시키고자 한다.

- 오늘 나는 나의 두뇌 계발을 위해 얼마나 투자를 했나?
- 오늘 나는 별생각 없이 멍하니 TV 앞에 몇 시간 있었나?
- 오늘 담배는 몇 갑이나 피웠나?
- 오늘 소주와 맥주는 몇 잔이나 마셨나?
- 오늘 나는 나의 혈관을 깨끗하게 청소하기 위해 얼마나 운동을 하였는가?
- 오늘 나는 어떤 음식을 먹었는가?
- 오늘 나는 나의 뇌를 웃게 하였는가?
- 오늘 나는 몇 번이나 감사하였는가?

이 질문은 '오늘을 뇌미인으로 살았나요?'라는 질문인 동시에 '치매에 걸리는 요인을 얼마나 만드셨어요?'를 묻는 질문이기도 하다. 매일 자동적으로 반복되는 당신의 생각과 행동이, 얼굴 표정이, 금연이, 운동이, 끼니가, 음료가 뇌의 건강에 관여한다는 사실을, 지금부터 습관이 뇌의 건강에 관여한다는 사실을 기억해주길 바란다.

술 담배 안 하고 자기 관리를 세심하게 하는 사람이 다소 따분하게 보일 수 있다. 반대로 폭탄주 마시면서 끼가 있는 사람이 멋지게 보일 수 있다. 그러나 나는 전자의 뇌를 파릇파릇한 잔디가 가득한 싱싱한 잔디밭으로 비유하고, 후자의 뇌를 언뜻 파래 보이나 그 안에 말라 죽은 잔디가 있는 잔디밭으로 비유한다. 어느 쪽을 택할지는 각자의 몫이나, 위기 상황에서 그리고 나이가 들수록 어떤 뇌가 더 잘 견딜지를 생각해보기 바란다.

1.8 뇌미인이 되려면 앞쪽뇌(전두엽)를 키워라

[뇌의 알통을 만드는 효과적인 방법]

그럼 뇌 알통을 만드는 구체적인 방법은 무엇일까? 화투를 치면 치매가 예방된다고 하는데 과연 그럴까? 화투를 치면 뇌 알통이 생길까? 그럴 거라고 생각하지만 연구로 밝혀지지는 않았다. 사실 모든 활동은 우리 뇌에 영향을 미친다. 우리가 무엇을 하는가, 무엇을 말하는가, 무엇을 생각하는가, 무엇을 먹는가에 따라 뇌는 변한다. 특히 반복하면 할수록 뇌 유연성의 효과는 그만큼 커진다. 따라서 화투도 치매 예방에 도움이 될 것이다. 제3부 '뇌미인이 지켜야 할 건강 수칙' 편에서 이런 두뇌 알통 만드는 법을 소개할 것이다.

그러나 나는 다음 두 가지 방법이 뇌 알통을 만드는 가장 효과적인 방법이라고 말하고 싶다. 하나는 앞서 언급한 운동이고, 둘째는 지금부터 얘기할 앞쪽뇌 키우기다. 그리고 보니 예로부터 문무를 겸비한 인재를 높이 샀는데, 의학적인 타당성이 있어 보인다.

[왜 앞쪽뇌인가?]

먼저 앞쪽뇌와 뒤쪽뇌의 차이를 알아보자. 앞쪽뇌란 그림 1-8-1에서 보는 것처럼 전두엽을 말한다. 뒤쪽뇌는 후두엽, 두정엽, 측두엽을 말한다. 앞쪽뇌와 뒤쪽뇌의 차이에 대한 설명은 내가 2008년에 출간한 《앞쪽형 인간》이라는 책에 자세히 언급되어 있으며, 정리를 하면 다음과 같다.

뒤쪽뇌는 감각을 받아들이는 역할을 한다. 후두엽을 통해 시각을, 측두엽을 통해 청각을, 두정엽을 통해 촉각을 받아들이고 처리하여 해마라는 곳에 저장한다. 나는 뒤쪽뇌를 비디오카메라에 비유한다. 카메라 렌즈를 통해 시각 정보가 들어오고, 마이크를 통하여 청각 정보가 들어온다. 그리고 이것을 비디오테이프에 저장한다. 그러면 앞쪽뇌는 무엇에 비유를 할 수 있을까? 뒤쪽뇌가 비디오카메라라면 앞쪽뇌는 영화 감독이나 드라마 PD다. 과거 비디오카메라를 통해 촬영한 장면을 재생해보고, 내가 만들고 싶은 드라마 주제에 맞추어 장면을 취사선택하고 순서를 재배열해 한 편의 드라마를 만든다. 다시 말해 앞쪽뇌는 모든 것을 종합·판단해 최종적으로 '액션'하는 역할을 한다. 앞쪽뇌는 CEO, 뒤쪽뇌는 부하 직원이 되는 셈이다.

자, 어떤 회사를 개혁하는데, 사장이 움직이는 것이 빠를까 아니면 말단 직원이 움직이는 것이 빠를까? 사장이 바뀌면 완전히 다른 회사가 되지 않는가? 그러나 말단 직원이 바뀐다 해도 회사는 요지부동이다. 사장의 지시는 회사 전체에 영향을 주지만 말단 직원의 한마디는 회사 전체로 퍼지기 힘들기 때문이다. 마찬가지로 앞쪽뇌를 건드리는 활동은 앞쪽뇌뿐만 아니라 뒤쪽뇌까지 영향을 주지만, 뒤쪽뇌만을 건드리는 활동은 뒤쪽뇌 일부에 머물고 만다.

[앞쪽뇌를 키우는 스와프(SWAP)]

앞쪽뇌 향상법의 일례로 TV 시청만 하지 말고 스와프(SWAP)를 권하고 싶다. 본래 스와프(SWAP)란 '바꾸다'는 뜻을 지닌 동사이나, 나는 Speaking(말하기), Writing(글쓰기), Active Discussion(토론), Presentation(발표)의 앞 글자를 따서 SWAP의 개념을 새롭게 소개하고자 한다. SWAP의 활동을 통해 인지 능력을, 사소한 습관 하나를, 나아가 개인의 삶을 바꾸길 바란다. 이렇게 보면 스와프의 본래 뜻인 '바꾸다'와도 일맥상통한다고도 할 수 있다. 물론 독자들 중에는 "하루 종일 일에 치이는데 또 뭘 하라는 건가?" 하며 하소연하는 분도 있을 것이다. 나도 물론 잘 알고 이해한다. 그런데 대개 직장인들이 퇴근 이후에 집에서 가장 많이 하는 게 무엇일까? 바로 TV 시청일 것이다. 물론 우리가 TV를 볼 수 있는 것은 축복이고 큰 즐거움이요, 휴식이다. 그러나 TV를 별생각 없이 보는 것, 예를 들어 스포츠, 드라마, 오락 프로그램 같은 것을 보는 것은 뒤쪽뇌만을 자극한다.

치매 중에 전두엽치매라는 유형이 있다. 전두엽만 선택적으로 위축되어가는 치매다. 전두엽치매 환자들은 내버려두면 하루 종일 TV를 본다. 어떤 환자는 하루에 19시간 TV만 보는 환자도 있다. 왜 그럴까? 이유는 간단하다. 전두엽이 상했으므로 전두엽의 감독은 죽고, 뒤쪽뇌의 비디오카메라만 남은 상태가 되었기 때문이다. 본디 사람은 뇌가 발달한 대로 행동하는 법이다. 예를 들어 어떤 사람이 운동에 탁월한 뇌를 가지고 있으면, 누가 시키지 않아도 운동을 열심히 하고, 수학을 잘하는 뇌를 타고났으면 틈만 나면 수학을 하는 사람이 된다. 마찬가지로 전두엽치매 환자들은 자기가 잘하는 것, 즉 시각 정보를 받아들이는 일(비디오카메라로 찍는 일)을 잘하게 되어 계속 TV만 보게 된다. 이에 비해 스와프는 앞쪽뇌를 향상시킨다. 당신의 전두엽은 당신과 대화하기를 원한다. 특히 일에 치여 지친 당신과 더 대화를 하고 싶어한다. SWAP는 "말하기(Speaking)와 글쓰기(Writing)

를 하되 활발한 토론(Active Discussion)나 다른 사람 앞에서 발표(Presentation)하듯 하라"는 뜻이 포함되어 있다. '이건 또 무슨 소리지?' 하는 분들도 있을 텐데 가령, 커피숍에서 친구들과 잡담하는 것도 말하기(Speaking)이고, 진로나 특정 주제에 대해 토의하는 것도 말하기이다. 내가 말하는 SWAP 활동은 후자를 의미한다. 글쓰기도 마찬가지다. 문자를 주고받는 것도 글쓰기(Writing)이고, 책이나 영화를 보고 리뷰를 적는 것도 글쓰기이다. 여기서도 내가 말하는 진정한 SWAP 활동은 후자를 말한다. 이제 TV 대신 눈을 감고 "나는 누구이고 무엇을 하려고 하는가?"라고 말하면 당신의 전두엽은 매우 좋아하면서 반드시 답변을 해준다. TV 대신 책상에 앉아서 내 머리를 정리하는 글쓰기를 하면 당신의 전두엽은 당신의 미래를 설계해줄 것이다.

말하기(Speaking)와 알아듣기(Listening)를 담당하는 뇌 영역은 좌반구에 있는데, 그림 1-8-1과 같이 알아듣는 센터는 뒤쪽뇌(측두엽)에, 말하는 센터는 앞쪽뇌(전두엽)에 있나. 그래서 듣기는 주로 뒤쪽뇌를 자극한다. 이에 비해 말하기는 주로 앞쪽뇌를 자극한다. 그러나 우리가 말을 할 때 자기가 하는 말을 바로바로 들어야 하므로, 말하기는 앞쪽, 뒤쪽뇌를 모두 향상시킨다. 사장단의 변화가 회사 전체를 변화시키는 이치와 비슷하다.

더욱이 대중 앞에서 스피킹 혹은 프레젠테이션하는 상황을 생각해보라. 외워서 해야 하고, 논리적으로 말해야 하고, 청중의 반응을 살펴야 하고, 돌아가는 분위기를 고려하여 순발력까지 발휘해야 한다. 당연히 뇌 전체가 자극될 수밖에 없다. TV 앞에 멍하게 있는 것과는 비교할 수 없는 고급 활동이다.

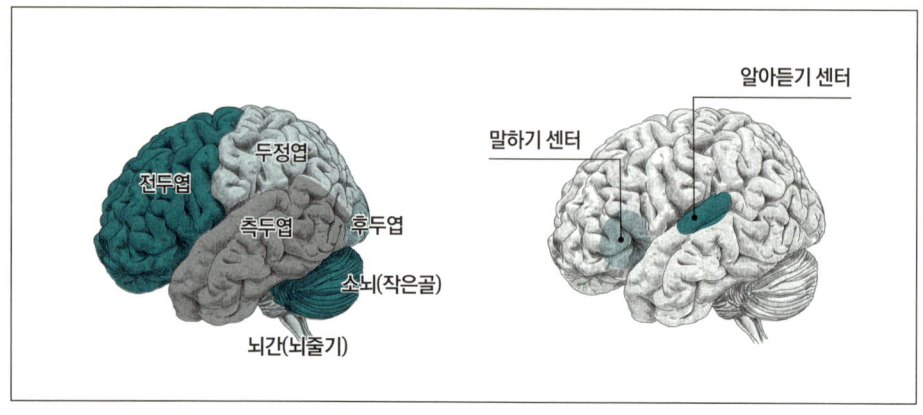

그림 1-8-1. 대뇌의 좌측면. 앞쪽뇌(전두엽)에 말을 표현하는 센터가 있고, 뒤쪽뇌 중 측두엽에 말을 알아듣는 센터가 있음. 남의 말을 듣는 것은 주로 뒤쪽뇌를 활성화하지만, 표현을 하면 앞쪽뇌와 뒤쪽뇌를 모두 활성화함. 왜냐하면 자기가 한 말을 자기가 들어야 하기 때문임.

이제 'TV보다는 SWAP하라'를 일상생활에 적용해보자. 예를 들어 가족끼리 식사하는데 아무 생각 없이 TV를 틀어놓으면 가족의 눈길이 모두 TV에 가 있다. 그야말로 '뒤쪽형 가족'이다. 이에 비해 가족끼리 식사하면서 오늘 있었던 일을 정리하고, 각자의 꿈을 서로 격려하고, 주말 계획, 여행 계획 등 특정 주제에 대해 토론을 하면 앞쪽형 가족이다. 한 방송사에서 '집 밥의 힘'이라는 주제로, 가족끼리 식사하는 집안의 아이가 성적이 좋다는 다큐멘터리를 방영한 적이 있다. 이 내용은 괜히 나온 것이 아니다. 가족이 함께 식사하고, 하루 있었던 일을 가족 구성원과 이야기 나누다보면 앞쪽뇌가 활발히 움직이기 때문에 가능한 것이다.

1. 뇌미인이 진짜 미인이다

1.9 앞쪽뇌를 키우는 10가지 습관

여기에서 소개하는 앞쪽뇌 활성법은 뇌미인이 되는 법으로서, 치매 환자나 경도 인지장애 환자들에게는 맞지 않는다. 환자들에게 맞는 두뇌 활성법은 세3부에서 소개한다. 어기에서 앞쪽뇌 활성법을 소개하는 이유는 20~30대부터 앞쪽뇌를 키우는 연습을 하면 효율이 올라가고 행복해질 뿐만 아니라 치매도 예방할 수 있기 때문이다.

앞쪽뇌 향상법은 실현하기 쉽지만은 않다. 강의를 듣기보다는, 하는 것이 훨씬 어렵다. 남이 산을 오르는 것을 보기보다는, 내가 산을 오르기가 더 힘들다. 남이 축구하는 것을 보면서 비평하기는 쉬운데, 막상 내가 축구를 해보면 아이쿠 소리가 절로 나온다. 남이 쓴 논문을 읽기보다는, 내가 논문을 쓰는 것이 몇 배 힘들다. 이와 같이 앞쪽뇌가 관련되면 될수록 하기가 힘들다. 그러나 힘든 것은 잠깐, 결국 기쁨은 몇 배가 된다. 산을 오르기는 힘들지만 작은 봉우리를 넘으면 기쁨이 생기고 이를 반복하면 훌쩍 정상에 오른다. 앞쪽뇌 향상법은 항상 성장을 가져온다. 성장하는 느낌이 들면서 '내가 잘 가고 있다'는 생각이 든다. 한번 뇌 알통을 만드는 경험을 하다 보면 관성이 붙어서 자꾸 하게 되고 그 때문에 알통은 자꾸 커진다. 그래서 TV만 보는 사람과 큰 격차가 생기게 된다. TV만 보는 사람이 성장했다고 느낄까?

인간은 앞쪽뇌를 발달시키려고 이 세상에 태어났다고 해도 과언이 아니다. 뭔가 자기가 좋아하고 가치 있는 일을 찾아서 집중하고 집요하게 물고 늘어질 때 마침내 가시적인 성과물을 얻게 된다. 이때 자존감과 자긍심이 생긴다. 또한 '내가 해냈다'라는 생각은 자기를 믿는 마음(자신감)을 고취시킨다. 반대로 TV를 대여섯 시간 본 후, 뭔가 해냈다, 성장했다, 자신감을 갖게 됐다는 느낌이 들었는지를 생각해보라.

[다양한 앞쪽뇌 활성법 중 가장 중요한 10가지만 정리해 소개한다]

1. 외국어 공부가 뇌를 키운다: 외국어 공부만큼 전두엽을 좋게 하는 방법은 없다. 영어로 예를 들면 기초적인 발음이나 문법을 안다는 전제하에 스크린으로 영어를 시작해보자. 자기가 좋아하는 드라마, 영화, 애니메이션, 강의를 반복해서 듣는다. 들리지 않는 부분은 반드시 스크립트를 확인하면서, 마치 두 살짜리 아이가 반복해서 듣는 것 같은 환경을 만드는 것이다. 어학은 다른 공부처럼 단시간에 향상시키기 힘들다. 그래서 나는 9년을 계획해서 할 것을 권한다. 첫 3년은 스크린 영어를 미친 듯이 한다. 다음 3년 동안 SWAP의 말하기(speaking)와 글쓰기(writing)를 하고, 마지막 3년은 토론(active discussion)과 발표(presentation)를 한다. 물론 세 가지가 중복되므로 꼭 이 순서를 고집할 필요는 없다. 9년이라는 계획에 입이 쩍 벌어지는 사람이 있을지 모르나, 당신이 20~30대라면 적어도 이 정도는 투자해야 한다. 나는 늦었지만 2007년부터 10년 계획으로 영어를 시작했다. 현재 나는 56세 나이에 틈틈이 시간을 내어 학원에 다니는 중이다.

이렇게 영어를 시작한 이유는 학문적으로도 뛰어날 뿐만 아니라 외국어 실력도 뛰어난 의사들이 누리는 풍부한 활동을 보았기 때문이다. 아산병원 영상의학과 송호영 교수님의 예를 보면, 그분은 일생에 걸쳐 스텐트(예를 들어 식도, 대장, 눈물샘, 요도 등이 좁아졌을 때 넓히기 위해 삽입하는 관)를 개발해 많은 논문을 작성했을 뿐만 아니라, 자신이 만든 스텐트를 세계의 환자들이 사용하도록 하는 성과를 올렸다. 한마디로 '스텐트 왕'이 된 것이다. 그분은 동시에 영어로 국내 데이터를 세계적인 학회에 발표하고, 세계 학자들과 교통한다. 안식년에는 전 세계로 강의를 다니면서 지구 한 바퀴를 돌았단다. 모두 영어가 가능했기에 할 수 있는 일들이었다. 이처럼 외국어는 인생의 콘텐츠를 풍부하게 해주는 유용한 도구다. 덧붙여 외국어 공부는 20~30대만의 전유물이 아니라는 것도 강조하고 싶다. 100세 장수를 연구하는 가천의대 박상철 교수님의 강의를 들었는데, 어떤 의사는 65세 정년 이후 100세까지 다양한 외국어를 배워 5개 국어를 능숙하게 할 정도가 됐다 한다. 그러므로 'It is never too late to learn(배움에는 절대 늦음이 없다)'라는 말이 맞다.

2. 꿈과 목표 갖기 『당신의 꿈은 무엇입니까?』: 내 아내 채인영은 정신과 의사다. 2010년에 《꿈PD 채인영입니다》라는 책을 출간했다. 이 책에 의하면 꿈이란 '마음속 깊은 곳에서 간절히 원하는 것'이란다. 꿈을 찾는 열쇠는 자기가 좋아하는 것, 너무 흥미로워서 자기도 모르게 열중하게 되는 것, 자기도 모르게 끌리는 것을 찾는 것이다. 이것을 추구하다보면 여러 과정을 거쳐 '마음속 깊은 곳에서 간절히 원하는 것'을 찾게 되고 남들에게도 도움되는 일을 하게 된다. 앞서 언급한 대로 어디에 흥미가 끌리는 것은 그쪽 뇌를 가지고 태어난 덕분이다. 자기가 좋아하는 것을 할 때 전두엽의 동기센터가 활성화되면서 천재성이 부각되고, 이것은 다시 동기센터를 자극하는 선순환을 일으킨다. 과거 책을 쓰면서 가수이자 기획사를 운영하는 박진영 씨와 인터뷰를 한 적이 있는데, 본인은 자기가 하는 일을 일이라고 생각하지 않고, 미친 듯이 즐긴다고 했다. 만약 박진영 씨를 무대

에 서지 못하게 했다면 우울증에 빠졌을지도 모른다. 그러므로 '간절히 원하는 것'을 찾는 것은 뇌 전체에 불을 켜는 것과 같다. 이 불을 켜려면 자신에게 "나의 꿈은 무엇인가?"를, 그리고 서로에게 "당신의 꿈은 무엇인가?"를 자주 물어볼 수 있어야 한다. 한 가지 더 강조하고 싶은 것은 '나만의' 꿈과 목표여야 한다. 남과 비교하지 말고, 남을 따라하지 말고, 나를 쳐다보고 나를 연구해야 한다.

3. 작은 일을 반드시 마무리하라: 작은 봉우리를 넘고 넘어서 정상에 오르게 된다. 마찬가지로 작은 일을 깔끔하게 마무리하는 사람만이 큰일을 해낼 수 있다. 작은 일이란 반드시 해낼 수 있는 작은 분량의 일을 말한다.

예를 들어 한 달 동안 매일 하루에 20분 걷기로 작정한다. 만약 이것이 부담된다면 매일 10분으로 줄이고, 그래도 부담이 된다면 일주일에 두 번으로 줄이고, 그래도 버거우면 전체 기간을 한 달에서 1주일로 줄인다. 중요한 것은 이렇게 작은 분량을 설정하되, 반드시 해야 한다. 학교나 직장에서 작은 일을 마무리하면 가시적인 결과물을 손에 쥐게 될 것이고, 현실에 굳게 뿌리를 내리게 된다. 일이 허황된 길로 빠지지 않는다는 말이다. 작은 일을 마무리한 노하우가 큰일을 하는 노하우가 된다. 동시에 자신감을 가지게 된다. 반대로 허황된 분량을 설정해놓으면 실패를 하게 되고 그때마다 자신감을 잃게 되고 의욕을 상실하게 된다. 자기가 자신을 믿지 않으면 내 안의 나무는 자라지 않는다.

4. 선공부 후놀이 규칙을 이용하라: 즐거운 계획(예를 들어 여행, 영화 보기, 맛있는 것 먹기)을 세우는 것은 전두엽의 동기센터를 급속도로 흥분시킨다. 그래서 모든 일의 동기가 올라간다. 단, 즐거운 계획을 몇 주 또는 몇 개월 후로 세우고 그 전에 밀린 일, 풀기 힘든 숙제, 반드시 마무리해야 할 일을 하는 습관을 들인다. 이것이 바로 선(先)공부 후(後)놀

이 규칙이다. 물론 일 자체를 좋아하는 사람이 있다. 더할 나위 없이 좋은 일이다. 그러나 아무리 즐거운 일도 반복하면 지겨워질 때가 있다. 이때 가까운 미래에 나에게 줄 쾌락상(賞)을 준비한다. 이와 같이 즐거운 일을 앞두고 지겨운 일을 하다보면 신기하게도 지겨운 일이 재미있어지기 시작한다. 더구나 즐거운 일을 앞두고 지겨운 일을 마무리하게 되면 실력이 늘면서 가시적인 성과물을 손에 쥐는 기쁨도 얻게 된다.

선공부 후놀이 규칙을 꼭 거창한 계획이나 프로젝트에 적용하자고 말하는 것이 아니다. 사소한 습관도 해당된다. 집에 귀가하여 먼저 운동과 샤워를 하고 TV 보거나 쉬는 것, 금요일 저녁 식구들이 모여 영화를 보기 전에 낮에 각자 밀린 일을 하는 것, 하루 일과 중 좀 하기 싫으나 해야 되는 일을 먼저 하고 쉬거나 즐기면서 할 수 있는 일은 오후나 저녁에 하는 것도 선공부 후놀이 규칙을 사용하는 것이다.

5. 남의 답을 보기 전에 내 답부터 찾자: 중고등학교 때 수학 문제를 풀어보았을 것이다. 문제를 가지고 잠깐 고민하다가 이내 답을 보는 사람은 수학을 못 하게 된다. 반대로 답을 보지 않고 끙끙대고 생각하며 또 하는 사람은 수학을 잘하게 된다. 왜냐하면 답을 보지 않고 생각할 때 전두엽이 발전하기 때문이다. 마찬가지로 회사에서 새로운 아이디어가 필요한 상황에서 인터넷을 찾아보기 전에 먼저 자신에게 물어보아야 한다. '나는 어떻게 할 것인가?'라며 나의 새로운 아이디어를 생각하고 또 생각한 다음 남의 답을 참고해야 한다. 인터넷을 뒤지거나 남의 답을 먼저 보게 되면 나의 고유한 생각은 남의 생각에 덮어쓰기 되면서 성장하지 않는다. 당장 위대한 아이디어를 내라는 것이 아니다. 이런 과정을 거치다 보면 당신의 전두엽이 발전하면서 위대한 아이디어에 이른다는 것이다. 아이를 키울 때, 인생의 모든 갈림길에서 '나만의 답을 먼저 확보하는 태도'를 가르쳐주어야 한다. 누구랑 놀까, 어떤 장난감을 살까 같은 결정을 아이 스스로 하게 하고 결과를

책임지게 한다. 그 결과가 잘못되어도 좋다. 어차피 우리는 실수를 통해 성장하므로 잘못된 것은 없다. 다만 결과를 받아들이고 다음에 더 나은 선택을 하면 된다. 이런 과정을 거친 아이는 나중에 커서 대학 진학, 직장 선택, 배우자 선택, 결혼 후 자녀 교육 방법 등 큰 결정도 잘하게 된다. '자기만의 고유한 답 확보'는 고집을 키우는 것이 아니다. 남의 충고를 듣는 태도는 중요하다. 다만 자기 답을 확보해보는 습관을 통해서 자기 나무를 키우는 경험을 한다.

6. 운동은 '미친 실행력'을 부른다: 뒤쪽뇌와 앞쪽뇌의 기능 차이를 정리하면 뒤쪽뇌는 감각을, 앞쪽뇌는 운동을 담당한다. 다시 말하면 전두엽이 없다면, 의미 있는 운동은 불가능하다. 운동에 관해 전두엽을 크게 세 부분으로 나누면 그림 1-9-1과 같이 전두엽의 가장 뒷부분은 단순한 운동을, 그 앞쪽(전 운동 영역)은 복잡한 운동을, 가장 앞쪽(전전두엽)은 운동 실행 의지를 담당한다. 특히 전전두엽의 가운데 쪽(의학적으로는 띠이랑의 전방부)에 운동 의지가 존재하고, 실행 의지가 뒤쪽으로 전달되면서 운동이 나타난다.

실행 의지는 운동 의지를 포함하는 더 큰 개념이다. 우리에게는 공부하려는 의지도 있고 운동하려는 의지도 있다. 이 모두를 포함하는 것이 실행 의지다. 실행 의지가 없으면 게으름의 형태로 나타나게 된다. 이 게으름이나 실행력 부족은 원인도 다양하고 고치기 힘들다. 그러나 가장 쉬운 방법은 짧은 시간이나마 간단한 운동을 매일 반복하는 것이다. 운동을 하면 왜 실행력이 올라갈까? 운동 의지를 올리면 실행 의지가 올라가는데, 이유는 운동 의지와 실행 의지가 뇌의 같은 영역에 존재하기 때문이다. 그러므로 간단한 운동을 함으로써 운동 의지 영역을 활성화시키고, 나아가서 실행 의지 영역까지 활성화하는 원리다. 뇌 영역은 항상 쌍방향으로 연결되어 있다. 운동 영역도 예외가 아니다. 운동 의지가 담겨 있는 전전두엽에서 운동 영역으로 정보가 흘러가고, 반대로 운동 영역에서 운동 의지영역으로 정보가 흘러간다. 그러므로 운동 의지가 많아지면 정보가 운동 영역으로 전달되면서 실행으로 나타나고, 반대로 간단한 운동을 하더라도 운동 의지 영역이 활성화되어 운동 의지가 높아지는 것이다. 운동을 매일 하는 사람도 어떤 날은 몸이 찌뿌둥하면서 하기 힘들 때가 있다. 즉 운동 의지가 없어지는 것이다. 그러나 이걸 극복하고 스트레칭이라도 하면 운동 의지가 생기면서 계속 하게 되고, 결국 운동을 하기 잘했다는 생각이 든다. 이렇게 반복해서 운동을 하다보면 전두엽의 실행 의지 영역이 활성화되면서 운동뿐만 아니라 모든 일에 실행력이 증가되는 것이다.

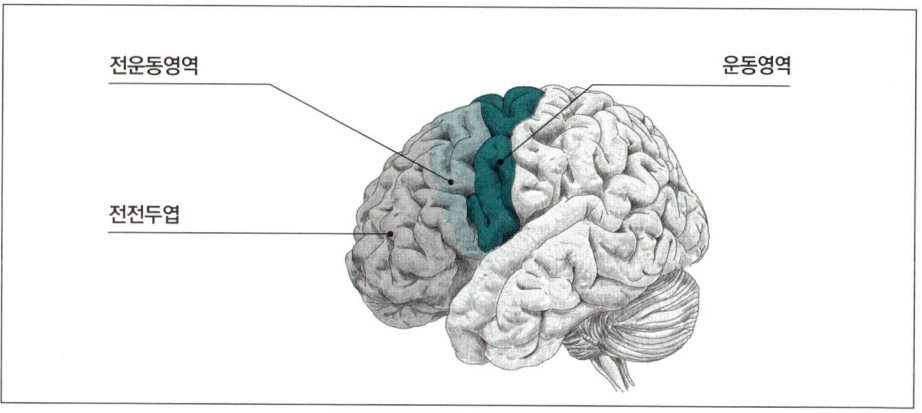

그림 1-9-1. 대뇌의 좌측면. 전두엽의 가장 뒤쪽 부분은 운동 영역(운동 프로그램을 실행하는 곳)이고, 그 바로 앞에 운동 프로그램을 짜는 전운동 영역이 있고, 그 앞에 인간의 실행 의지, 판단을 담당하는 전전두엽이 있음. 전전두엽과 운동 영역이 긴밀하게 연결되어 있으므로 운동을 하면 실행 의지와 실행력을 올릴 수 있음.

7. 뒤쪽뇌를 자주 닫아라: '뒤쪽뇌를 닫는다'는 말은 눈을 감기, 명상, 사색, 기도, 조용한 곳 찾기를 말한다. 흔히 사람들은 명상은 아무것도 하지 않고 가만히 있는 것으로 여기고 쉬거나 시간을 낭비하는 것으로 생각한다. 그러나 이것은 잘못된 생각이다. 명상은 액티브한 활동이다. 명상을 많이 한 사람과 일반인을 비교한 결과 명상을 많이 한 사람들은 전두엽, 그중에서도 가운데가 두껍다. 명상이 정적이기만 했다면 나올 수 없는 결과이다.

뒤쪽뇌를 닫고 무엇을 할 것인가? 내가 간절히 원하는 것을 찾아야 한다. 나는 작은 일을 반드시 마무리하고 있나를 생각한다. 나는 무엇 때문에 태어났을까, 나는 무엇을 하려고 하는가를 생각한다. 나는 누구인가, 나의 색깔은 무엇인가를 생각한다. 진리는 무엇인가, 나에게 향기가 있는가, 나에게 아름다움이 있는가를 생각한다. 이런 생각을 하는 순간, 뇌 전체가 리셋(Reset)된다. 회사에 비유를 하면 사장단이 '우리 회사는 어떤 회사이고 왜 존재하는가?'를 생각하는 것과 마찬가지이고, 결과에 따라 발전된 회사로 거듭날 수 있는 것이다. 이제 1년에 하루, 혹은 1주일에 한 시간이라도 떼서 조용한 공간으로 나가자. '나 잘 가고 있나? 이대로 살아도 되는가?'를 생각해야 한다.

왜 사람들이 좀처럼 변하지 못할까? '시간이 없어서일까?' 절대로 아니다. 틈만 나면 술을 마시거나 16쪽에 소개한 바와 같이 볼거리 억제 못함증에 걸려 인터넷 및 TV 앞에 앉기 때문이다. 명상하지 않으면 간절함과 목마름은 생기지 않는다. 목마른 사람이 우물을 판다고 하지 않는가? 목마르지 않은 사람은 절대로 변하지 않는다. 인터넷이나 TV를 1주일 동안 보지 않는다고 해서 세상에서 절대로 뒤쳐지지 않는다. 그러나 간절함이나 목마름을 찾지 못하면 세상에서 뒤쳐진다. 또한 어려움이나 고난이 있을 때 뒤쪽뇌가 강제로 닫힌다. 이때, 간절함과 목마름이 생긴다. 그러므로 어려움을 재수 없음으로 생각하지 말기 바란다. 오히려 변하고 성장할 수 있는 기회로 삼아야 한다.

8. 위-아래 방식으로 살아라: 원효대사가 중국으로 가는 길에 어둠 속에서 맛있게 물을 마셨다. 그러나 다음 날 아침 그 물이 해골에 담겨 있는 것을 보고는 다 토했다. 겉보기엔 다 깨끗한 물인데, 왜 우리 신체는 다르게 반응한 걸까? 이를 신경학적으로 분석해보면 첫째, 밤에 마신 물은 어둠 속에서 해골이라는 정보가 보이지 않았다. 뒤쪽뇌가 카메라 렌즈와 같다고 앞서 언급한 바가 있다. 뒤쪽뇌가 읽은 '시각적인 정보'를 앞쪽뇌에게 전달해야 하는데 어둠에서는 이게 불가능했던 것이다. 왜냐면 어둠 속에선 뒤쪽뇌가 강제적으로 닫혀 있기 때문이다. 그래서 앞쪽뇌는 깨끗한 물이라고 단정 지은 것이다. 즉 (위 단계인)앞쪽뇌에서 (아래 단계인)뒤쪽뇌가 준 정보에 상관없이 결정을 했기 때문이다. 이것이 위-아래 방식이다. 둘째, 날이 밝은 뒤 뒤쪽뇌를 통해 확인해보니 물이 해골에 담겨 있었고, 해골은 더럽다는 정보를 뒤쪽뇌가 앞쪽뇌로 주었다. 그래서 토를 한 것이다. 이것이 바로 아래-위 방식이다.

행복에 관해 위-아래 방식과 아래-위 방식이 어떻게 자이가 있는지 알아보자. 대부분의 사람들은 돈이 있어야, 사랑하는 사람이 있어야, 자동차와 집이 있어야, 건강해야 등등 여러 조건이 충족되어야 행복해질 수 있다고 믿는다. 주로 아래-위 방식에 의존한다. 그러나 원효대사는 위-아래 방식이 훨씬 강력한 우주의 작동 방식임을 깨달았다. 즉 "나는 조건에 상관없이 무조건 행복하겠다. 행복은 결정이다"라고 생각을 한 것이다. 앞서 언급한 바와 같이 하위 직원들이 변해서 회사 전체가 변하는 것보다, 사장이 변해 회사 전체가 바뀌는 것이 더 빠르고 강력하다. 그러므로 이제라도 남들이 만들어놓은 좋은 조건에 가서 행복하게 살려고 하기(아래-위 방식)보다 내가 행복의 근원이 되고 행복을 창조하리라는 위-아래 방식을 써야 한다. 그러기 위해서는 매일 아침마다 '언제, 어디에 있든 나는 행복, 풍요, 화평의 근원이 되리라'고 선언해야 한다.

9. 사람을 소중하게 여겨라: 창조주는 사람들끼리 조화롭게 살아갈 수 있는 사회 기능을 전두엽에 심어놓았다. 그래서 전두엽의 사회센터가 손상되면 남들과 좌충우돌하거나 배려하는 마음이 없어지면서 이기적이 된다. 더구나 충동 조절센터와 사회센터는 같은 곳에 있기 때문에, 충동 조절을 못하고 화를 많이 내면서 주위 사람을 못살게 군다. 전두엽이 손상된 환자 중 어떤 환자는 아예 사람에 관심이 없어지고 대신 물건에 집착한다. 희한한 색깔을 가진 물건이나 남들이 버린 물건에 집착해 길거리에서 물건을 주워오는 환자도 있다. 즉 차원이 한 단계 떨어진 사람처럼 보인다.

사회센터를 키우는 방법은 주위 사람을 귀하게 여기기를 반복하는 것이다. 아프리카 사람을 불쌍하게 여기기보다는 일상생활에서 만나는 사람들에게 집중하자. 식구들, 직장 동료들, 아파트 주차장에서 만난 요구르트 아줌마, 경비 아저씨를 귀하게 여겨야 한다. 사람들끼리 조화를 이루면서 나누고 도우면 풍요가 뒤따른다. 반대로 풍요를 얻기 위해 사람을 무시하면 결국 풍요를 잃게 된다. 예를 들어 어떤 사장이 사원들을 '언제라도 갈아 끼울 수 있는 부품'으로 생각한다면 풍요를 잃게 되고, 본인의 전두엽도 약해지면서 서열이 밀려나고 성공하지 못하게 되고, 행복과 멀어지는 삶을 살게 된다. '튼튼한 전두엽=높아지는 서열=성공=행복'이라는 것을 잊지 말자.

10. 흔들리지 않는 나무가 되라: 절제, 조절, 인내는 전두엽에서 나온다. 절제를 잘하는 사람, 조절을 잘하는 사람은 믿음직하다. 항상성이 있고 안정적이다. 반대로 절제와 인내를 하지 못하는 사람은 예측 불허의 행동을 보여서 주위 사람을 불안하게 만든다. 예를 들어 별것 아닌 일에 예상치 못하게 화를 내거나, 계획되지 않은 과다한 지출을 한다. 항상성과 안정성이 얼마나 중요한지를 우주로부터 배울 수 있다. 우주는 우리에게 항상성과 안정감을 제공한다. 즉 일정한 자전주기와 공전주기를 가지고 있다. 그래서 매일 해

가 뜨고 지고, 어김없이 사계절이 오도록 한다. 한편 그 안정감과 항상성 바탕 위에 변화를 주어 우리를 재미있게 한다. 즉 해가 일찍 뜰 때가 있고 늦게 뜰 때가 있다. 사계절이라는 큰 틀이 있으면서도 날씨가 수시로 바뀌어 우리를 지루하지 않게 한다. 결론적으로 항상성에 기초한 변화는 사람들에게 재미를 불러일으키지만, 항상성 자체가 변하면(자전, 공전주기가 변하면) 대혼란을 불러일으킨다. 사람도 마찬가지다. 안정적이고 믿음직한 사람이 변화를 추구할 때 멋진 사람이 된다. 반대로 안정성 없이 변화를 추구하는 사람은 일의 앞뒤가 맞지 않고, 체계가 없고 혼란만을 야기한다. 자기가 어디로 가는지 모른다. 마찬가지 이유로, 변화무쌍한 사람이 창조적인 일을 해낼 가능성보다 인내와 끈기를 가지고 집요하게 파고드는 사람이 변화를 추구할 때 창조적인 일을 해낼 가능성이 더 많다.

나는 우리 연구원, 랩 식구, 전공의를 선발할 때 꼭 학부 성적을 챙겨 본다. 인생은 학교 성적표대로 풀리지 않는다는 것을 믿으면서도 성적을 참고한다. 왜냐하면 성적이 좋다는 것은 그 사람의 인내심, 안정성, 성실성, 믿음직한 면을 보여주기 때문이다. 짧은 면접시간 안에 이런 면을 평가할 방법이 없기 때문에 성적을 참고한다. 같은 이유로 군복무를 마친 사람을 선호한다.

술, 담배, 지나친 커피, 식탐 등을 조절할 수 있는 사람, 화를 낼 수 있으나 화를 한없이 내지 않을 수 있는 사람, 큰 목적을 위해 사소한 감정 건드려짐을 참을 수 있는 큰 사람이 되기를 추구하면, 휴식처를 제공하는 큰 나무 같은 사람을 추구하면 나도 행복하고 주위 사람도 행복해진다.

이제 1부를 정리한다. 뇌 관리를 안 하면 뇌가 얼마나 추해지는지를 보여주었다. 반대로 뇌 관리를 잘하면 뇌 알통이 생기면서 예쁜 뇌를 가진 뇌미인이 된다고 하였다. 뇌미인은 자기의 뇌 관리를 잘하는 사람일 뿐만 아니라 실력 있고 향기로운 사람이므로 평소에 행복하다. 그리고 노년이 되어 치매에 안 걸리는 혜택을 누린다.

치매는 습관병이다. 즉, 유전적 소인보다는 후천적인 나쁜 습관 때문에 뇌와 뇌혈관에 변화가 생겨 노년에 치매라는 형태로 나타난다. 뇌미인은 뇌에 좋은 습관을 평생 반복하므로 치매를 예방할 수 있다. 그러므로 기억력이 깜빡깜빡한다면 걱정하는 데 시간을 낭비하지 마라. 걱정할 시간에 뇌세포를 살리는 습관을 확 받아들이고 과감하게 실천하는 뇌미인이 되어야 한다. 운동과 전두엽 활성법이 뇌 알통을 만드는 가장 효과적인 방법이다. 그러므로 오늘 당신이 운동과 명상을 하지 않았다면 TV 볼 자격이 없다.

II. 뇌미인의 적
치매란 무엇인가

2.1 깜빡깜빡, 나는 치매일까?

2.2 치매, 당신은 얼마나 아는가?

2.3 큰 혈관이 막혀서 생기는 혈관치매

2.4 작은 혈관이 막혀서 생기는 혈관치매

2.5 혈관치매, 왜 하루 빨리 발견해야 하는가?

2.6 혈관치매, 어떤 증상일 때 의심해야 하나?

　　▶ 혈관치매 환자가 조심해야 할 14가지 주의사항

2.7 가장 흔한 퇴행성 치매, 알츠하이머병

2.8 알츠하이머병의 주범, 아밀로이드 침착

2.9 알츠하이머병의 단계별 증상·진단·치료

2.10 행동과 성격 변화로 시작하는 퇴행성 치매: 전두측두치매

2.11 고쳐지는 치매가 있다

2.1 깜빡깜빡, 나는 치매일까?

[단어 이름이 생각나지 않는다]

김미란 씨(67세 女)가 우리 병원 기억장애클리닉을 처음 방문한 때는 11년 전으로 거슬러 올라간다. 방문 당시 56세였고, 과거 20년 동안 서울에서 고등학생들 상담 전문 교사로 일해왔다고 했다. 방문 약 3년 전부터 강의를 하는 도중 지명, 인명, 단어 등 적절한 용어가 생각나지 않는 증상이 생겼다. 수 초 또는 수 시간 내에 생각이 나는 수도 있으나, 며칠을 생각해도 생각나지 않는 경우도 있었다. 예를 들어 '아놀드 토인비' 같은 이름이 생각이 나지 않아 학생들에게 물어보는 일이 빈번해졌다. 아주 잘 아는 동료 교사의 이름이 갑자기 생각나지 않기도 하고, 머리로는 '진달래'를 생각하는데 입에서는 '민달래'가 나와버려 당황한 일이 몇 번 있었다. 10년 전만 해도 전교생 이름만 들어도 누군지 알 수 있을 정도로 기억력이 좋았다. 신경학적으로 사람 이름, 지명, 단어가 생각나지 않는 경우 일반인들은 기억력 문제라고 생각하지만, 의학적으로는 언어 증상으로 여긴다.

[사건 기억이 떨어지다]

그럼 기억장애는 무엇인가? 며칠 전에 있었던 사건을 기억하지 못하는 걸 말한다. 예를 들어 '1주일 전 김숙자라는 친구를 만나 쇼핑하고, 차를 마시고 다섯 시경에 돌아왔는데 오는 길에 한 친구에게 전화가 걸려와 다음 주에 만나자고 했다'는 사건을 기억하는 것이 기억 능력이다. 즉, 우리가 보통 말하는 기억이란 사건 기억을 말한다. 김미란 씨 애기로 돌아가서, 김미란 씨는 앞서 언급한 언어 증상 외에 사건에 대한 기억장애도 호소했다. 당뇨 약을 복용하고 있는데, 먹었는지 안 먹었는지 기억이 안 날 때가 많았다. 아파트 문을 제대로 잠궜는지 기억이 나지 않아 재차 확인하기도 했다.

[미래 기억도 떨어지다]

김미란 씨는 이렇게 과거에 있었던 일에 대한 기억이 가물가물할 때도 있으나 '앞으로 뭐를 해야지'라고 마음속으로 되뇌이고도 잊는 경우가 빈번하게 일어났다. 이를 의학적으로 '미래 기억' 또는 '전향적 기억'이라고 한다. 예를 들어 친구와 대화하는 도중 '친구가 이 이야기를 끝내면 뭐 물어봐야지'라고 생각하다 잊는 경우가 다반사였고, '시장 가는 길에 어제 담근 김치를 이웃에게 갖다 줘야지'라고 생각했지만 잊는 경우가 많았다. 냉장고 문도 왜 열었는지 생각나지 않아 한참 고민한 적도 있다.

[일상생활 능력은 유지되다]

김미란 씨의 까먹는 증상이 최근 좀 더 심해지는 것 같았다. 시장에 가서 같은 물건을 사오거나 냉장고 안에 만들어놓은 음식을 잊어버리고 먹지 못할 때도 있었다. 방향감각이 떨어져서 버스나 지하철을 탈 때 반대 방향으로 갈 때가 있었다. 이런 기억장애 때문에 불편하기는 하지만 아직까지 일상생활에는 문제가 없었다. 돈 계산, 업무를 보는 데 지장이 없을뿐더러 YWCA 여성의 전화에서 자원봉사를 하는데, 큰 어려움이 없다고 했다. 자기의 기억장애를 사람들에게 얘기하면 "나이가 들어서 그래" 또는 "나도 그래"라는 답을 듣고 위로가 되지만, 불편한 마음이 가시지 않았다. 김미란 씨는 "기억력이 없어져서 답답하고 속상하다. 머릿속이 다 지워질 것 같은 생각이 들고, 자신이 한심해서 펑펑 울 때가 자주 있다"고 했다. 기억에 관한 실수를 할 때마다 치매로 사망한 시어머니처럼 될 것 같아 불안해지고 우울해졌다. 동시에 잠이 잘 오지 않을 때가 있었고, 아침에 일어나도 개운치 않으며 낮에 피곤하고 머리가 띵하고 어지러울 때가 있었다.

[인지장애가 일어나는 4단계]

정상인이 갑자기 치매 증상을 보일 수 있다. 뇌혈관 막힘이 한 예다. 그러나 대부분의 경우 치매는 서서히 발생한다. 그렇다면 정상 상태에서 치매가 되기 전에 치매 전조 증상을 보이는 시기가 있을 것이다. 의학적으로 치매의 전조 증상을 보이는 단계를 경도 인지장애라고 한다. 즉, 정상 → 경도 인지장애 → 치매의 순서를 밟게 된다. 그러나 치매의 조기 발견에 관심이 많아지면서 경도 인지장애 전에 '주관적 인지장애'라는 단계를 하나 더 넣고 있다. 결국 정상 → 주관적 인지장애 → 경도 인지장애 → 치매 등 총 4단계로 진행된다.

각 단계별로 잠깐씩 살펴보면, 가장 먼저 '정상'은 기억장애를 호소하지 않고, 기억력 검사도 정상이며 일상생활을 하는 데도 문제가 없다. 뇌신호등은 파란불에 해당한다.

두 번째로 주관적 인지장애는 주관적으로는 인지 기능이 떨어짐을 호소하지만 인지 기능검사에서 객관적으로 기억력이나 인지 기능에 문제가 없는 상태를 말한다. 물론 일상생활을 하는 데도 정상이다. 따라서 정상에 가까운 사람이고, 60~70대 분들은 웬만하면 기억력이 떨어졌다고 얘기하기 때문에 대부분 여기에 속하며, 뇌신호등은 파란불이다.

그러나 세 번째 단계인 경도 인지장애 단계부터는 주의를 요한다. 경도 인지장애는 치매의 전 단계에 해당하기 때문이다. 경도 인지장애란 기억장애를 호소하고 인지 기능검사에서도 기억력에 문제가 있음이 증명된 상태다. 그러나 아직까지 일상생활을 독립적으로 할 수 있으므로 치매는 아니지만, 앞으로 치매로 진행될 가능성이 있는 만큼 뇌신호등은 노란불에 해당한다.

네 번째 단계인 치매란 주관적·객관적으로 인지장애가 심해 일상생활에 문제가 생기는 상태를 말한다. 당연히 뇌신호등은 빨간불에 해당한다.

뇌신호등	4단계	기억력 등 인지장애를 호소를 하는가?	인지 기능검사에서 객관적인 장애가 있나?	일상생활에 문제가 있는가?
청신호	정상	없다	없다	없다
	주관적 인지장애	있다	없다	없다
황신호	경도 인지장애	있다	있다	없다
적신호	치매	있다	있다	있다

김미란 씨의 뇌 신호는 정상일까? 치매는 기억장애를 포함한 인지 기능 저하가 일어나 일상생활에 지장이 생기는 걸 말한다. 김미란 씨는 기억장애를 호소하지만 아직까지 병원에 혼자 다닌다. 종합병원에 와서 접수하고 진료를 본 다음 수납하고 필요한 검사를 하는 과정은 판단력, 방향감각, 기억력, 계산력 등이 요구된다. 젊은이들이 보기에는 쉬워

보이지만 60~70대 노인에게는 쉽지 않은 일이다. 김미란 씨는 아직까지 지하철을 이용해 서울 시내를 다닐 수 있다. 은행 출입을 하면서 돈 관리를 하고, 시장에서 물건을 살 때 건망증 때문에 한두 가지 빠뜨리는 일은 있으나 메모를 하면 실수 없이 물건을 살 수 있다. 더구나 11년 전부터 지금까지 매년 신경 심리검사(기억력 등 인지 기능검사)를 해왔는데, 동년배 같은 학력의 정상인에 비해 떨어지지 않았다. 즉 주관적으로는 기억장애를 호소하지만 객관적인 증거가 없는 셈이다. 결론적으로 김미란 씨는 주관적 인지장애에 해당한다. 거의 정상에 가까운 사람으로서 다행스럽게도 아직은 파란불이다.

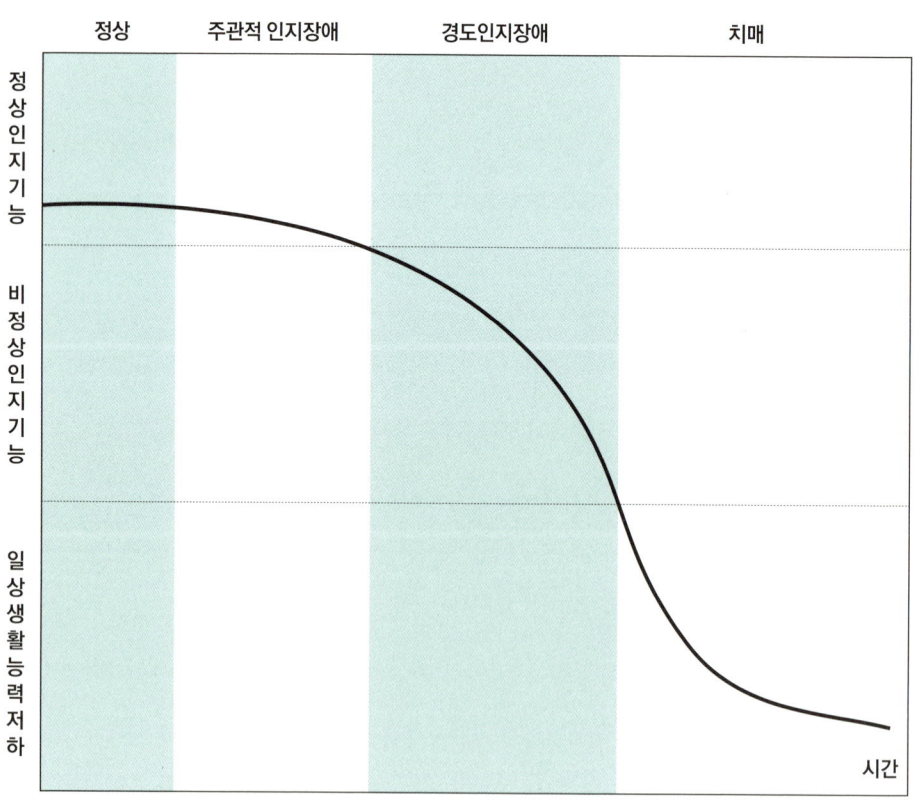

치매가 아니라면 왜 기억장애가 있을까? 김미란 씨 같은 분은 치매가 아닌데 왜 이런 기억장애가 일어나는 걸까? 물론 치매의 아주아주 초기 단계이기 때문에, 현재 사용되는 검사들이 아직 잡아내지 못할 가능성이 있다. 그러나 치매가 아니면서 기억장애를 일으키는 여러 가지 이유가 있다.

대표적인 원인으로 첫째, 50대 여성에게서 보이는 갱년기를 들 수 있다. 갱년기에는 여성호르몬인 에스트로겐(estrogen)이 급격히 감소한다. 에스트로겐은 기억력과 밀접한 관계가 있는데, 에스트로겐이 감소하면서 기억장애를 보이는 것이다.

둘째, 걱정, 불안, 짜증, 화냄 같은 만성 스트레스도 주관적 인지장애의 원인이 된다. 여성의 경우 화병이 대표적인 원인이다. 만성 스트레스가 있을 때, 스트레스 호르몬인 에피네프린이 과다 분비되면 뇌의 기억센터인 해마의 기능을 떨어뜨린다. 이를 좀 더 부연하면, 우리 몸에는 부교감신경과 교감신경이 존재한다. 일반적으로 부교감신경은 평화 시 작동한다. 심장 박동 수와 호흡이 안정적이고, 소화 즙 분비와 장운동이 촉진되어 영양을 재충전한다. 반대로 교감신경은 싸울 것이냐 도망갈 것이냐를 판단하는 상황에서 작동하는데, 50대 여성들은 화를 삭이는 경우가 많아 스트레스를 키우는 일도 잦다. 이렇게 되면 교감신경이 활발히 움직이게 되어 몸이 비상상태로 돌입하게 된다.

즉 에피네프린이 상승하여, 심장 박동 수와 호흡수가 증가하고, 땀이 나고, 피부가 차가워지며, 혈액이 소화기관에서 근육 쪽으로 전환된다. 가시적으로 나타나는 증상으로 손발이 차고, 가슴이 벌렁벌렁하면서 박동 수가 느껴지고 식욕이 감소하고 소화 능력이 떨어지게 된다. 동시에 잠이 안 오고 비상 사태에 있으므로 쉬 피곤해진다. 에피네프린은 스트레스 호르몬으로 해마의 밸브를 잠그는 역할을 한다. 가스 밸브를 잠그면, 가스레인지에 불이 켜지지 않는 것처럼 기억을 관장하는 해마를 잠그니 기억력이 떨어지는 것은 당연하다. 이때 주의 집중력도 떨어진다. 우리가 일시에 기울일 수 있는 주의력은 한정되어 있다. 예를 들어 재미있는 TV 드라마에 빠져 있으면 밖에서 들리는 소리나 음식이 타는 냄새 등에 주의력이 떨어진다. 마찬가지로 걱정거리에 주의력을 뺏기면 정작 중요한 것에 주의 집중력이 떨어지고, 결과적으로 기억을 못 하게 된다.

셋째, 완벽주의 성향도 주관적 인지장애를 부추긴다. 완벽주의 성향이 있는 사람은 사소한 기억장애를 크게 생각하고, 작은 실수도 인정하기 힘들어 한다. 따라서 기억 실수를 할 때마다 이를 크게 생각한다. 스트레스 호르몬이 올라가고 주의 집중력이 떨어짐과 동시에 해마의 기능이 감소하므로 더 기억을 못하게 되고, 결국 '이러다 치매 걸리는 거 아냐?' 하는 의구심이 들면서 패닉 상태에 빠지게 된다. 고등학교 수험생이 지나치게 긴장하면, 시험지가 안 보이고 머리가 백지 상태로 되는 경우와 유사하다. 이 밖에도 주관적 인지장애의 원인에는 여러 가지가 있다. 폭탄주, 수면 무호흡증, 만성 간 질환, 만성 신장 질환, 갑상선 호르몬 부족증 또는 과다증, 불면증, 뇌 기능을 떨어뜨리는 약을 복용하는 경우 등 다양하다.

김미란 씨는 치매가 아니기 때문에 안심해도 될까? 일단 안심해도 된다. 왜냐하면 이런 환자들을 매년 기억력 검사를 하면서 관찰해보면 수년 동안 기억상실이 진행되지 않고 그대로인 경우가 많기 때문이다. 김미란 씨도 11년 만에 인지검사를 했는데 그대로였다. 그러나 주관적 인지장애를 가진 분들의 일부는 기억력이 점점 나빠져서 경도 인지장애로 발전하기도 한다. 그러므로 이 단계에서 치매를 적극적으로 예방하도록 노력을 기울이는 것이 중요하다. 치매 걱정을 하는 자체가 치매를 유발할 수 있으므로, 치매를 걱정하는 어두운 관심에서 치매를 예방하는 밝은 관심으로 확 돌려야 한다.

2.2 치매, 당신은 얼마나 아는가?

어떤 문제를 해결하고 싶으면, 가장 먼저 '문제의 정의'부터 내리라고 했다. 치매란 정상적으로 활동하던 사람이 인지 기능이 떨어지고 이로 인해 독립적인 일상생활에 문제가 생기는 경우를 말한다.

치매를 일으키는 원인 질환은 50여 가지가 있다. 이를 원인에 따라 크게 세 가지로 분류할 수 있다. 조기 발견만 되면 치료가 가능한 혈관치매, 이전 상태로 뇌의 인지 능력을 회복할 수 있는 고쳐지는 치매, 그리고 아직까지 원인이 다 밝혀지지 않은 퇴행성 치매(가장 대표적인 퇴행성 치매가 알츠하이머병)가 있다.

이 장에서는 대표적인 치매인 혈관치매와 알츠하이머병에 대해 설명한다. 이 두 치매가 차지하는 비율은 전체 치매의 80~90%를 차지하므로 이 두 치매에 대해서만 알아도 치매의 윤곽을 다 파악할 수 있다. 그리고 마지막으로 퇴행성 치매 중 **빼놓을 수 없는** 전두엽

치매를 설명하려고 한다. 이 세 가지 치매 외에 다른 치매는 부록에 사례와 함께 비교적 자세히 소개하였으니 참고하기 바란다.

[치매, 어떻게 대처해야 하나?]

치매는 알고 보면 '보호자 병'이다. 환자 본인은 병에 걸렸는지도 모르기 때문이다. 우리가 자신의 심장에 문제가 생겼음을 인식하는 것은, 알고 보면 '뇌'가 '심장'을 관찰한 것이다. 이에 비해 내 인지 기능에 문제가 생겼음을 인식하는 것은, '뇌'가 '뇌'를 관찰한 것이다. '뇌'가 다른 '장기'를 관찰하는 것은 비교적 쉬우나 '뇌'가 '뇌'를 관찰하는 것은 힘든 일이다. 정상인들조차도 자기가 자기를 아는 것이 힘든 이유가 바로 여기에 있다. 정상인도 힘든데 뇌에 병이 생긴 치매 환자는 더욱 그럴 수밖에 없다. 그래서 치매 환자들은 아이처럼 변하고 많은 말썽을 피우면서도 자기가 그렇게 변했는지를 모른다. 그래서 이 모든 짐을 옆에 있는 사람이 떠맡을 수밖에 없다.

치매의 아주 초기에는 기억력이 깜박깜박하는데 보호자 입장에서는 이것이 정상 노화 과정인지, 치매 초기 증상인지 혼동된다. 다음과 같은 경우 치매를 의심해야 한다.

1) 본인에게 꽤 중요한 사항을 잊거나,
2) 해를 거듭하면서 건망증이 증가하거나,
3) 자신의 기억장애를 잘 인식하지 못하는 경우다. 옆 사람이 보기에는 기억장애가 있어 보이는데 정작 본인은 기억장애를 대수롭지 않게 생각하는 경우로서 이를 의학적으로 병식결여증이라고 한다. 혈관치매나 전두엽치매의 경우 성격 변화로 시작할 수 있으니 성격 변화도 치매 초기 증상임을 간과하면 안 된다. 일단 치매로 진단을 받으면 환자의 자존

심을 최대한 살려주면서 3부에 소개할 '진인사대천명'을 실천하게 한다. 환자에게 부담되는 과제를 요구하거나 지나치게 잔소리하면 역효과가 난다(193쪽 참조). 이 시기에는 노인복지관, 경로당, 서울시 경우 구마다 있는 치매지원센터를 이용하는 것이 좋다. 사실은 초기 때 준비할 것이 가장 많다. 악화될 것을 사실로 받아들이고 최악의 시나리오를 생각하면서 가족회의를 해야 한다. 본인이 재산 등 정리할 것이 있는 경우, 본인에게 치매에 걸렸음을 얘기해주는 것이 좋다. 또한 4부에 소개한 예쁜 치매 만들기를 시작해야 한다.

중기에는 인지 기능 저하와 함께 이상행동이 나타난다. 예를 들어 남이 자기 물건을 훔쳐 갔다고 의심하거나 화를 내고 공격적이 되고 잘 삐치고, 우울해 한다. 치매 환자를 관찰해보면 약간의 굴곡을 보이면서 점차 진행된다. 그러므로 조그만 증상의 변화에 일희일비하지 말고 대범하게 생각하면서 주치의와 상의해야 한다. 치매 환자 주위에 보호막을 치고, 그 보호막 안에서 환자가 안전하고 재미있게 지내도록 가족들과 대책을 세우는 것이 좋다. 중기에는 수간보호센터를 이용하거나, 요양 보호사의 도움을 받을 수 있다. 보호자와 환자와의 사이가 좋고(4.6 참조), 이상행동을 조절하는 약물로 예쁜 치매를 만들 수 있다(4부 '예쁜 치매 만들기 솔루션 5 : 약물 치료도 중요하다' 참조).

말기에는 집 안에서 화장실을 잘 못 찾고, 집안 식구들도 잘 못 알아보고 대소변 실수를 하면서 스스로 처리를 못 한다. 대소변 실수가 나타나면 보호자 혼자서 환자를 맡기 힘들다. 도우미의 도움을 받아 집에서 같이 생활하거나, 그렇지 않으면 요양 시설이나 요양 병원을 이용할 수 있다. 최근에는 노인장기요양보험이 생겨서 심한 정도에 따라 각종 혜택을 받을 수 있다. 사망 원인은 치매 자체가 아니라 합병증인데 100쪽을 참조하기 바란다.

2.3 큰 혈관이 막혀서 생기는 혈관치매

어떤 도시에 수천 수백만 가구가 살고 있다고 치자. 이 도시에 수도, 전기, 가스가 끊기면 어떻게 될까? 이 도시를 뇌, 여기에 살고 있는 가정집을 뇌세포에 비유를 한다면, 수도, 전기, 가스를 공급하는 관은 뇌동맥에 비유할 수 있다. 수도, 전기, 가스가 끊기면 도시가 마비되고 인명 피해가 생기는 것처럼, 뇌동맥이 막히면 수 분 이내에 뇌세포가 죽는 일이 발생한다.

[다발성 뇌경색치매(multi-infarct dementia)]

뇌로 향하는 동맥은 대동맥에서 시작해 경동맥(목동맥)을 거쳐 뇌 안으로 들어가 여러 갈래로 나뉘면서 점점 작은 혈관이 되고 나중에는 모세혈관이 된다(그림 2-4-1 참조). 경동맥 같은 큰 혈관이나 이에 버금가는 혈관이 막히게 되면 한꺼번에 엄청난 양의 뇌세포가 소실된다. 그리고 이러한 혈관 막힘 증세가 반복될 경우, 혈관치매가 발생하게 된다.

이와 같이 큰 혈관이 반복적으로 막히면서 생기는 혈관치매를 다발성 뇌경색치매라 한다. 이는 뇌졸중 후에 잘 생기는 치매다. 환자의 증상은 막힌 혈관의 위치에 따라 다양하게 나타난다. 처음 뇌경색이 나타난 이후 재발하지 않도록 주의하는 것이 가장 중요하다. 다음의 사례가 전형적이다.

이태원 씨(65세 男)는 평소 고혈압과 심장병을 앓고 있었다. 하지만 환자는 고집이 세서 혈압 약을 권하는 의사의 말을 잘 듣지 않고, 혈압 약을 한번 먹기 시작하면 평생 먹어야 한다는 오해 때문에 약을 불규칙하게 복용했다. 뿐만 아니라 뇌졸중을 한 차례 경험한 후에도 이를 방치하다가 세 차례나 더 큰 혈관 막힘을 경험했다.

1차 혈관 막힘 이후(그림 2-3-1의 위), 이태원 씨에게는 남의 말을 잘 알아듣지 못하는 증상이 나타났다. 그림에서 흰 부분이 왼쪽 뇌의 알아듣기 센터인데 바로 이 부위가 강타를 당한 것이다. 그러나 알아듣기 능력이 90% 정도 회복되었고 판단력도 크게 흐려지지 않았으며 일상생활에서도 큰 불편함 없이 지냈다.

그로부터 약 1년 후, 2차 혈관 막힘(그림 2-3-1의 중간)이 발생했고 이때부터 환자의 부인은 환자의 증세가 심각함을 알게 됐다. 말수가 줄어들고, 의욕이 없는 데다 대부분의 시간을 일하지 않고 보내기 시작했기 때문이다. 가만히 내버려두면 하루 종일 잠만 잤고, 만사를 귀찮아하는 등 매우 게을러진 모습을 보였다. 이와 같이 무의욕증이 나타난 이유는 전두엽의 동기센터에 손상이 생겼기 때문이다. 하지만 약 3개월이 지나자 환자의 증세는 다시 호전되는 듯했다.

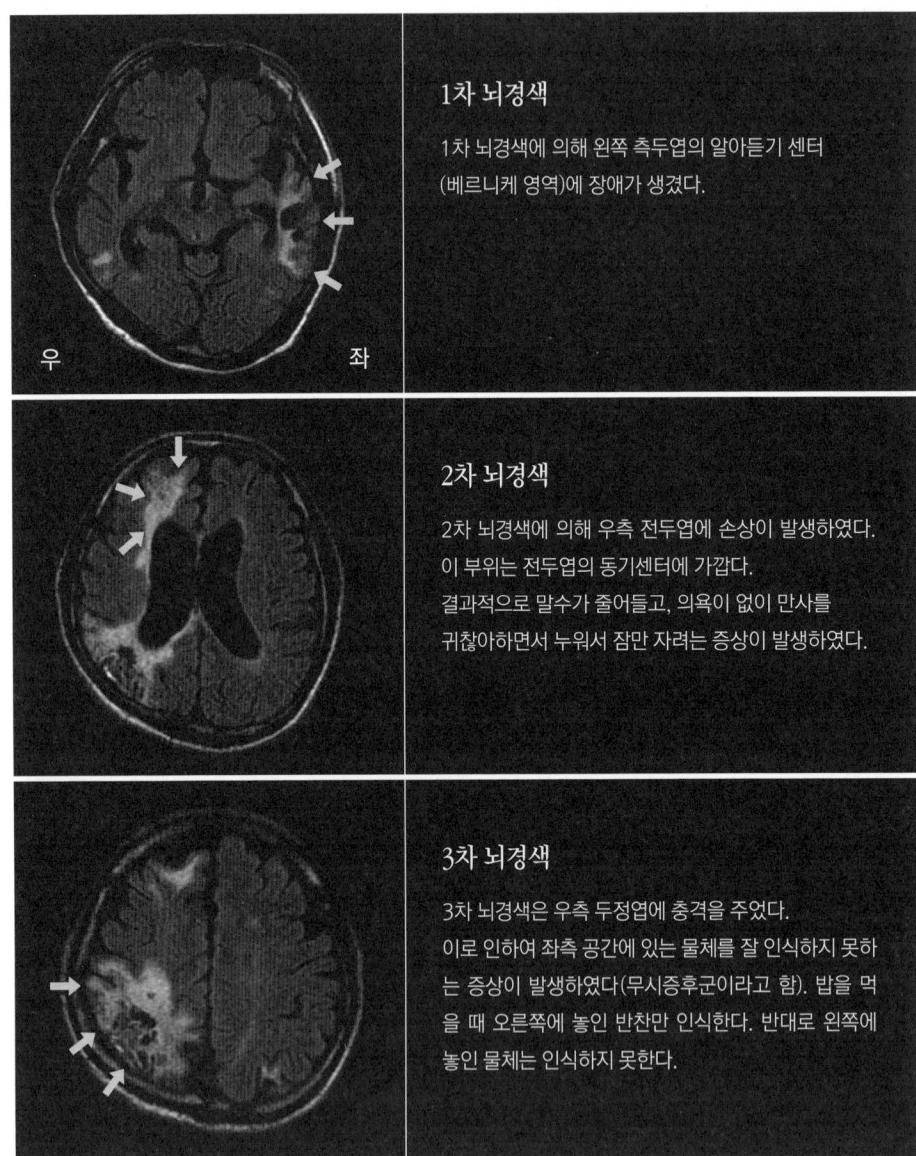

그림 2-3-1. 뇌 MRI 수평단면. 흰색 부분(화살표)이 뇌혈관 막힘에 의해 뇌세포가 손상된 곳임.

그러나 6개월 뒤 3차 뇌경색(그림 2-3-1의 아래) 후 왼쪽 공간에 있는 물체를 못 보는 증세가 생겼다. 식사할 때, 환자는 오른쪽에 있는 반찬만 먹기 시작했고, 심지어 자기 밥그릇이 아닌 오른쪽에 앉은 다른 사람의 밥그릇에 있는 밥을 먹는 경우도 있었다. 복도를 걸을 때에도 오른쪽으로 치우쳐 걸었고, 갈림길이 나오면 무조건 오른쪽을 택했다. 옷을 입을 때에도 앞뒤를 잘 구분하지 못했고, 소매를 제대로 찾지 못했다. 아니나 다를까 이태원 씨의 MRI(뇌 자기공명영상)는 그림 2-3-1과 같이 이미 세 차례의 혈관 막힘이 일어났음을 보여주었다(화살표로 표시한 부분, 희게 보이는 부분이 뇌경색을 나타냄).

또한 MRA(자기공명혈관조영술) 촬영을 한 결과 오른쪽 뇌혈관이 완전히 막혀 보이지 않았다. 참고로 MRI는 뇌 촬영, MRA는 혈관 촬영을 말한다.

['혈관 막힘'이 누적되어 생기는 혈관치매]

혈관치매란 뇌혈관 질환(다른 말로 뇌졸중 또는 중풍)이 누적되면서 생기는 치매이다. 뇌혈관 질환에는 혈관 막힘과 혈관 터짐이 있다. 혈관 막힘을 뇌경색이라 하고, 혈관 터짐을 뇌출혈이라고 한다. 뇌출혈이 반복되어 치매가 생길 수도 있으나 뇌경색이 반복되어 생기는 혈관치매가 훨씬 더 많다.

혈관이 막힐 때에는 큰 혈관이 막힐 수도 있고 작은 혈관이 막힐 수도 있다. 큰 혈관이 막힐 경우, 갑자기 심각한 증상이 생긴다. 예를 들어 왼쪽 대뇌를 담당하는 큰 혈관이 막히면 갑자기 오른쪽 팔다리에 힘이 빠지고 동시에 흔히 언어장애가 발생한다. 이는 인간의 언어중추가 주로 왼쪽 대뇌 반구에 있기 때문이다. 이와는 달리, 오른쪽 대뇌를 담당하는 큰 혈관이 막히면 왼쪽 팔다리에 마비가 오면서 동시에 이태원 씨처럼 오른쪽에 있는 물체에만 주의를 하는 증상(이를 의학적으로 무시증후군이라고 함)이 흔히 나타나게 된다. 환자가 1차 뇌경색 때 많은 뇌세포를 잃었음에도 불구하고 시간이 지나자 회복된 것처럼 뇌는 놀라운 자연 치유력을 가지고 있다. 잠재하고 있던 뇌세포가 활성화되기도 하고, 한쪽 대뇌가 손상을 입으면 반대쪽 대뇌의 뇌세포가 상실된 기능을 떠맡는 등 여러 가지 기전으로 회복하게 된다. 그러나 이런 큰 뇌경색이 반복될 경우에는 아무리 천재라 해도 치매에 이를 수밖에 없다.

우리는 뇌세포를 하나라도 더 활성화하기 위해 운동도 하고 공부도 한다. 그러나 뇌경색으로 인해 3×3×3cm 부피의 뇌가 없어진다면 몇 개의 뇌세포가 없어질까? 뇌의 평균 부피는 약 1,200cc 정도이고 그 안에 1000억 개의 뇌세포가 있다. 27cc를 전체 2%라고 쳐도 20억 개의 뇌세포가 순식간에 날아간다는 것을 잊지 말아야 한다.

이태원 씨의 교훈은 뇌혈관이 막히기 전에 예방해야 한다는 것이지만, 적어도 첫 번째 뇌경색이 왔을 때 다시 재발하지 않도록 만전을 기해야 한다는 것이다. 우선 2.5에 소개한 뇌경색에 대한 위험 요소를 제거해야 한다. 그 다음 아스피린 같은 항혈소판제제를 복용해야 한다(항혈소판제제란 혈소판의 기능을 억제하여 혈액응고를 지연시키는 약물을 말한다). 만약 부정맥 같은 심장병이 있어, 심장 속의 응고된 피가 심장에서 떨어져 나와 혈행을 타고 돌아다니다가 뇌혈관을 막은 경우에는 주치의와 상의하여 와파린 같은 항응고제를 복용해야 한다.

2.4
작은 혈관이
막혀서 생기는
혈관치매

큰 뇌동맥이 갈라져 나와 여러 작은 뇌동맥으로 나뉜다(그림 2-4-1참조). 이 작은 혈관이 막히면 한 번에 손상되는 뇌세포의 양이 적으므로 뇌졸중의 증상이 없거나 있어도 아주 가볍다. 즉, 작은 뇌혈관이 막히면 무증상 뇌경색이 발생할 수 있다.

[피질하 혈관치매(subcortical vascular dementia)]

이와 같이 작은 혈관 막힘이 반복되어 나타나는 혈관치매를 피질하 혈관치매라 부른다. 그림 2-4-2처럼 뇌 피질 아래쪽(안쪽)에 생기므로 피질하 뇌경색이라는 이름이 붙여졌다. 작은 혈관이 막히면 한 번에 손상되는 뇌세포의 양이 적기 때문에 증상이 없는 경우가 흔하다. 그러나 무증상 뇌경색이 반복되면 결국 치매 증상이 생긴다. 증상의 특징은 의욕이 없거나(무의지증) 감정 표현이 없어지는(무감동) 등 조용해지거나, 반대로 화를 내거나 충동을 억제하지 못한다. 치매 증상 외에 동작이 둔해지고 종종걸음이 나타나는 운동 증상도 같이 나타난다. 증상이 서서히 나타나기 때문에 알츠하이머병 등 다른 치매와 구분이 힘든 경우도 있다.

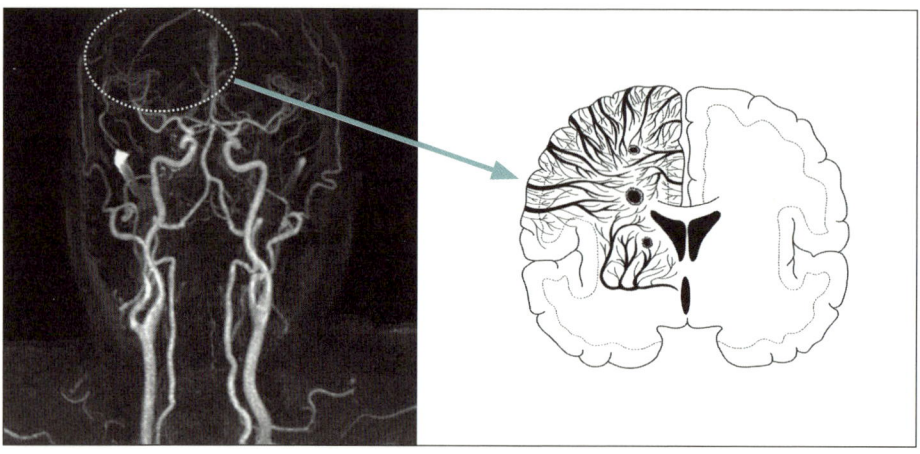

그림 2-4-1. 좌측: 굵은 뇌혈관을 보여주는 MRA. 위로 올라 갈수록 혈관이 가늘어지면서 동그라미로 표시한 부분으로 올라가면 MRA에서 표시하지 못할 정도로 가늘어짐. 우측: 좌측 동그라미 부분을 확대하여 작은 동맥을 그린 것임. 작은 동맥이 막히면 한꺼번에 손상되는 뇌세포의 양이 적기 때문에 무증상 뇌경색(까만 동그라미)이 발생할 수 있음.

[보행장애와 기억장애를 보인 남자 분]

서태진 씨(67세 男)는 2년 전부터 시작된 보행장애와 1년 전부터 시작된 기억장애를 가지고 병원을 방문했다. 15년 전에 고혈압을 발견했으나 약을 불규칙적으로 복용했고, 7년 전에는 당뇨병을 발견해 당뇨병 약을 함께 복용해왔다. 약 5년 전 어느 날 아침, 환자는 오른쪽 팔에 힘이 빠지는 것을 느꼈다. 그러나 증상이 그리 심하지 않았다. 젓가락질과 같은 정교한 운동을 할 때만 지장이 있을 정도였다. 부인의 말에 따르면 걸을 때 오른쪽 다리가 약간 끌렸고, 외관상 얼굴이 삐뚤어져 있었다고 한다. 다행히도 이와 같은 증세는 약 7일 만에 완전히 소실되었고, 그 이후로도 잘 지냈다. 그러나 약 3년 전부터 환자의 행동이 느려지기 시작했다. 계단을 오르내리는 것이 불안해 보였고, 승용차 뒷좌석에 탈 때 행동이 예전만큼 빠르지 못했다. 2년 전부터는 보행장애가 뚜렷해졌다. 보폭이 짧아지고 종종걸음으로 걸었으며 걸을 때 발이 끌렸다. 또한 자세가 앞으로 구부정해졌다. 1년 전부터는 물건의 위치를 기억하지 못해 찾는 증상이나 약속을 잊어버리는 증상이 발생했다. 또 성격이 게을러지고 의욕이 없어져 말수가 줄고, 말을 시켜도 간단하게 대답하는 정도에 그쳤다. 가만히 두면 종일 잠만 자려고 했고 운동하기를 매우 싫어했다. 과거에는 신경질을 잘 내지 않는 분이었으나, 부인이 운동을 하자고 하거나 활동할 것을 권유하면 화를 낼 정도였다. 또한 매우 깔끔한 성격이었던 환자는 샤워를 하라고 재촉해야만 하게 됐다.

[아무도 모르게 진행되는 '무증상 뇌경색']

서태진 씨의 MRI를 촬영해본 결과, 그림 2-4-2의 맨 아래 그림과 같이 조그만 뇌경색이 무수히 발생했음을 알게 됐다. 즉, 무증상 뇌경색이 여러 부위에 나타난 것이다. 의학적으로는 이러한 치매를 피질하 혈관치매라고 부른다. 조그만 뇌경색이 뇌 피질 아래(피질하)에 있는 백색질에 주로 생긴다 해 붙여진 이름이다. 이와 같이 여러 번의 뇌경색이 발생했음에도 불구하고 그동안 환자나 보호자가 눈치채지 못한 이유는 무엇일까? 뇌혈관 중 큰 혈관이 막힌 것이 아니라 작은 혈관이 막혔기 때문이다. 작은 혈관이 막히면 한 번에 손상되는 뇌세포의 양이 적기 때문에 증상 또한 가볍게 나타난다. 5년 전, 오른쪽 팔다리가 갑자기 약해졌다가 7일 만에 좋아진 것도 뇌경색으로 인한 피해가 작았기 때문이다. 그러나 아무리 소량의 뇌경색이라도 누적되면 결국 혈관치매가 발생한다는 사실을 잊지 말아야 한다. 이 환자의 경우, 5년 전 가벼운 뇌경색이 발생했을 때 제대로 진찰해 약을 복용했더라면 치매에 이르지는 않았을 것이다.

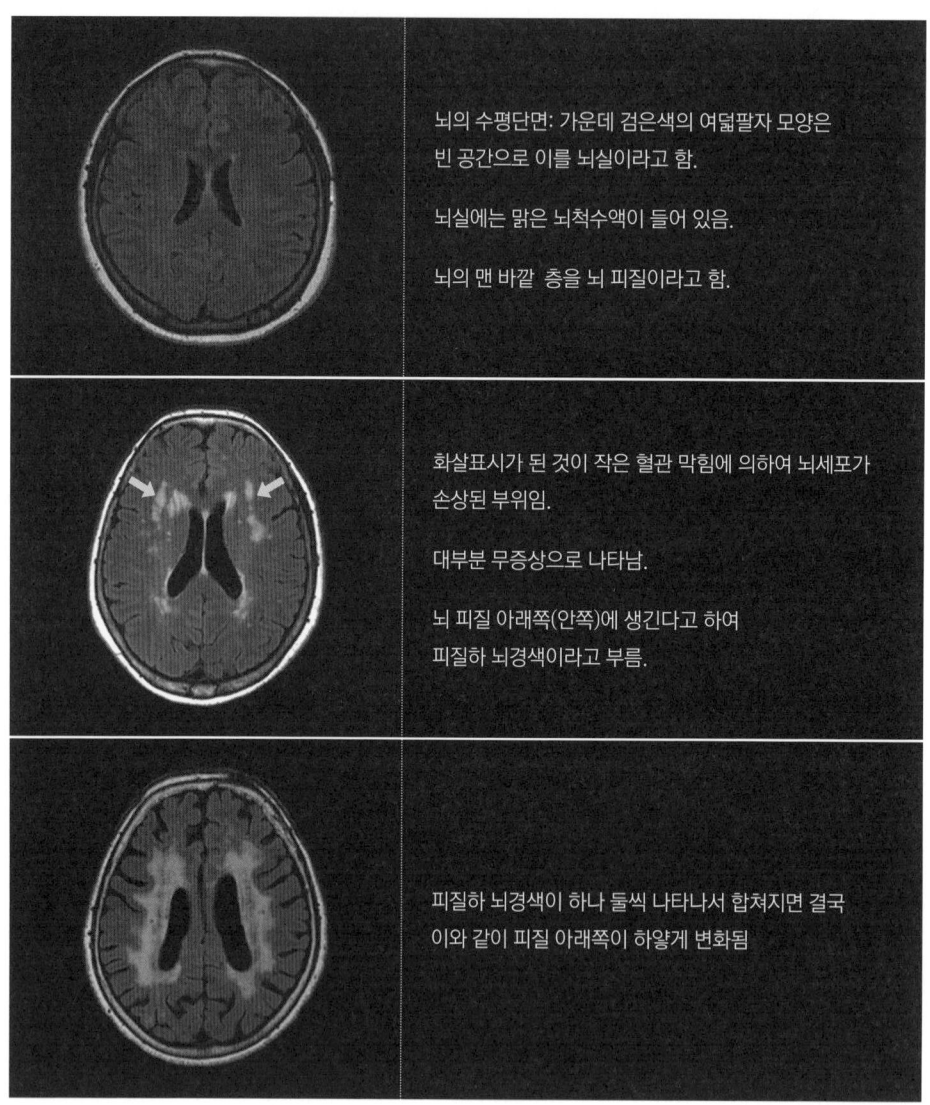

그림 2-4-2. 뇌 MRI 수평 단면. (맨 위 그림): 정상인의 뇌사진. (맨 아래 그림): 혈관치매인 서태진 씨의 뇌사진. (중간 그림): 정상과 혈관치매 중간 단계에 있는 환자의 뇌사진. 작은 동맥이 막히면 작은 영역의 뇌세포가 손상되고 결과적으로 MRI단면에서 흰 점으로 나타나는데 점점 심해지는 과정을 보여 주고 있음.

2. 뇌미인의 적 치매란 무엇인가?

2.5
혈관치매,
왜 하루 빨리
발견해야 하는가?

[어떤 사람이 혈관치매에 걸리기 쉬운가?]

나이가 들어도 어떤 사람은 깨끗한 혈관을 유지하는가 하면, 수도관 안쪽이 녹슨 것처럼 혈관이 깨끗하지 못한 사람도 있다. 우리가 뇌혈관 안쪽을 들여다볼 수 있고 접근이 가능하다면 매일 양치질을 하듯 깨끗하게 닦아내겠지만 안타깝게도 그것이 불가능하므로 혈관을 지저분하게 만드는 요소를 아는 것이 최선책이다. 어떤 요소가 작용하는 것일까? 혈관이 깨끗한 사람과 그렇지 못한 사람을 비교해본 결과, 일곱 가지의 위험 요소가 있다는 것이 밝혀졌다.

1. 고혈압	2. 당뇨병	3. 고지혈증	4. 흡연
5. 심장병	6. 운동 부족	7. 비만	

위의 위험 요소를 가지고 있는 사람들은 혈관 안쪽에 기름기가 쌓인다. 또한 혈압이 높으므로 세차게 흐르는 피가 혈관 벽과 충돌하면서 혈관 벽에 상처가 생긴다. 피부에 상처가 나면 피딱지가 생기는 것처럼 혈관 안쪽에서도 피딱지가 앉게 되고, 이 피딱지로 인해서 혈관 안쪽이 좁아지거나 막히면서 혈관치매가 발생하게 된다.

[혈관치매는 어떻게 진단하는가?]

혈관치매를 진단하는 데 MRI와 MRA라는 뇌 촬영이 필요하다. MRI(magnetic resonance imaging)는 뇌를 촬영하는 기술이고, MRA(magnetic resonance angiography)는 뇌의 혈관을 촬영하는 기술로, 자기장을 일으키는 자석통에 일정 시간 들어가 있으면 뇌와 뇌혈관의 사진을 볼 수 있다. 자석통이 좁아 약간 답답하다는 점과 자기장을 발생시키는 장비에서 소리가 난다는 단점이 있지만 좀 더 확실하게 병을 진단할 수 있는 안전한 검사다. 나도 찍어보았는데 좁은 공간이 힘들게 느껴졌으나, 곧 잠을 잘 수 있어 괜찮았다. 큰 혈관이 막혀 있거나 좁아져 있는지는 MRA로 확인할 수 있으나, 작은 혈관 막힘은 MRA에서 보이지 않는다. 대신 작은 혈관이 막히면 이로 인해 손상된 뇌세포가 그림 2-4-2처럼 MRI에서 하얀 점으로 나온다.

[혈관치매에 주목해야 하는 세 가지 이유]

첫째, 우리나라에서 높은 비율로 나타난다 치매를 일으키는 대표적인 질환은 알츠하이머병과 뇌혈관 질환(혈관치매)이다. 서양의 경우 알츠하이머병이 대부분을 차지하고 혈관치매는 전체 치매 환자 중 약 15~20% 정도를 차지하지만 우리나라는 그와 달리 혈관치매가 20~40%를 차지한다.

둘째, 혈관치매는 예방이 가능하다 위에 열거한 뇌졸중에 대한 위험 요소(예를 들어 고혈압)들을 잘 조절하면 혈관치매를 막을 수 있다. 특히 중요한 것은 작은 혈관 막힘에 의한 혈관치매다. 이 혈관치매는 무증상으로 진행하므로 앞서 언급한 뇌졸중 위험 요소가 있는 사람은 미리 검사를 받아보는 것이 좋다.

셋째, 조기 발견하면 치매의 진행을 막을 수 있다 한 번이라도 뇌졸중을 경험한 사람은 뇌졸중 재발 방지를 위해 지속적인 노력을 해야 혈관치매를 예방할 수 있다. 다행히도 혈관치매는 조기에 발견하는 경우 더 이상의 진행을 막을 수 있다. 치료 원칙은 세 가지로 요약할 수 있다. 가장 먼저, 앞서 언급한 위험 요소(고혈압, 당뇨병, 고지혈증, 흡연, 심장병, 운동 부족, 비만)를 없애야 한다. 두 번째는 혈관 벽의 피딱지로 혈관이 막히는 것을 방지하기 위해 항혈소판제(아스피린 계통의 약) 또는 항응고제(와파린 등)를 복용하는 일이다. 마지막 세 번째는 아무리 강조해도 지나침이 없는 '운동'이다. 꾸준히 운동하는 습관을 들여야 치매의 발병률을 낮출 수 있다.

[해피엔딩을 보여준 이인실 씨]

이인실 씨(62세 女)는 경북 영주에서 온 초등학교 선생님이다. 선생님을 처음 뵌 것은 10여 년 전이었다. 당시 선생님의 나이는 52세로 운동을 하지 않아 뚱뚱한 데다 고혈압을 방치한 채로 살았다. 선생님이 병원에 오게 된 계기는 학생들이 "우리 선생님이 이상하다"라고 말했기 때문이었다. 같은 이야기를 반복하거나, 점수를 매기는데 판단력이 떨어져 실수를 하게 되자 학생들이 학교에 항의를 한 것이다. 검사 결과, 혈관치매의 초기 단계였다. MRI 결과 작은 혈관 막힘이 무증상으로 진행되고 있음을 알 수 있었다. 치료가 가능한 혈관치매 초기였기 때문에 나는 희망을 가지고 환자와 보호자에게 치료 방안에 대해 설명했다. 그리고 나서 고혈압에 대한 치료, 높은 콜레스테롤로 인한 고지혈증을 치료하는 약과 아스피린 처방, 그리고 하루에 한 시간씩 걸어 다니라는 운동 처방을 내렸다.

환자가 위 사항들을 지켜줘서 결과는 기대 이상으로 좋았다. 현재 상태에서 더 나빠지지 않고 유지해주기를 바랐는데, 예상보다 증상이 호전되어 초등학교 선생님을 계속할 수 있었다. 이후로 10년 째, 우리 병원 뇌인지건강클리닉에 1년에 두 번, 여름방학과 겨울방학 때 오신다. 오실 때마다 같은 학교에서 선생님으로 근무하시는 남편께서 환자의 증상을 자세히 적어주신다. 다행히 학교생활을 잘하고 계신다고 한다. 그 모습을 볼 때마다 기분이 좋았는데, 내년 봄에 명예로운 정년퇴직을 하신다!

한번은 선생님께서 영주 사과를 보내주셔서 진료 도중 팀원들과 맛있게 먹었다. 내 정년퇴직은 2022년 2월 28일이다. 내가 정년퇴직 하는 날 '눈코 뜰 새 없이 바쁜 진찰실에서 영주 사과가 내 심신을 달래 주었던 일' 같은 좋은 추억을 한 바구니 가득 담아 가지고 삼성의료원을 떠날 것이다.

2.6 혈관치매, 어떤 증상일 때 의심해야 하나?

[혈관치매의 전 단계인 '혈관 경도 인지장애']

앞서 소개한 이인실 선생님은 처음 진단 당시에는 혈관치매였다. 초등학교 선생님으로서의 직무 수행에 지장이 있었다. 그러나 증세가 호전된 이후에는 선생님의 역할을 다할 수 있었기 때문에 혈관 경도 인지장애였다.

'2.1 깜빡깜빡, 나는 치매일까?'의 내용을 상기해보자. 치매는 인지장애가 있고 이로 인해서 일상생활 능력 또는 직업 생활에 지장이 있는 경우를 말하고, 경도 인지장애는 인지장애가 있으나 정도가 가벼워 혼자서 독립적인 생활이 가능한 경우를 말한다고 했다. 혈관치매의 전 단계를 '혈관 경도 인지장애'라고 부른다. 치매에 이르기 전인 경도 인지장애에서 치료를 시작하는 것이 훨씬 유리하다. 특히 혈관 경도 인지장애는 더 그렇다. 이 경우, 조기에 발견해서 조치를 취하면 더 이상의 진행을 막을 수 있기 때문이다.

그러므로 혈관 경도 인지장애의 증상을 아는 것이 매우 중요하다. 여기서는 혈관 경도 인지장애의 증상을 자세히 기술해보고자 한다. 특히 작은 뇌경색이 반복되어 나타나는 혈관 경도 인지장애를 강조하고자 한다. 왜냐하면 작은 뇌경색이 무증상으로 발생해 우리가 모르는 사이 병으로 진행되는 경우가 많기 때문이다.

[혈관 경도 인지장애의 증상]

나는 전작 《앞쪽형 인간》에서 앞쪽뇌(전두엽)의 중요성과 활성법을 다루었는데, 이는 혈관 경도 인지장애와 밀접한 관련이 있다. 왜냐하면 혈관 경도 인지장애의 원인이 되는 작은 혈관 막힘이 주로 앞쪽뇌(전두엽)에서 일어나기 때문이다. 앞쪽뇌가 손상되면 어떤 증상이 생기는지를 알아야 혈관 경도 인지장애를 초기에 발견할 수 있다. 앞쪽뇌에는 중요한 세 가지 센터가 있다. 동기센터, 기획센터, 충동 억제센터가 그것이다.

첫째, 동기센터 이상에 관한 증상 동기센터에 이상이 생기면 만사를 귀찮아하고 잘 씻지도 않으려 하며, 속옷을 잘 갈아입던 사람이 말을 해야 갈아입는 등 의욕이 없어 보이고 게을러진다. 동시에 말수가 줄고 얼굴 표정이 감소하며 운동을 싫어한다. 이런 증상은 곧잘 우울증으로 오인된다. 만약 고혈압과 당뇨병 같은 혈관 위험 요소를 가진 뚱뚱하고 운동을 안 하던 50~60대 사람이 언젠가부터 게을러지고 우울 증상을 보인다면 동기센터에 작은 혈관 막힘이 있을 가능성이 있으므로 검사를 받아보는 것이 좋다.

둘째, 충동 억제센터 이상에 관한 증상 충동 억제센터가 손상이 되면 자꾸 신경질을 내게 된다. 별것 아닌 일로 삐치거나 화를 낸다. 앞서 언급한 것처럼 동기센터에 이상이 생기면 게을러지는데, 충동 억제센터에 이상이 생긴 환자들은 보호자가 운동을 조금만 강요해도 화를 낸다. 또한 조급증을 보이는 사람도 있다. 예정 시간보다 지나치게 일찍 준비를 하거나, 자신이 요구한 바를 당장 들어주지 않으면 역시 화를 낸다.

셋째, 기획센터 이상에 관한 증상 기획센터는 목표를 세우고 그 목표에 도달하기 위해 여러 가지 경우의 수를 생각하고, 사고를 전환하는 데 관여하는 곳이다. 그러므로 기획센터가 망가지면, 목표가 없고 계획성이 없어진다. 다양한 생각을 하지 못하고 사고 전환이 안 되기 때문에 판단력이 떨어지면서 고집이 세지고 융통성이 없어진다. 틀린 판단을 고집하는데, 식구들이 이를 말리면 화를 낸다. 동기센터, 충동 억제센터, 기획센터에서의 이상 증상은 환자마다 차이가 있으며, 대개는 증상이 복합적으로 나타난다. 고혈압, 당뇨, 고지혈증, 비만, 심장 질환, 흡연 경력, 비만을 가진 사람들이 이런 증상을 가지고 있을 때에는 꼭 혈관 경도 인지장애나 혈관치매를 의심해볼 필요가 있다.

넷째, 운동 기능에 관한 증상 또 피질하 혈관치매의 초기에는 다음과 같은 운동 이상 증상이 동반될 수 있다.

- 얼굴 표정 변화가 줄어들었다.
- 발음이 어눌해지고 목소리가 작아졌다.
- 삼킴곤란(물이나 음식을 먹을 때 사레가 잘 들린다).
- 행동이 느려졌다(예를 들어 승용차 뒷좌석에 타고 내릴 때 느리다).
- 한쪽 팔다리가 더 약하다.
- 걸을 때 다리가 끌리거나 종종걸음으로 걷는다.
- 구부정하게 걷고 팔의 움직임이 적다.
- 소변이 마렵지만 참아야 되는 상황에서 속옷에 소변을 지린다.

혈관치매 환자가 조심해야 할 14가지 주의사항

01 고혈압과 당뇨를 조절해야 한다

고혈압의 경우 평소에 염분 섭취량을 최소한으로 하고(1일 5g 이하) 꾸준히 약물로 조절하면 뇌졸중의 발병을 줄일 수 있다. 당뇨병의 경우도 처방된 약과 당뇨식을 잘 지켜야 한다.

02 담배를 끊어야 한다

혈관치매 환자의 대부분 혈관은 동맥경화증으로 좁아져 있다. 때문에 피를 걸쭉하게 만들고, 혈관 수축을 일으켜 혈류량을 감소시키는 흡연은 혈관치매를 악화시킨다.

03 콜레스테롤이 높은 환자는 기름기 있는 음식을 피해야 한다

동물성 지방을 많이 섭취하면 혈중 콜레스테롤 수치가 높아져 동맥경화증을 일으키기 쉽다. 닭고기나 생선류는 괜찮지만 오징어, 새우, 장어, 계란 노른자, 냉장 고기, 육류의 간 등 콜레스테롤이 높은 식품은 피하는 것이 좋다.

04 추운 곳으로 갑자기 나가지 않는다

늦가을이나 겨울에 따뜻한 곳에서 찬 곳으로 갑자기 나가면 혈관이 수축하면서 뇌혈관이 막힐 수 있다. 또한 사우나에서 냉탕과 온탕을 번갈아 들어가는 것도 피해야 한다.

05 더운 여름 탈수가 되지 않도록 주의한다

더운 날씨에 땀을 많이 흘리면 피가 끈적끈적해지면서 흐름이 원활하지 않아 뇌경색이 재발할 수 있다. 이온음료 또는 물로 수분을 충분히 보충해주어야 한다.

06 넘어지지 않도록 주의한다

혈관치매 환자들은 중심을 잡기가 힘들어 자주 넘어진다. 더구나 치매 환자들은 운동 부족으로 대부분 골다공증을 가지고 있기 때문에 넘어지면 척추, 팔다리에 골절상을 입기 쉽다. 또한 항혈소판제를 복용하고 있기 때문에 뇌를 부딪혀 뇌출혈을 일으킬 경우 더 위험하다.

07 규칙적인 운동을 해야 한다

하루에 20~30분 정도 평지를 걷는 운동이 좋다. 중증 혈관치매 환자는 보행이 거의 불가능한 경우도 있다. 이때는 휠체어를 타는 것만으로도 좋은 운동이 된다.

08 쿠션이 좋은 운동화를 신어야 한다

혈관치매 환자들은 터벅터벅 걷기 때문에 무릎이나 허리에 무리가 가기 쉽다. 따라서 쿠션이 좋은 운동화를 준비해야 한다.

09 햇빛을 자주 보는 것이 좋다

구름이 낀 날에도 일조량은 실외가 실내보다 몇 배 많다. 햇빛은 우울증을 예방하고 골다공증 예방에도 좋다.

10 오락 활동이나 가족 모임을 권장한다

치매 환자들은 모든 일에 의욕이 감소하므로 흥미를 돋워줄 수 있는 오락 활동이나 가족 모임을 하는 것이 좋다.

11 사레를 주의한다

혈관치매 환자들은 삼키는 능력이 떨어져 사레에 들리기 쉽다. 따라서 한 번에 먹는 음식의 양을 적게 하고 천천히 먹으며, 입 안의 음식물을 다 먹고 난 후, 다음 숟가락을 뜨도록 한다. 고개를 뒤로 젖히고 먹으면 음식물이 기도로 넘어가 폐렴에 걸리기 쉬우므로 주의해야 한다. 식사할 때 밥, 국, 물은 따로 먹으며 물을 마실 때는 되도록 이면 빨대를 사용하는 것이 좋다.

12 열이 나면 폐렴을 우선적으로 생각해야 한다

발열이 있을 때, 특히 사레에 걸리는 환자가 열이 날 때는 단순 감기보다는 폐렴을 우선적으로 생각해야 한다. 이때는 빨리 응급실로 가야 한다. 폐렴 외에 열이 나는 이유로는 요로 감염, 욕창 감염 등이 있다.

13 항혈소판 제제는 출혈을 일으킬 수 있다

혈관치매 환자는 보통 항혈소판제제(아스피린 계통의 약)를 복용한다. 약 복용 중 피부에 쉽게 멍이 들 수 있지만 크게 걱정하지 않아도 된다. 단, 검은색의 대변을 본다면 이는 장출혈 가능성이 있으므로 전문의와 상담하고, 약 복용을 중단한다. 또한 수술이나 치과 치료 시에 지혈이 안 될 수도 있다. 따라서 이 경우 항혈소판제제 복용 중임을 미리 의사에게 알려야 한다. 수술 1주일 전부터 아스피린을 중단하면 충분하다.

14 상태가 갑자기 나빠지면 빨리 병원에 가야 한다.

의식장애, 언어장애, 발음장애, 안면 마비, 한쪽 팔다리 마비, 감각 이상, 무의욕증, 지나치게 자는 증상, 인지 기능장애 등이 갑자기 발생하면 뇌경색, 뇌출혈의 재발 가능성이 있기 때문에 병원을 찾아야 한다.

2.7 가장 흔한 퇴행성 치매, 알츠하이머병

앞서 언급한 비유로 다시 돌아가 보자. 도시를 뇌, 여기에 살고 있는 가정집을 뇌세포, 수도, 전기, 가스를 공급하는 관은 뇌동맥에 비유할 수 있다고 했다. 잘 살고 있는 마을에 쓰레기가 쌓이는데, 어떤 이유로 집 안팎의 쓰레기를 더 이상 치울 수 없다면 가정집이 망가지고 말 것이다. 이 가정에 아무리 수도나 전기가 잘 공급된다고 해도 가정이 파괴되는 것을 막을 수 없다. 마찬가지 일이 뇌 안에서도 일어난다. 즉 뇌혈류 공급은 비교적 원활한데, 뇌세포 안팎으로 쓰레기가 쌓이면서 뇌세포가 죽어간다. 이런 병을 뇌 퇴행성 질환이라고 하고 대표적인 병이 알츠하이머병이다.

[알츠하이머병(Alzheimer's disease)에 대한 간단한 요약]

치매를 일으키는 원인 질환은 50여 가지 이상이다. 이 중에서 알츠하이머병이 차지하는 비율이 60%를 넘는다. 즉, 알츠하이머병은 치매의 원인 질환 중 가장 흔한 병이다. 1906

년 독일 의사 알츠하이머가 이 병을 발견했다고 해 '알츠하이머병'이라고 부른다. 뇌 속에 아밀로이드(amyloid)라는 잘못된 단백질이 침착하면서 뇌세포가 죽어가는 병이다.

알츠하이머 환자의 뇌 변화는 제일 먼저 기억센터인 해마에 일어난다. 그러므로 기억장애가 가장 먼저 발생한다. 이어서 뒤쪽뇌의 언어중추, 계산센터, 방향감각을 담당하는 부위로 퍼져가므로 이름 대기(또는 대화 중 적절한 단어 찾기), 계산, 방향감각이 저하된다. 마지막으로 전두엽으로 퍼져나가면 충동 조절 능력, 판단력이 떨어진다. 이런 인지장애 외에 중기에는 행동장애(문제 행동)가 나타난다. 예를 들어 남을 의심하거나 공격적이거나 우울, 불안 등이 나타난다. 말기에는 식구들을 못 알아보고 대소변을 가리지 못한다. 알츠하이머병에 걸린 환자들이 생을 다하는 데까지 걸리는 시간은 8~10년 정도이나 개인차가 있다. 몸이 약해지고 면역력이 떨어져서 폐렴, 요로 감염 등 감염으로 생을 마치는 것이다.

[어떤 사람이 알츠하이머병에 더 잘 걸리는가?]

혈관치매에 잘 걸리는 위험 요소가 있는 것처럼, 알츠하이머병에 잘 걸리는 위험 요소가 있다. 그러나 그 위험 요소에는 안타깝게도 우리가 조절할 수 없는 인자들이 포함되어 있다. 예를 들어, 알츠하이머병은 여성 분들이 더 많이 걸리며 장수할수록 걸릴 확률이 더 높다. 또한 아포E라는 유전자 검사에서 24, 34, 44같이 '4' 대립 유전자를 가지고 있으면, 그리고 직계가족이 알츠하이머병을 앓은 적이 있을수록 알츠하이머병에 걸릴 확률이 높아진다. 문제는 이런 것들은 본인이 조절할 수 없다는 것이다. 그러나 최근 연구는 고무적이다. 즉 혈관치매의 위험 요소들, 즉 고혈압, 당뇨, 고지혈증, 운동 부족, 비만, 흡연, 과음, 심장병 등이 혈관치매뿐만 아니라 알츠하이머병에도 더 잘 걸리게 한다고 한다. 그러므로 이런 조절 가능한 요소를 우선적으로 조절하고 보아야 한다.

[알츠하이머병 치매 사례 소개]

다음은 알츠하이머병에 걸린 이영순 할머니(83세 女) 사례이다. 이 예를 통해 초기, 중기, 말기 증상이 출현하는 과정에 대해 알아보자.

초기: 기억장애(사건에 대한 기억을 못하는 증상)와 언어장애(물건 이름, 사람 이름을 금방 떠올리지 못하는 증상)로 시작하다

분당에서 아들네와 함께 살고 있는 이영순 할머니는 과거에 초등학교 교사였다. 8년 전 (75세 무렵)부터 이미 했던 이야기를 반복하는 모습을 보이기 시작했다. 자녀들은 워낙 철저하신 분이니 확인하려고 그러시려니 하고 넘겼다.

그러나 대학교 2학년에 올라간 손녀를 명절날 볼 때마다 "너는 지금 몇 학년이냐?"라고 묻고, 손녀가 "대학교 2학년이요"라고 내답하면 "네가 벌써 대학생이냐?"라며 놀라는 것을 보고 자녀들은 이상하게 여기기 시작했다. 그뿐만이 아니었다. 할머니는 손주의 이름을 말하고자 할 때 "걔 있잖아…… 걔 이름이 뭐더라" 하면서 얼른 말하지 못했고, 물건 이름을 정확히 대는 대신 "이거, 그거, 거시기" 등의 대명사로 말하기 시작했다. 할머니 입에서 고유명사는 줄고, 대명사가 늘어난 것이다. 그러나 할머니는 원체 총명하신 분이었기 때문에 이때마다 재치 있게 돌려 말씀하셔서 문제가 부각되지 않았다.

할머니는 분당에서 양재에 있는 교회까지 혼자서 지하철을 타고 1주일에 세 번 이상 다녔고, 백화점에서 신용카드로 쇼핑을 하기도 하며, 동창회나 계 모임에 나가서는 옛날 일을 세세한 부분까지 술술 이야기하셨기에 자녀들은 크게 걱정하지 않았다.

5년 전(기억장애가 조금씩 나타나기 시작한 지 3년 후) 어느 날, 할머니는 교회에 가던 길에 깜빡 잊고 내릴 곳을 지나쳐 엉뚱한 곳에 내렸다. 원래 다니던 경로에서 벗어나자 할머니는 크게 당황해서 헤맸고, 그날 밤 늦게까지 집에 돌아오지 못하고 헤매다 결국 일산에서 경찰에게 발견되어 집으로 돌아올 수 있었다. 이후로도 할머니는 몇 차례 더 길을 잃었고, 집 근처에서도 방향감각을 잃고 헤매는 일이 있었다.

중기: 인지 기능이 갈수록 나빠지면서 이상한 행동들이 나타나다

할머니의 기억력은 점점 더 나빠져서 콩나물이 있는데도 또 사와서 냉장고에 세 봉지의 콩나물이 쌓이는 경우도 있었고, 신문에서 이미 읽은 내용인데도 TV 뉴스를 볼 때 마치 처음 듣는 소식인 것처럼 생소하게 여기기도 했다. 또, 딸이 오전에 과일이며 간식거리를 잔뜩 사서 집에 방문해 매우 기뻐했음에도 불구하고 오후가 되면 딸에게 전화를 해 "너는 왜 이리 얼굴을 보기 힘이 드냐"고 섭섭해 하기도 했다. 또한 직접 몇 주 전에 외손녀의 결혼식에 참석했었음에도 불구하고, 명절날 외손녀를 다시 만나자 "어서 시집을 가야 할 텐데……"라고 걱정스러운 덕담을 하기도 했다.

가족들은 할머니에게 멀리 있는 교회보다 집 앞에 있는 교회를 나가도록 권했고, 아파트 단지 내에서 걷기 운동을 하시도록 했다. 집이 18층인데도 "누가 들어올지 모른다"며 여름에도 문들을 꼭꼭 잠가버렸고, 문과 서랍, 심지어 가스 밸브까지도 잠글 수 있는 것은 모두 잠그셨다. 할머니는 밤낮도 구별하지 못해, 낮잠을 자고 일어나 저녁이 되어 창밖이 어둑어둑해 보이면 새벽녘이라고 생각했고, 한밤중에 자다 깨면 꿈과 현실을 혼동해서 "오빠가 방금 왔었는데 어디 갔느냐"고 찾았다.

말기: 소·대변 실수, 식구들 못 알아보는 증상, 픽처 사인이 나타나다

할머니는 멍하니 앉아 있거나 누워 있으려고만 했고, 소변이나 대변 실수를 하는 날도 늘었다. 옷을 입을 때는 뒤집어 입거나 속옷을 겉옷 위에 겹쳐 입었으며, 치약을 짜주어도 그 다음에 어떻게 해야 할지 몰라 칫솔을 든 채 멀뚱멀뚱 서 있었다.

함께 사는 아들이 퇴근했을 때, "아들 왔어요"라고 말해주기 전에는, 할머니는 아들을 낯선 방문객이라고 생각했다. 컨디션이 안 좋은 날에는 남편에게 '오빠'라고 하거나, 30년 전 사망한 어머니가 어디에 살고 계시는지 묻기도 했다. 할머니는 밝은 대낮에도 "저기 어떤 아이가 앉아 있었는데, 걔한테도 밥을 줘야 하는 것 아니냐" 하는 등, 헛것을 보기도 했다. 드라마에서 등장인물들이 싸우는 연기를 하면 TV에 손가락질을 해대면서 "아주머니들은 왜 시끄럽게 여기서 싸우는 겁니까?"라고 화를 내기도 했다. 이처럼 TV, 벽면에 걸려 있는 그림이나 사진 등 가상의 그림을 현실로 혼동해 반응하는 것을 두고, 픽처 사인(Picture Sign)이라고 한다. 거울 속에 비친 자신의 모습을 알아보지 못한 채, "어떤 할머니가 자꾸 날 따라다닌다"면서 두려워했다.

2.8 알츠하이머병의 주범, 아밀로이드 침착

알츠하이머병의 원인은 다 밝혀지지는 않았다. 정상적으로 기능하던 세포가 원인 모르게 쇠퇴하면서 발생하는 질환을 퇴행성 질환이라고 한다. 알츠하이머병도 퇴행성 질환의 하나로 모르는 사이에 뇌세포가 하나 둘씩 점점 사라져간다. 특히 사고력을 담당하는 뇌 피질의 세포들이 점차 소실되므로 기억력, 언어 능력, 방향감각, 판단력들이 떨어지게 된다. 최근 30년 동안 전 세계 뇌 과학자들이 연구를 한 결과, 잘 작동하던 유전자에 이상이 생기면서 아밀로이드라는 잘못된 단백질이 만들어지고, 여기서 병이 시작된다는 사실을 알아냈다. 물론 유전자 이상이 나타나는 데는 유전적 요인과 후천적 요인이 복합적으로 작용한다.

자, 이제 아밀로이드가 생성되는 과정을 살펴보자. 그림 2-8-1처럼 뇌세포막에 '아밀로이드 전구 단백'이라는 단백질이 박혀 있다. 이 단백질은 정상적인 단백질로서 기능이 잘 알려져 있지 않으나 신경세포의 연접 등에 관여한다. 아밀로이드 전구 단백의 가운데 부분을 아밀로이드라고 부르는데, 정상적인 뇌에서는 아밀로이드 단백질의 가운데 부분이 쪼개져 분해되고, 저절로 흡수가 되면서 정상적인 순환이 일어난다(그림 2-8-2). 반면 알츠하이머병 환자의 뇌에서는 아밀로이드 단백질의 가운데 부분이 쪼개지지 않고 아밀로이드의 양쪽 끝에서 짤린다. 이때 생긴 아밀로이드가 서로 뭉치면서 노폐물처럼 없어지지 않을 뿐 아니라, 신경세포를 죽인다. 아밀로이드가 침착되면 주위 염증세포가 모여들고 일종의 공모양의 노폐물이 생기는데 이를 아밀로이드 판(板)이라고 한다. 동시에 뇌세포 안에서 뇌신경섬유다발(neurofibrillary tangle)이 생긴다. 뇌세포 속에는 고속도로 같은 것이 있다. 여기를 통해 물질이 이동한다. 이 고속도로가 잘 유지되도록 붙들어 매는 단백질이 있는데 이를 타우(tau) 단백이라고 한다. 이 타우 단백이 잘못되면서 고속도로가 붕괴되고, 타우 단백끼리 뭉쳐져서 신경섬유다발을 만든다. 결국 이런 일련의 과정을 밟으면서 뇌세포가 죽고 뇌세포와 뇌세포 간의 연결이 끊긴다.

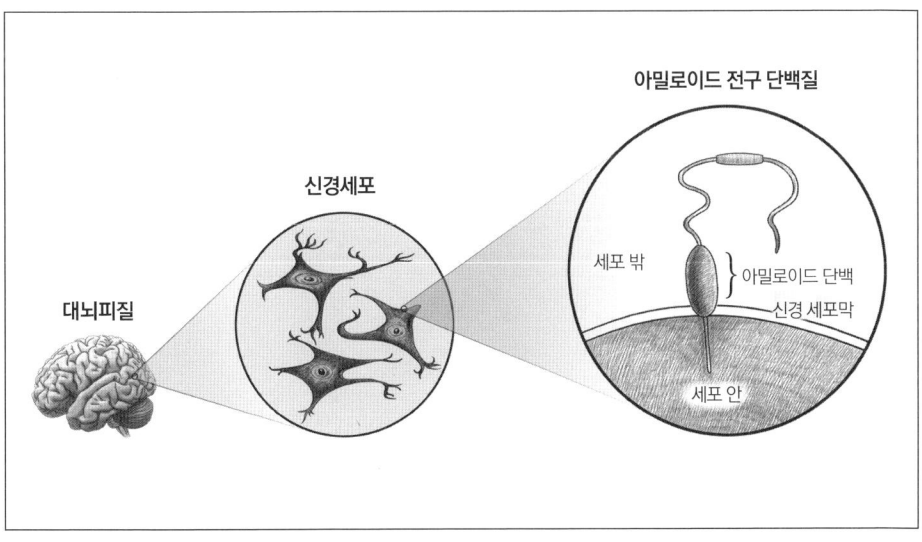

그림 2-8-1. 신경세포의 세포막에 '아밀로이드 전구 단백'이라는 단백질이 박혀 있고 이는 세포막이 정상적인 활동을 하는 데 필요한 정상 단백질이다.

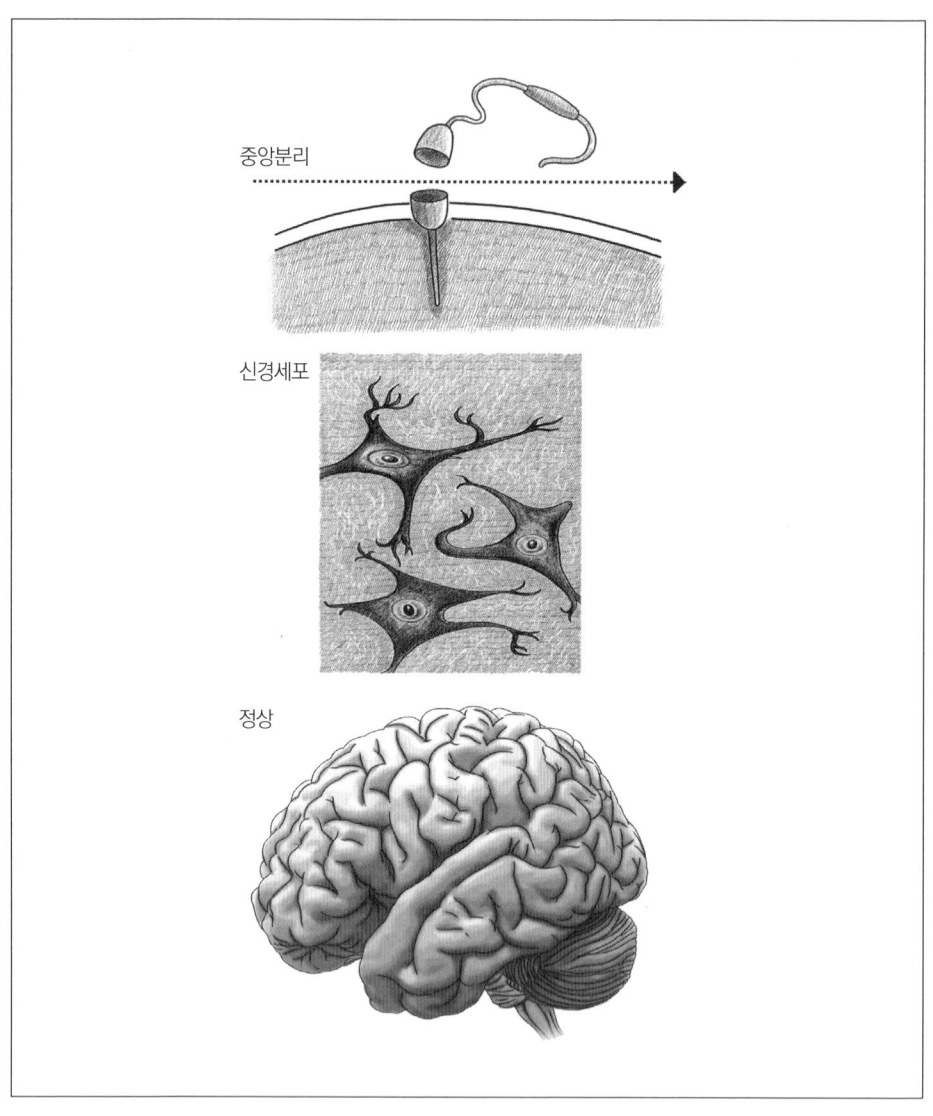

그림 2-8-2. 정상인의 뇌에서 일어나는 과정. '아밀로이드 전구 단백'의 중간 부분에 '아밀로이드'라는 단백질이 포함되어 있는데, 아밀로이드의 가운데 부분이 잘리면 분해 흡수되어 정상적인 순환 과정을 밟는다.

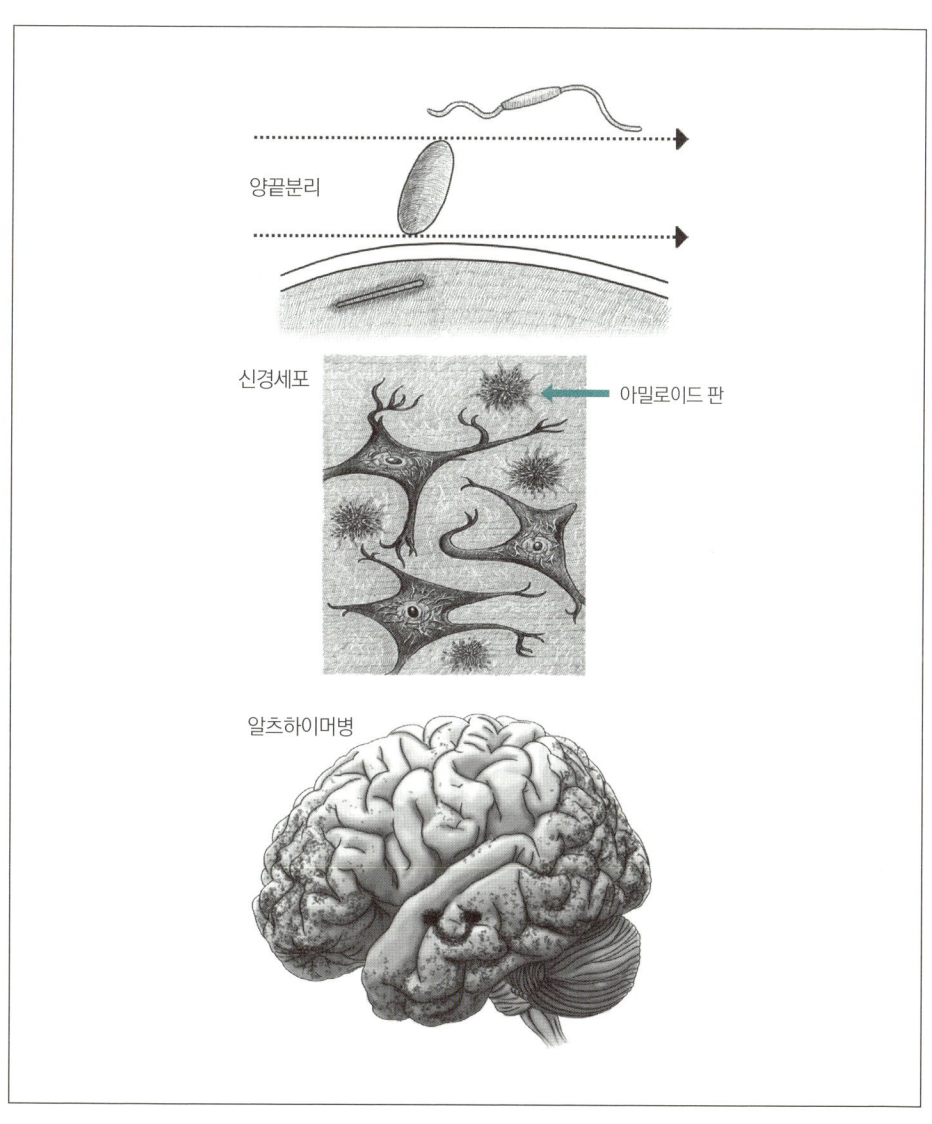

그림 2-8-3. 알츠하이머병 환자의 뇌에서 일어나는 과정. '아밀로이드 전구 단백'의 중간 부분인 '아밀로이드' 단백질의 양끝이 잘리면서 아밀로이드가 유리되면 분해 흡수되지 않고 엉키게 되는데 이를 아밀로이드 판이라고 한다. 맨 아래 뇌 피질의 검은 점 하나가 아밀로이드 판을 나타낸다.

2.9 알츠하이머병의 단계별 증상·진단·치료

[Stage1. 알츠하이머병의 초기 증상]

아밀로이드는 뇌 전체에 침착하는 것이 아니라 주로 뇌 피질(뇌 표면의 가장 바깥층)에 침착한다. 특히 아밀로이드와 밀접한 관계가 있는 신경섬유다발(neurofibrillary tangle)은 측두엽의 기억센터인 해마에 가장 먼저 생긴다. 따라서 알츠하이머병은 기억장애로 시작한다. 아주 초기에는 기억장애가 경미해, 사소하게 지나친 것을 잊곤 하나 힌트를 주면 기억해낸다. 좀 더 진행되면 자기 주위에서 일어난 일 중에서 중요한 사실, 예를 들어 중요한 돈 거래, 장례식이나 결혼식에 참석했던 사실 등까지도 잊게 되고, 힌트를 주어도 잘 기억해내지 못하게 된다. 이 단계에서는 최근에 있었던 일에 대한 기억은 잘 못하나, 옛날 일은 오히려 기억을 잘하는 특징이 있다. 이 때문에 치매에 대해 잘 모르는 보호자들은 환자의 기억력이 오히려 좋다고 오해하기도 한다. 아밀로이드와 신경섬유다발은 해마뿐만 아니라 뒤쪽뇌의 다른 부분으로도 퍼져나간다. 뒤쪽뇌의 주 기능은 기억 기능

뿐만 아니라 이름 대기, 계산하기, 방향감각, 도형 그리기 등이다. 따라서 초기에 기억장애가 있다가 조금 더 진행을 하면 방향감각이 떨어지고 계산 능력이 떨어지고 물건 이름이 금방 생각나지 않아서 "거시기"라고 하는 증상이 생긴다. 그러나 초기에는 기억장애 외에는 다른 증상은 그리 심하지 않다.

[Stage2. 알츠하이머병의 중기 증상]

중기에는 기억장애 등 인지 기능이 더 나빠진다. 기억장애가 더 심해져서 며칠 전에 했던 일이나 오전에 있었던 일을 오후에 잘 기억하지 못하게 되고, 적절한 단어가 떠오르지 않아 머뭇거리는 증상 또한 더 심해진다. 방향감각센터가 손상되면 몇 번 가본 장소를 못 찾아서 헤매다가 돌아오는 일이 생기고 좀 더 심해지면 익숙한 장소에서도 방향감각이 떨어진다. 이런 인지장애 외에 중기에 가장 특기할 만한 증상은 뭐니 뭐니 해도 이상행농 승세다. 물건이 없어졌다며 남을 의심하거나 불안, 초조, 우울과 같은 증상이 나타난다. 특히 성격 변화가 나타나는데 이는 아밀로이드가 뒤쪽뇌뿐만 아니라 앞쪽뇌로 파급이 되기 때문이다. 《앞쪽형 인간》에서도 강조한 사항인데, 앞쪽뇌가 망가지면 주위 사람들이 "사람이 변했다"라는 말을 많이 하게 된다. 왜냐하면 앞쪽뇌가 '나는 누구인가'를 결정짓는 뇌이기 때문이다. 앞쪽뇌 손상 때문에 중기 때부터는 별것 아닌 것으로 화를 내거나 충동 억제를 못 해 많이 먹거나 성적인 행동을 보이기도 한다.

[Stage3. 알츠하이머병의 말기 증상]

말기에는 시간과 장소에 대한 개념이 없어지고, 수 분 전에 일어난 일을 기억 못 하게 된다. 옛날 일 또한 제대로 기억하지 못한다. 언어 표현이 어려워 심하면 무언증에 빠지며 복잡한 말을 이해하지 못한다. 활동 반경이 집 안으로 제한되며 방향감각은 더욱 떨어져서 집 안에서도 화장실을 찾지 못한다. 불안, 초조, 우울, 공격적 행동이 심해지고, 거울에 비친 자신을 다른 사람으로 생각해 거울을 보고 말다툼을 하는 등 이상행동도 많이 나타난다. 결국에는 식구들조차 알아보지 못하고, 대소변 실수가 나타나게 된다.

기억장애가 발병한 시점부터 돌아가실 때까지 걸리는 시간은 약 8~10년 정도이지만 개인차가 크다. 사망 원인은 치매 자체가 아니라 그로 인해 나타나는 여러 합병증이다. 먼저 점차 운동 능력이 떨어져 활동 반경이 방 안으로 축소된다. 그러면서 근력과 뼈가 약해지고 심장 또한 약해진다. 골다공증이 생기면서, 척추 압박골절, 고관절이나 대퇴골 골절 등이 생기게 되며, 동시에 면역력이 떨어져 요로 감염, 폐렴 같은 감염이 잘 생기고 오랫동안 누워 있다가 욕창이 생겨서 감염되기도 한다. 면역력이 떨어진 상태에서 삼킴곤란 때문에 음식물이 기도로 넘어가서 흡인성 폐렴이 생기거나, 가래가 차서 폐렴이 생기기도 한다. 더 진행하면 삼킴곤란이나 음식을 입에 물고 삼키지 않는 증상 때문에 음식 섭취량이 떨어지고 결과적으로 전반적인 영양 상태가 나빠진다. 결국, 감염이나 영양 상태 불량으로 인해 생을 마치게 되는 것이다.

[알츠하이머병의 진단]

알츠하이머병의 진단을 위해 5가지가 사용된다('4.11 정기검진으로 치매 예방하자' 참조).

1. 병력 청취: 언제부터 기억력이 떨어졌는지, 얼마나 심한지, 무엇을 기억하지 못하는지, 점차 심해지는지, 아니면 갑자기 나빠졌는지를 물어보는 절차로서 이를 문진(問診)이라고 한다. 진단의 기초 단계이고 사실은 가장 중요한 절차다.

2. 인지 기능검사: 신경 심리검사라고도 하는데 환자의 주의력, 기억기능, 언어기능, 시공간능력(도형 그리기와 방향감각), 그리고 전두엽 기능을 점검하는 절차다.

3. 혈액검사: 알츠하이머병이 아닌 다른 이차적인 치매를 찾기 위해 필요하다. 예를 들어 간 기능검사와 갑상선 검사, 성병 검사를 하게 된다. 최근에는 치매 위험성이 높은지를 알려주는 유전자 검사를 병행하기도 한다.

4. 뇌 촬영: MRI는 뇌종양, 수두증(뇌에 물이 차는 병), 출혈, 뇌경색 등 치매를 일으키는 다른 원인이 있는지 확인하는 검사로서 꼭 필요한 검사다. 또한 MRI에서 보이는 해마 위축이 알츠하이머병을 진단하는 데 도움을 준다(그림 2-9-1). MRI는 뇌의 구조적 이상을 탐지하는 데 사용하는 것에 비해 PET는 뇌의 기능적 이상을 탐지하는 데 사용된다. 가장 널리 사용하는 PET는 뇌의 포도당 대사를 보는 PET 촬영이다. 또 다른 PET로 최근에 아밀로이드 PET가 개발되어 연구 목적으로 사용하고 있는데 곧 진단용으로 사용될 예정이다. 과거에는 뇌의 아밀로이드 침착 여부를 환자가 사망한 다음 부검을 통해서만 확인할 수 있었는데, 지금은 환자가 살아 있는 상태에서 아밀로이드 침착 여부를 알 수 있는 세상이 열렸다. 심지어 치매 증상이 나타나기 훨씬 전에 아밀로이드 침착 여부를 확인할 수 있게 됐다.

5. 뇌척수액검사: 최근 연구에 따르면 뇌척수액검사가 아밀로이드 PET만큼이나 정확하고, 오히려 뇌척수액 변화가 아밀로이드 PET보다 이른 시기에 나타난다고 한다. 뇌척수액검사는 허리에서 물을 뽑는 비교적 간단한 검사이다. 뇌는 뇌척수액에 둥둥 떠 있기 때문에 뇌에 무슨 변화가 생기면 뇌척수액에 반영된다. 따라서 뇌척수액에서 아밀로이드 농도를 재는 검사는 알츠하이머병의 조기 진단에 아주 유용하다. 서양 사람들은 뇌척수

액검사를 피검사만큼이나 수월하게 생각하는 반면, 우리나라는 뇌척수액을 '골수'라고 잘못 인식하면서 검사를 회피하는 경향이 있다. 알츠하이머병 조기 진단을 위해서는 이러한 인식이 바뀌어야 한다.

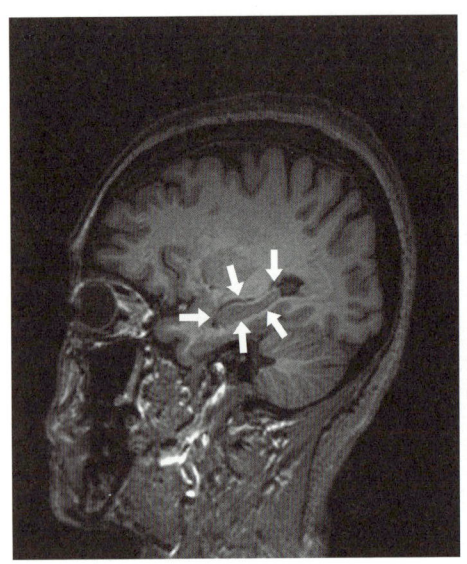 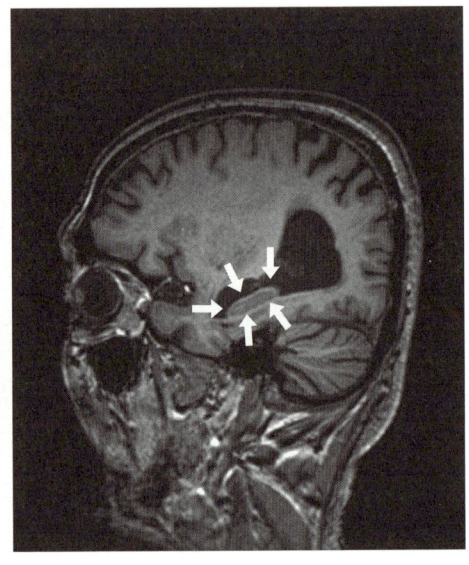

그림 2-9-1. 좌측: 정상인의 MRI. 화살표로 둘러싸인 부분이 기억센터인 해마임. 우측: 알츠하이머 환자의 MRI. 해마가 정상인에 비해 작아 주위에 틈이 많은 것을 볼 수 있음. 동시에 뇌 피질의 고랑이 더 깊고 넓은 것을 볼 수 있음(뇌 위축을 의미함).

[알츠하이머병 치료법]

알츠하이머병의 치료법으로는 크게 네 가지가 있다. 1) 인지 기능에 대한 약물치료, 2) 행동장애에 대한 약물치료, 3) 비 약물요법, 4) 현재 개발 중인 아밀로이드 백신과 줄기세포 치료 등이다. 여기에서는 인지 기능에 대한 약물치료와 미래에 개발될 아밀로드 백신에 대해 설명하고자 한다.

1) 인지 기능에 대한 약물치료: 뇌 속에 기억과 관련된 신경전달 물질인 아세틸콜린이 있는데, 이것의 농도를 올리는 약물이 많이 쓰이고 있다. 현재 세 가지 약물(도네페질, 갈란타민, 리바스티그민)이 나와 있다. 이들은 아세틸콜린을 분해하는 효소를 억제함으로써 아세틸콜린의 농도를 높인다. 이와 다른 작용을 가진 약물로서 NMDA 수용체를 억제하는 메만틴이라는 약물이 사용되고 있다. 네 가지 약물들은 효과가 있긴 하지만, 획기적이지 않다. 이런 약을 복용해도 병의 진행이 중지되거나 증세가 호전되지는 않는다. 다만 빠르게 나빠지는 것을 막아줄 뿐이다. 그러나 수년 내, 적어도 10년 내로는 뭔가 획기적인 약이 나올 것이라고 기대를 하고 있다. 따라서 이 글을 읽는 독자들은 그 약의 혜택을 받을 수 있을 것이다. 때문에 평소의 뇌 관리가 더욱더 중요해진다. 특히 알츠하이머병에 대한 약이 개발이 되면, 될수록 깨끗한 혈관을 유지하고 있는 것이 매우 중요해진다. 왜냐하면 깨끗한 혈관을 갖고 있지 않으면 혈관치매에 걸리기 더 쉬운데, 큰 혈관이 막힌 경우 뚫을 방법이 있겠지만, 조그만 혈관이 좁아진 경우 뚫을 방법이 아직까지는 막연하기 때문이다.

2) 행동장애에 대한 약물치료: 행동장애에 대한 약물 치료(4.8 참조)

3) 비 약물요법: 운동, 음악 치료, 미술 치료, 원예 치료, 작업 치료

4) 아밀로이드 백신과 줄기세포 치료 개발 중: 알츠하이머병의 미래 치료로 전 세계적으로 아밀로이드 백신이라는 약이 개발되고 있는 중이다. 이 약물은 정맥주사약으로서 뇌 속에 침착된 아밀로이드를 끄집어내는 역할을 한다. 즉 뇌 속의 아밀로이드의 양을 줄인다. 그러므로 원인 치료를 한다는 면에서 기존 치료제보다는 우수할 것으로 기대하고 있다. 문제는 알츠하이머병이 이미 많이 진행된 경우 아밀로이드를 제거한다고 해도 병의 경

과가 중지하거나 좋아지지 않을 거라는 것이다. 왜냐하면 이미 뇌세포가 많이 상해 있기 때문에 아밀로이드를 제거한다고 해도 좋아지지 않는다는 것이다. 따라서 미래에는 아직까지 증상이 없거나 경미한 환자에게 아밀로이드 페트나 뇌척수액 검사를 하여 뇌 속에 아밀로이드 침착이 있음이 확인되었을 때 아밀로이드 백신을 주사하는 시도가 주목되고 있다.

아밀로이드 백신 외에 또 한 가지 치료 방법은 줄기세포 치료다. 줄기세포에는 배아줄기세포와 성체줄기세포가 있다. 배아줄기세포는 뇌, 근육, 피부, 뼈 등 각종 장기로 분화할 수 있는 능력이 강해서 기술적으로 더 발전해야 임상에서 사용될 수 있다. 이에 비해 성체줄기세포는 배아줄기세포보다 분화 능력은 떨어지지만, 안전성이 확보되었기 때문에, 무릎 연골이나 심장의 경우 임상에 이미 사용되고 있다. 알츠하이머병의 경우 아직 임상적으로 허용되지는 않지만, 현재 국내에서 연구가 진행 중이다. 성체줄기세포를 뇌에 반복해서 주입하는 경우, 아밀로이드 백신처럼 아밀로이드의 양을 줄일 뿐 아니라 임상적인 호전이 일어 날 것을 기대하고 있다.

2.10 행동과 성격 변화로 시작하는 퇴행성 치매: 전두측두치매

앞서 소개한 알츠하이머병은 그림 2-10-1처럼 측두엽과 두정엽에 먼저 손상이 온다. 그래서 측두엽과 두정엽의 기능인 기억상애, 언어상애, 방향감각 서하, 계산 능력 서하가 먼저 나타나고, 나중에 전두엽으로 퍼지면서 성격 변화가 나타난다. 따라서 굳이 말을 붙인다면 '뒤쪽뇌치매'라고 말할 수 있다.

이와는 반대로 앞쪽뇌를 먼저 침범하고 나중에 뒤쪽뇌로 퍼지는 치매가 있는데, 이를 전두측두치매라 부른다. 전두엽뿐만 아니라 측두엽도 침범하므로 전두측두치매라는 말이 붙여졌는데, 그림 2-10-1에서 보는 바와 같이 측두엽 중에서도 앞쪽 측두엽 즉 전두엽과 붙어 있는 측두엽이 손상되므로 주 증상은 전두엽 증상, 이 중에서도 충동 억제를 못하고 판단력이 떨어지는 증상으로 시작한다. 그래서 의학 용어에 없는 말이지만, 알츠하이머병을 '뒤쪽뇌 치매'라는 비의학적인 이름을 억지로 붙인다면 전두측두치매는 '앞쪽뇌 치매' 또는 '전두엽치매'라고 부를 수 있다.

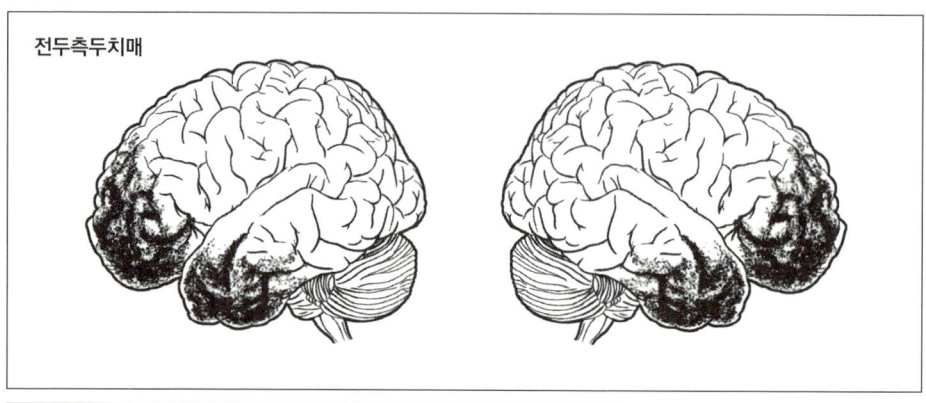

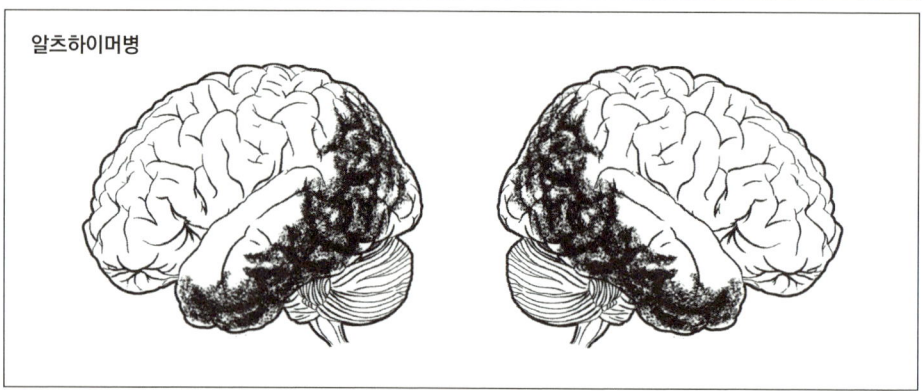

그림 2-10-1. 위쪽: 전두측두치매에서 초기에 주로 침범되는 뇌 영역. 양측 전두엽과 측두엽의 전방부에 병이 생김. 이로 인해 초기에 성격 변화, 판단력 장애, 충동 조절이 안 되는 증상이 발생. 아래쪽: 알츠하이머병에서 초기에 주로 침범되는 뇌 영역. 측두엽과 두정엽이 주로 침범되어 초기에 기억장애, 언어장애, 방향감각 저하, 계산 장애가 발생함.

[전두측두치매(Frontotemporal dementia)란?]

알츠하이머병은 뒤쪽뇌에서 시작해 점차 앞쪽뇌로 병이 진행해가는 반면, 전두측두치매는 앞쪽뇌(전두엽)에서 시작해 뒤쪽뇌로 파급된다. 전두엽뿐만 아니라 측두엽의 맨 앞쪽

(전두엽과 근접해 있는 측두엽)에도 병이 있다고 해 전두측두치매라고 부른다. 주로 50대나 60대 초반에 발병하는 경우가 많다. 증상의 시작이 주로 성격 변화나 이상한 행동으로 시작하는데, 다음과 같은 세 가지 증상들이 혼합되어 나타난다. 첫째, 먼저 의욕 감소다. 말수가 적어지고 게을러진다. 두 번째는 기획 기능의 저하로 판단력, 융통성, 계획성이 떨어진다. 또 마지막으로 충동 억제 못함증을 들 수 있다. 화를 잘 내거나 조급증을 보이고, 식욕 조절에 어려움을 겪어 폭식을 한다. 이처럼 의욕 감소, 기획 기능의 저하, 충동 조절의 어려움은 모두 전두엽 증상인데, 이들이 복합되어 나타난다.

전두측두치매에 걸리면, 알츠하이머병보다 보호자들이 훨씬 힘들다. 초기에 기억력, 계산력, 방향감각이 좋으나, 판단력이 떨어지고 충동 억제가 안 되기 때문에 주위 사람들과의 관계에 많은 문제가 생기고, 특히 화내거나 폭력적인 경우에는 보호자들이 애를 먹는다. 또 치료 면에서 환자의 행동을 조절하는 약물은 많으나, 질병 자체를 바꾸는 약은 거의 없다는 것도 문제다(단, 메만틴이 아세틸콜린 분해 효소 억세세보나 좋은 것으로 알려져 있다).

성격장애로 시작하다 앞서 언급한 대로 전두측두치매는 기억장애보다는 성격 변화로 시작하는데 이 성격 변화의 양상은 다양하다. 다음에 소개하는 이정민 씨는 전두측두치매의 매우 전형적인 분이다. 위에 언급한 세 가지의 전두엽 증상 중 충동 억제를 못 하는 증상과 기획 기능 감소(판단력 부족, 융통성 없음)가 주요 증상이었다. 이정민 씨(47세 男)는 유수의 대학을 졸업하고 대기업에서 근무하던 매우 지적인 분이었다. 원래 온순하고 부인과 아이들을 사랑하며 사람들에게도 관심이 많아 사회생활 또한 매우 잘했다. 그런데 언젠가부터 식탐이 시작됐다. 이 식탐 증상은 3년 전으로 거슬러 올라가는데, 식당에서 먹을 것을 보면 좋아서 어쩔 줄 모를 정도였다. 동시에 공짜를 좋아하는 증상이 생겼다. 음식점에서 아직 먹기 시작하기도 전에 야채를 더 달라고 한다든가, 후식으로 제공되는 사탕을 한 움큼씩 집어와 동행자들이 창피할 정도였다. 이 무렵 회사에서 탁자 위에 있는 남의 담배를 양해를 구하지 않고 그냥 피우곤 했었다. 그러나 당시만 해도 사회생활이 어려울 정도는 아니었다. 누군가가 무엇을 주면 굉장히 좋아했고, 부인은 남편이 '쪼잔하게 변했다'라고만 생각했다. 말수 또한 많아졌는데 같은 말을 반복하고 요점 없이 장황하게 말했다. 하지 말아야 할 말, 하지 않아도 될 말을 구분하지 못했고, 전혀 모르는 사람들한테도 말 붙이는 행동이 갈수록 늘어갔다. 여기서 한 가지 짚고 넘어가고 싶은 것은, 할 말과 하지 않을 말을 가리지 않고 아무렇게나 말을 하거나, 남의 험담을 옮기는 것을 좋아하는 것도 충동 억제를 못 하는 증상이라는 것이다.

강박적인 행동을 보이기 시작하다 얼마 후 강박적인 증상을 보이기 시작했다. 커피 한 잔만 마셔도 이를 닦는 등 하루에도 양치질을 여덟 번씩 했다. 집 안에 휴대전화를 놓는 곳이 있는데 조금이라도 휴대전화가 비뚤어지면 그것을 똑바로 고치곤 했다. 왜 그러냐고 물어보면 휴대전화 두는 곳 아래에 아들 사진이 있는데, 아들 사진을 덮지 않으려고 그런다고 답변했다. 아들이 공부하다가 잠깐 나가면 불을 끄는 등 하루 종일 집 안의 불을 껐다. 현관문의 번호를 반복적으로 묻고 가스 밸브를 반복적으로 잠그는 모습도 보였다. 그러더니 한 가지에 집중을 못 하는 증상이 생겼다. 휴일에 뉴스나 드라마를 볼 때 하나에 집중을 못 하고 리모컨으로 채널을 이리저리 돌렸다. 한 자리에 오래 있지 못하고, 집에 있다가도 이유 없이 하루에 일고여덟 번씩 어딘가를 갔다 오는 행동을 보였다.

어른들과 식사할 때에도 예전 같으면 아버지가 식사를 다할 때까지 기다렸으나 식사가 안 끝났는데 배불러서 그만 먹고 나갔다 오겠다며 자리에서 일어났다. 이와 같이 충동 조절을 못 하고 강박적 행동을 보이는 등 성격 변화가 나타났으나 기억력, 방향감각, 언어 능력, 계산력에는 전혀 문제가 없었다. 약속을 잊는 일도 없었고, 혼자서 지하철을 이용해 가고 싶은 곳을 다 다닐 수 있었다. 계산하는 데도 문제가 없었다. 그럼에도 불구하고 다니던 대기업에서 권고사직을 당했다.

퇴직을 당하다 회사의 이야기를 들어보니 일을 맡아놓고도 진척이 없는 경우가 많았다고 한다. 게다가 실적이 떨어지는 이유에 대해 핑계를 대기 때문에 진실성이 없어 보였다(전두엽이 약해지면 핑계를 많이 대고 거짓말을 한다). 또한 판단력이 떨어질 뿐만 아니라, 공짜에 집착하는 행동 때문에 주위 사람들이 이상한 눈으로 보기 시작했다는 것이다. 권고사직을 당할 때만 해도 부인은 병이라는 사실을 몰랐다. 그냥 회사 전체의 사업 실적이 좋지 않아 일부 사원들이 권고사직을 당한 것으로 알았다. 그러나 부인의 염려가 사실로 드러나게 됐다. 최근 이정민 씨가 조그만 회사에 스카우트되었다가 다시 사직을 당했는데, 부인이 회사 대표에게 물어보았더니 남편이 상황 판단을 잘 못 한다는 것이다. 대기업 스타일의 비즈니스 마인드를 영세한 회사의 비즈니스 마인드로 바꾸어야 하는데, 그렇지 못했다. 즉 영세한 업체는 고객에게 자존심을 굽히고 일해야 하는데 대기업에서 근무하던 태도를 바꾸지 못했다. 또한 토요일 날 회의하자고 하면 싫어하고, 남들이 팀장인 자신을 챙겨주기만을 원했다. 그리고 생소한 분야에 대해서는 알려고 하는 의욕이 없었다. 여기서도 남의 담배를 뺏어 피우는 행동을 보였다고 한다.

전두측두치매로 진단받다 이런 증상이 발생한 지 3년 만에 우리 병원을 방문했다. 겉으로는 멀쩡해 보였다. 대화도 잘했고 30점 만점짜리 간단한 인지 기능검사에서도 30점을 맞았다. 그러나 실상 행동은 검사와 판이하게 달랐다. 외래 대기 중 간호사실에 난데없이 들어가 커피를 달라고 하거나 한자리에서 진득이 기다리지 못하고 왔다 갔다 하면서 낯선 사람에게 말을 붙이는 증상을 보였다. 진료나 검사 중 화장실을 다녀오거나 물을 마시러 다녀오는 등 산만했다. MRI상 전두엽에 위축이 있었다. PET 검사에서도 전두엽 뇌세포들의 포도당 대사 능력이 떨어져 있었다. 이후 인지 기능에 대한 약과 행동 조절을 하는 약을 사용함에도 불구하고 환자의 이상행동은 갈수록 악화되었다. 공짜를 좋아해서 차가 서행할 때 지나가는 차를 세워서 담배를 달라고 하거나, 기독교 신자가 아닌데도 교회에 들어가서 공짜 커피를 얻어먹곤 했다.

갈수록 둘러대거나 거짓말 하는 횟수가 늘어났고 PC방에서 나오는 것을 주위 사람이 목격했는데도 부인이 어디 갔다 왔느냐고 물어보면 교회에 갔다 왔다는 등 아무렇게나 둘러댔다. 동네 가게에서 요구르트를 훔쳐 먹다가 신고를 당한 적도 있었다. 복직을 해야 한다면서, 친구들에게 수시로 전화하거나 메일을 보내서 친구들도 환자의 연락을 귀찮아하게 됐다. 아이스크림을 한자리에서 열 개 이상을 먹을 정도로 식탐이 심해 2개월 만에 체중이 10kg 이상 늘었다. 어느 날 환자의 친구가 환자 몰래 뒤따라 다녀보았더니, 관공서 등에서 사람들에게 담배를 달라고 해서 40개비 이상 얻고 있었다. 다차선 도로에서 신호와 무관하게 길을 건너고, 버스를 무임승차하기도 했다(동네 버스 기사들이 이미 알고 잘 안 태워주려고 했다).

전두엽의 기능을 이해하면 이정민 씨의 행동을 이해할 수 있다 전두엽은 어떤 목표를 세워서 일관되게 일을 추진하고, 현재의 상황을 잘 파악해 최적의 결정을 내리고, 상황에 따라 유연하게 사고 전환을 하고, 당장의 쾌락이나 욕구를 조절해 장기적인 이익을 추구하고, 상대방의 감정과 입장을 고려해 다른 사람들에게 어떻게 대해야 하는지를 헤아리는 뇌다. 따라서 전두엽이 손상되면 이정민 씨처럼 사소한 쾌락이나 당장의 이익을 추구하려 한다. 게다가 상대방의 입장을 헤아리지 못하므로 사회생활이 어려워진다. 또한 목표대로 일을 추진하지 못하고 판단력이 떨어지므로 실직이 되는 경우가 다반사다.

2. 뇌미인의 적 치매란 무었인가?

2.11
고쳐지는 치매가 있다

치매 공부를 처음 시작하는 의대 학생이나 전공의들에게 치매의 정의에 대한 문제를 풀게 하는데 그중에 '치매는 계속 나빠지는 병이다'라는 OX 항목을 넣어놓으면 여기에 맞다고 동그라미를 치는 학생들이 있다. 그러나 답은 '아니다'이다. 왜냐하면 고쳐지는 치매가 있기 때문이다. 알츠하이머병과 혈관치매가 차지하는 비율은 거의 80~90%이다. 나머지 10~20%는 고쳐지는 치매라고 생각해도 된다. 예를 들어 알츠하이머병으로 진단을 했는데 양성뇌종양으로 밝혀지는 경우가 있다. 이 경우 종양 제거 수술 후에 완치가 된다. 그밖에도 뇌에 물이 차는 수두증, 갑상선 질환, 매독, 경막하 출혈, 경련성 질환(간질), 간경화증에서 나타나는 간성혼수, 약물에 의한 치매 등 고쳐지는 치매는 매우 다양하다. 그러므로 으레 치매는 '안 고쳐진다'고 생각해 검사를 받지 않는 것은 안타까운 일이다.

고쳐지는 치매에 혈관치매까지 포함한다면 고쳐지는 치매는 적어도 40% 이상이다. 특히 혈관치매를 초기에 진단하면 좋아지거나 나빠지지 않는 상태로 유지가 가능하다. 삼성

서울병원이 94년에 개원했는데, 그때 혈관치매 초기로 진단되어 지금까지 나빠지지 않고 내원하는 환자가 있을 정도다. 나는 정부에서 지원하는 '노인성치매임상연구센터'라는 치매 프로젝트를 담당한 적이 있다. 전체 치매 환자 중 심각한 정도의 작은 혈관 막힘을 가지고 있는 환자가 50%를 차지한다. 물론 이 환자 모두 치매 환자는 아니지만 만약 큰 혈관 막힘을 가진 환자까지 포함한다면 생각보다 많을 것이다.

수년 전에 말기 치매 환자가 기억장애클리닉을 방문한 적이 있다. 정도가 심해 알츠하이머병이나 혈관치매 말기라고 생각했으나 MRI를 찍어보니 예상외로 심한 수두증이 발견되었다(부록 1참조). 수술 권유에 보호자들이 동의했고 수술 결과 말을 못하던 할머니가 말을 시작하고, 전혀 못 걷던 환자가 좋아져서 걷게 되었다. 그러나 문제는 평소에 물주머니가 뇌를 오랫동안 압박을 한 나머지 치매가 반쯤만 좋아졌다. 정신이 혼미한 상태로 돌아다니면서 말썽만 피우는 사람이 된 것이다. 그 결과 보호자들이 차라리 멍하게 아무것도 하지 않는 상태가 더 좋았다고 호소했다. 아무리 고쳐지는 치매라도 시기를 놓치면 완쾌되지 않는다는 것을 보여주는 좋은 예이다.

2부에서는 먼저 혈관치매를 언급했다. 혈관치매는 조기에 발견해 치료하면 더 이상의 진행을 막을 수 있다. 그러므로 혈관치매의 전단계인 혈관 경도 인지장애 단계에서 치료를 시작하는 것이 중요하다. 그런 의미에서 2부 초반부에 혈관 경도 인지장애의 증상을 자세히 설명했으니, 꼭 읽어보기 바란다. 그 다음 퇴행성 치매를 다루었는데, 그중에서 가장 흔한 알츠하이머병과, 보호자를 가장 애먹이는 전두엽 치매에 대해서도 설명했다. 이와 같은 퇴행성 치매는 앞으로 극복해야 할 과제가 많다. 마지막으로 고쳐지는 치매를 잠깐 언급하였는데, 치매는 무조건 안 고쳐진다고 생각해 병원을 찾지 않으면 후회할 수 있다. 고쳐지는 치매에 대한 자세한 증례는 부록에 담아놓았다.

III. 뇌미인이 지켜야 할 인지 건강 수칙

3.1 나의 뇌를 웃게 하는 '진인사대천명'

3.2 진땀나게 운동하라

3.3 인정사정없이 담배를 끊어라

3.4 사회 활동으로 뇌를 자극하라

3.5 대뇌 활동의 끈을 놓지 마라

3.6 천박하게 술 마시지 마라

3.7 명을 연장하는 식습관을 유지하라

3.8 삼고(三高) 조절하기

▶ 기억력을 높이는 7가지 습관

3.1 나의 뇌를 웃게 하는 '진인사대천명'

'PASCAL'	'진인사대천명'
Physical activity	**진**땀나게 운동하고
Anti-smoking	**인**정사정없이 담배 끊고
Social activity	**사**회 활동과 긍정적인 사고를 많이 하고
Cognitive activity	**대**뇌 활동을 적극적으로 하고
Alcohol in moderation	**천**박하게 술 마시지 말고
Lean body mass and healthy diet	**명**을 연장하는 식사를 하라

고혈압, 고혈당, 고지혈을 일컫는 3고까지 합쳐
'**진인사대천명 + 3고(Go) 관리법**'이다.

제 3부는 아주대 의대 예방의학교실에서 근무하는 이윤환 교수의 인지 건강 수칙을 근간으로 삼았다. 이윤환 교수는 미국 존스홉킨스 병원 예방의학교실에서 연수를 하신 의학자로서, 우리나라 질병관리본부와 노인성치매 임상연구센터의 지원을 받아 인지 건강 수칙을 개발했다. 이 연구에서는 노인의 생활 습관과 인지 건강과의 인과관계를 연구한 1만 2,000여 개의 국내외 논문을 고찰, 이것을 바탕으로 최종 여섯 개의 수칙을 만들었고, 이를 외국 논문에 'PASCAL'이란 이름을 붙여 전 세계에 소개했다.

이 논문은 2010년에 〈인터내셔널 사이코제리아트릭스(International Psychogeriatrics)〉라는 의학 잡지에 실렸는데, 2010년 한 해 동안 이 잡지에 실린 논문 중 가장 많은 사람들이 본 논문으로 뽑힐 정도로 인기가 좋았다. 나는 이를 우리 국민들에게 홍보하기 위해 '진땀나게 운동하고, 인정사정없이 담배 끊고, 사회 활동과 긍정적인 사고를 많이 하고, 대뇌 활동을 적극적으로 하고, 천박하게 술 마시지 말고, 명을 연장하는 식사를 하라'는 분장의 첫 글자들 따서 '진인사대천명(盡人事待天命: 노력을 다한 후에 천명을 기다린다는 뜻)'이라는 문구를 만들었다.

제1부에서 치매는 '습관병'이라고 했는데, 이 '진인사대친명+ 3고(Go) 관리법'은 어떤 생활 습관을 가질 때, 치매가 예방되는지를 말해준다. 여기에 제시한 방법들은 정상 노인들이 치매 예방 목적으로 사용할 수 있는 두뇌 활성법일 뿐만 아니라, 20~30대 젊은이들이 뇌미인이 되기 위해 평생 실천해야 할 뇌 관리 방법이다. 또한 경도 인지장애나 초기 치매 환자들에게 응용할 수 있는 것들이다. '진인사대천명 3고'에 두 가지를 추가한다면 한 가지는 만성 스트레스이고, 또 한 가지는 불면증이다. 최근 연구에 의하면 잠을 자는 동안 뇌 속의 아밀로이드 농도가 감소한다고 한다. 따라서 편안한 마음으로 숙면하는 것이 중요하다.

3.2 진땀나게 운동하라

Physical activity
- 규칙적인 운동은 알츠하이머병에 걸릴 확률을 31% 낮춘다.
- 매일 운동하는 사람의 경우 알츠하이머병이 생길 확률이 80% 낮다.

[운동은 뇌에 알통을 만든다]

운동의 최대 수혜자는 뇌다. 뇌의 무게는 몸 전체의 2%밖에 되지 않으나 심장에서 나오는 피의 20%를 공급받기 때문이다. 사람들은 운동을 하면 근육, 뼈, 심장이 주로 튼튼해진다고 믿고 있으나 운동을 하면 뇌도 튼튼해진다는 것을 꼭 기억해야 한다. 더욱더 놀라운 것은 운동을 하면 운동중추뿐만 아니라 기억센터와 전두엽이 좋아진다. 그러므로 도서관만 가는 사람, 운동만 하는 사람, 운동도 하고 도서관도 가는 사람 중 세 번째 사람이 결국에는 가장 공부를 잘할 수밖에 없다. 운동을 하면 왜 뇌가 좋아질까? 첫째, 뇌로 가는 혈류량이 증가해 뇌세포에 산소와 영양분 공급이 풍부해진다. 둘째, 뇌 속에 내재되어 있는 줄기세포가 활성화되면서 뇌세포가 더욱 튼튼해진다. 셋째, 뇌 속에서 BDNF(Brain Derived Neurotropic Factor, 뇌 속에서 나오는 신경 성장 인자)라는 물질의 생산과 분비가 증가된다. 이 BDNF는 뇌세포의 증식과 수상돌기의 증식을 촉진한다. 특히 해마 부위와 대뇌피질, 그중에서도 전두엽에 주로 작용한다. 그러므로 운동을 하면 BDNF를 통해 해마의 혈류량과 부피가 증가하고 전두엽 피질의 부피가 증가하면서 기억력과 전두엽 기획·집행 능력에 관한 뇌 네트워크가 강화된다.

반대로 운동을 하지 않으면 근육이 쇠퇴하고 체지방이 늘게 된다. 몸이 무거우므로 운동을 덜 하게 되고, 근육과 뼈가 더 쇠퇴하고 지방의 비율이 많아지는 악순환에 들어가게 된다. 더구나 운동을 하지 않으면 고혈압, 당뇨, 고지혈증, 비만, 심장병 등이 생긴다. 우리가 연구한 결과 고혈압, 당뇨, 고지혈증은 뇌 피질을 얇게 만드는데, 특히 전두엽을 벗겨낸다는 사실을 발견했다(21쪽 참조). 전두엽 중에서도 동기센터를 쇠퇴하게 만들기 때문에 게으른 사람이 되므로 운동을 더 안 하게 되고 결국 또 하나의 악순환이 된다.

결국 운동은 뇌의 혈액순환을 촉진하고, 뇌신경을 보호하며, 신경세포 간의 연결을 원활히 해줌으로써 뇌 기능을 개선시킨다. 아울러 신체활동은 심혈관계 기능도 향상시켜주기 때문에 뇌 건강과 심장 건강이 좋아지는 일석이조의 효과를 가져온다. 조깅이나 자전거 같은 활동적인 운동도 치매 예방에 효과가 있지만, 무리한 운동을 하지 않더라도 잘 걷는 것만으로도 충분히 효과를 높일 수 있다. 신체 활동, 사회 활동을 같이 할수록 인지 기능 저하를 예방하는 데 효과가 크다.

[인지 기능을 높이는 워킹솔루션]

최근 걷기 열풍이 불기 시작했는데, 걷기로 체력과 몸매 관리에 전력을 다하겠다는 붐은 신경과 전문의로서 흐뭇한 일이 아닐 수 없다. 1주일에 3회 이상 걷는 것만으로도 인지장애의 확률을 33% 낮추며, 치매에 걸릴 위험도 31%나 낮출 수 있다. 가능하면 매일 워킹을 하는 것이 좋다. 매일 3km 이상을 걷는 사람이 치매에 걸릴 위험이 70%나 낮다는 사실은 걷기가 뇌의 건강을 어느 정도 지켜주는지 알 수 있는 증거다. 매일 걷기를 못하더라도 1주일에 한 시간 반 이상을 걸을 경우 전반적인 인지 기능이 향상되니 걷기 운동에 소홀히 하지 말자. 단거리보다는 장거리를 걸을수록 인지 건강에 도움이 되는데 1주일에 12km 이상 걷는 사람은 1km 정도를 걷는 사람에 비해 인지 기능 저하가 올 가능성이 30%나 줄어든다.

[운동 빈도수와 강도]

운동의 강도는 목표 심박수로 계산한다. 예를 들어 나이 60세 분은 다음 공식에 의하면 최대 심박수가 220-60=160이다. 안정 시에 1분간 심박수가 70이고, 목표 강도를 70%(0.7)로 잡는다면 목표 심박수는 (160-70)×0.7+70=133이 된다. 즉 운동을 해 133정도까지 심박수를 올리면 된다. 목표 강도를 50%로 잡는다면 115정도까지 올리면 된다. 목표 심박수는 20~40대 120~140, 50~60대 110~130, 70대 100~120 정도가 적당하다.

- 최대 심박 수: 220-나이
- 안정시심박수: 1분간 자신의 심박 수
- 목표 심박 수: (최대 심박수-안정 시 심박수)×운동 강도+안정 시 심박수
- 운동 강도는 보통 50~70%(0.5~0.7)가 적당

운동은 1주일에 세 번, 한 번 할 때 적어도 30분 정도 하는 것이 좋다. 가장 적당한 것은 1주일 5회 정도가 좋다. 한 번에 한 시간씩 하는데 유산소 운동 30분, 스트레칭과 근력 운동 30분 정도가 적당하다. 1주일에 3회 이상 운동을 한 사람은 상대적으로 인지장애가 생길 확률이 42% 낮으며, 알츠하이머치매의 위험도 33% 적다. 반대로 운동을 자주 하지 않으면 인지 기능이 떨어질 수 있다. 한 달에 30분 이하의 운동을 하는 사람은 10년 후 인지 기능이 감소할 확률이 3.5배 높다는 사실을 기억하자. 그러나 과도한 운동은 해가 될 수 있다. 질병이 있는 경우라면 의사와 상담한 후 적당한 운동량, 운동 강도, 운동 시간 등을 지도받는다.

[운동할 때 주의사항]

어떤 운동이든 처음부터 무리하는 것은 곤란하다. 처음에는 가볍게 하다가 점차 강도를 올리는 것이 좋다. 예를 들어 걷기를 시작한다면 처음에는 20분씩 2주 정도 걷다가 점차 시간을 늘려나가는 것이 좋다. 체중이 많이 나가거나 운동을 처음 하는 사람은 무릎 관절이 상하기 쉽다. 이런 사람들은 무릎을 보호하는 근력 운동과 쿠션이 좋은 운동화를 신을 것을 권하고 싶다. 특히 60~70대 노인 분이 운동하는 경우라면 건강 상태, 개인의 기호도 등을 고려해 맞춤형으로 실시하는 것이 좋다. 운동 전후 준비 운동과 마무리 운동을 충분히 해야 한다. 운동을 하는 도중 가슴 압박감이나 통증, 어지러움과 현기증, 호흡곤란, 심한 근육통이 나타나면 운동을 중단하고 의사의 진찰을 받아야 한다. 또한 충분한 수분 섭취는 필수다. 여름에는 아침저녁 서늘할 때 걷고, 중간에 물을 자주 마셔야 피가 끈적끈적하지 않게 된다. 반대로 겨울이라면 털모자, 목도리, 마스크, 파커를 입고 운동에 나서도록 하자. 추위에 혈관이 수축하기 때문이다. 겨울철에는 특히 햇볕이 있는 대낮에 걷는 것이 좋다. 햇볕을 쪼이면 우울증 예방에도 좋다. 날씨가 흐린 날도 햇빛의 조도는 실내보다 훨씬 높다.

어떤 운동을 할 것인가?

나이가 들면 체중이 불어나는데 이는 치매에 독이다. 그래서 칼로리를 많이 소모하는 운동을 추천한다. 1주일에 3,500칼로리를 운동으로 소모한 사람이 300칼로리 정도를 소모한 사람에 비해 인지 기능 저하가 올 확률이 26% 낮다. 자전거 타기, 등산, 수영, 에어로빅 체조, 헬스, 요가, 스트레칭, 근력 강화 운동, 볼링, 골프, 춤(댄스) 등 다양한 스포츠에 도전하는 것이 좋은데, 이 운동들을 세 가지로 분류할 수 있다.

유산소 운동 걷기, 속보, 조깅, 테니스, 수영, 사이클, 고정식 자전거 타기, 에어로빅, 물속에서 걷기 등이 있다. 사람들이 가장 많이 하는 유산소 운동은 걷기다.

근력 운동 상체 근육, 앞뒤 몸통 근육, 하체 근육을 골고루 발달시켜야 한다. 헬스클럽에 있는 특별한 기구를 사용하지 않더라도, 신체를 이용해 근력을 키울 수 있다. 또는 간단한 도구(500그램짜리 아령, 세라밴드, 짐볼)를 이용해 근력 운동하는 것이 안전하다.

밸런스 운동 한 발로 서기, 한 발로 선 다음 손으로 자기 이름 쓰기 등.

3. 뇌미인이 지켜야 할 인지 건강 수칙

3.3
인정사정 없이
담배를 끊어라

Anti-smoking
- 흡연을 시작해 25~30년 정도 지나면 알츠하이머병의 위험이 250% 증가한다.
- 기억력에도 지장을 초래한다. 중년에 흡연을 한 사람이 노년기에 기억력 장애를 보일 확률이 37% 더 높다. 금연은 이 모든 위험에서 벗어나게 해주는 가장 합리적인 처방전이다.

흡연이 건강에 악영향을 끼친다는 사실은 아주 지루한 오래된 상식이다. 세월이 빠르게 변해 과거에는 담배 피우는 사람이 멋있던 적이 있었으나, 지금은 소위 '멋있는 사람'들은 담배 피우지 않는 세상이 됐다. 그럼에도 불구하고, 진료실에서 경험을 해본 결과, 담배를 계속 피우는 사람에는 두 부류가 있다. 첫째는 담배에 깊은 철학이 있는 분들이다. 담배의 해로움을 다 알지만, 담배가 너무 맛있다는 것이다. 육체적인 해로움을 넘어서서 정신적, 심리적으로 더 좋다는 것이다.

이분들에게 금연을 권유하면 "담배 없이 무슨 재미로 인생을 사는가?"라고 반문하신다. 그런 경우 나는 차트에 '더 이상 담배 이야기 꺼내지 말기'라고 적어놓는다. 이 정도라면 내가 금연을 권유할 자격이 없기 때문이다. 둘째는, 끊고 싶으나 그냥 습관적으로 피우는 사람들이다. 이분들은 안타깝게도 양다리를 걸치고 있다. 담배를 피우면서도, '피우면 안 되는데……'라는 꺼림칙한 생각을 가지고 있다. 양다리를 걸치면 다리가 찢어지는 것처럼, 양다리 생각은 안 좋은 결과를 가져온다. 그래서 금연을 해야 하는 이유를 다시 한 번 강조해본다.

담배를 끊기는 너무 힘들다. 그러나 끊으면 좋은 일이 너무 많이 생긴다. 먼저, 아침마다 목이 상쾌하다. 목에 컬컬한 느낌이 없다. 금연하면 사람이 깨끗해진다. 일단 냄새가 없다. 담배 냄새가 얼마나 불쾌한지 담배를 피우는 본인은 모른다. 그러나 담배 피우지 않는 사람들은 몇 미터 떨어진 곳에서도 담배를 피우는 사람에게 나는 시골 사랑방 냄새를 느낄 수 있다.

금연하면 좋은 또 하나의 이유는 가래 뱉으면서 캑캑거리는 행위가 없어진다. 우리 몸의 백혈구가 담배의 타르 같은 성분과 싸워서 생긴 시체가 가래다. 담배를 만성적으로 피우는 사람들은 아침마다 노란 가래를 뱉는데 그 이유는 폐나 기관지에 고름 덩어리(백혈구 시체 덩어리)를 가지고 살기 때문이다.

담배를 끊어서 또 좋은 일은 심리적으로 안정이 된다. 담배를 끊으면 일시적으로 불안 초조해진다. 그러나 이를 넘기면 아주 차분한 사람이 된다. 그 이유는 담배를 피우는 사람들은 담배 피우고 싶은 생각 때문에 일에 집중을 하지 못하기 때문이다. 사람마다 담배 피우고 싶은 환경이 있는데, 어떤 사람은 커피 마실 때, 어떤 사람은 기분 좋은 사람을 만날 때, 어떤 사람은 깊은 생각을 하거나 화가 나거나 생각이 안 풀릴 때 담배를 찾게 된다. 예를 들어 회사에서 심각한 미팅할 때, 담배를 피우고 싶은 마음 때문에 회의에 잘 집중을 못 한다. 마치 배가 고파서 밥을 먹고 싶은 상황에서 미팅을 계속하는 것과 같다. 그러므로 담배를 끊으면 이런 의존에서 해방될 수 있다. 그뿐만 아니라 다음에 열거할 담배의 악영향으로부터 해방될 수 있다. 그러므로 이제 양다리 생각을 버리고, 화끈하게 금연 쪽으로 곧장 달리기를 권한다.

[흡연의 만행]

가장 먼저, 흡연은 동맥경화증을 유발해 뇌혈관과 심장 혈관을 좁게 만든다. 몸속에 유해 산소가 늘고 염증 반응이 생기면서 신경세포를 퇴화시킨다. 신체 기능이나 조직의 크기가 성장해야 하는데, 오히려 뒤로 물러서 제 기능이 축소되는 형국이다. 이렇게 되면 인지 기능이 저하되어 치매와 같은 뇌질환이 생겨나는 환경이 조성되게 된다.

어떤 분은 "담배를 피우면 집중력이 높아져요. 그게 좋아서 못 끊겠어요"라고 하신다. 그러나 니코틴이 일시적으로 집중력을 높여준다고 해서, 흡연을 계속하는 것은 치매를 키우는 어리석은 일이다. 흡연은 장기적으로 뇌와 심혈관계에 해악을 가져오기에 반드시 멈춰야 한다. 이렇게만 설명하면 "그래 알았어. 누가 그걸 모르나"라고 하실지 모르겠다. 그래서 담배가 신체에서 어떤 해악을 저지르는지 구체적으로 언급해볼까 한다.

담배를 피우면 피가 끈적끈적해진다. 담배를 계속 피우면 만성적으로 연탄가스를 마시는 것과 같은 상황이 발생한다. 그러면 우리 몸에서 적혈구를 많이 생산한다. 적혈구가 많아지는 이유는 간단하다. 적혈구는 산소를 실어 나르는 작은 자동차라고 생각하면 된다.

일산화탄소는 이 작은 자동차가 산소를 실어 나르는 효율을 떨어뜨린다. 그러므로 우리 몸은 이를 보상하기 위해 자동차(적혈구)를 많이 만들어내는 것이다. 길에 자동차가 많아지면 교통 체증이 일어나는 것처럼, 적혈구가 많아지면 피 속의 건더기가 많아져 피가 끈적끈적해진다. 그 결과 혈관이 막힌다.

카이스트 뇌 및 바이오 공학과의 정용 교수 랩에 가면 살아 있는 쥐의 뇌 피질의 혈관을 현미경으로 볼 수 있고, 적혈구가 돌아다니는 것까지 볼 수 있다. 동맥이 분지하면서 점점 가늘어져 결국에는 적혈구가 한두 개 지나다닐 정도로 작은 혈관이 되는데 피가 끈적끈적하고 건더기가 많아지면, 이런 혈관에 피가 잘 통할 리가 없다. 이런 작은 혈관이 막히면 결국 인지 기능이 떨어지거나 치매에 걸리게 된다.

[몸은 요령을 봐주지 않는다]

현재 흡연 중인 사람이 비흡연자에 비해 2년 후에 알츠하이머치매에 걸릴 확률이 세 배 높고, 혈관치매에 걸릴 위험도 두 배나 높다. 그럼 여기서 생기는 질문이 있을 것이다. "몇 십 년 동안 담배를 피운 사람이, 금연한다고 해서 치매 확률이 떨어질까?" 물론이다. 그러니 목이 터져라 금연을 외치는 것이다. 과거에 흡연을 했더라도 담배를 끊고 6년 이상 지나면 인지장애에 걸릴 확률이 41%나 감소한다. 반면, 계속 흡연하는 사람은 인지장애가 올 확률이 비흡연자에 비해 1.3배가량 높다.

한 가지 더 일러두고 싶은 것이 있다. 담배를 피우는 양이나 횟수를 줄이는 정도로는 안 된다. 어딜 가나 요령 피우는 사람이 있는데, 몸은 요령을 봐주지 않는다. 매일 한 갑씩 40년 이상 피운 사람이 비흡연자에 비해 알츠하이머병에 걸릴 위험은 세 배 높고, 매일 열

개비씩 50년 이상 피운 사람의 위험도 2.6배나 된다. 특히 흡연하는 경우 알츠하이머에 걸릴 확률이 남성보다 여성에서 더 높기 때문에 여성 흡연은 절대로 금한다. 15년 전에 흡연한 경력이 있는 여성의 경우 장기 기억력 감소와 전체 인지 기능의 감소가 비흡연자에 비해 각각 2.9배나 높은 것으로 나왔다. 이런 측면에서 보면, 담배는 남녀 모두에게 해악이며, 합심해 반드시 퇴출해야 할 기호인 것은 분명하다.

3.4 사회 활동으로 뇌를 자극하라

Social activity
- 혼자서 외롭게 지내는 사람은 치매에 걸릴 확률이 1.5배나 높다.
- 지인과 한 달에 한 번 이상 만나는 사람이 치매에 걸릴 위험이 15% 낮고, 매일 만나는 사람은 치매에 걸릴 위험이 43%나 낮다.

[뇌를 건설적으로 자극하는 법]

나는 1주일에 두 번 정도 집에서 병원까지 걸어서 출근 또는 퇴근한다. 건강도 챙기고, 따로 사색할 시간이 많지 않으니 나와 대화하는 시간으로 정해둔 것이다. 양재천을 따라 걷다 보면 다양한 표정의 사람들과 마주하는데 유난히 혈색이 좋고 밝은 표정을 짓는 이들이 있다. 바로 동행자가 있는 사람이다. 여기서 말하는 동행자에는 애완견도 포함된다.

정서적 친밀감을 쏟는 대상이 있다는 것만으로도 우리 뇌는 행복한 표정을 짓는다. 그러나 이러한 대상이 존재한다는 이유로 행복한 표정을 짓는 것은, 사람만은 아닌 것 같다. 주인과 산책하던 강아지가 다른 강아지와 만났을 때 돌변하는 것을 우리는 자주 목격한다. 오랜만에 고향 선후배를 마주친 것처럼, 너무 반가워서 돌격하는 힘 때문에 주인이 잡고 있는 목줄이 끊어질 정도다. 아마도 심장 박동 수를 잴 수 있다면 갑자기 두 배로 증가했을 것이고, 주인이 말리지 않았다면 밀월여행이라도 떠났을 것이다. 대통령이 지나가든 거지가 지나가든 전혀 반응을 하지 않던 강아지가 이처럼 강한 반응을 보이는 이유는 무엇일까? 같은 종끼리 만났기 때문이다.

사전에서 '사회적 활동'을 찾아보면 같은 종끼리의 교류라고 되어 있다. 그만큼 사회적 활동은 뇌를 강하게 자극하는 편치다. 사람과 사람과의 만남도 알고 보면 매우 강한 뇌 자극이다. 반가운 친구를 만나서 깔깔 웃거나, 좋아하는 연인이 두근거리는 마음으로 만나거나, 조면인 사람을 소심스러운 마음으로 만나거나, 성생심을 유발하는 사람을 만나거나 모두 강한 자극이다. 기능적 MRI 연구 결과에서도 보면 시선의 마주침(Eye Contact)만으로도 뇌의 감정센터(편도체)가 자극이 된다고 한다.

그럼, 사회 활동은 뇌의 어느 부위를 자극할까?
사람을 만났을 때 뇌 속에서 일어나는 일련의 일들을 살펴보자.

첫 번째 단계는 누군지를 알아보아야 한다. 얼굴 정보는 먼저 후두엽의 시각 피질에 도달한다. 그 후 시각 피질에서 측두엽의 바닥 쪽으로 정보가 흐르면서 얼굴 인식이 된다. 즉 첫 번째 단계는 주로 뒤쪽뇌에서 이루어진다.

두 번째는 그 사람이 '친구'인지 '적'인지를 파악하는 일이다. '친구-적'의 개념은 결국 내가 그 사람과 얼마나 친한지, 그 사람이 나에게 도움이 되는지 해가 되는지를 판단하는 것이다. 동시에 상대방의 감정을 읽어내야 한다. 두 번째 단계에서는 감정센터인 편도체가 활발히 움직인다.

세 번째는 사회적 맥락(social context), 역지사지(theory of mind), 그리고 공감(empathy) 기능이 작동하는 최상위 단계다. 사회적 맥락이란 상황에 따라 미묘하게 다른 반응을 보이는 것을 말한다. 예를 들어 같은 식사를 하더라도 회사 상사와 할 때, 부모님과 할 때, 친구들과 할 때 등 우리는 상황에 따라 각각 다르게 행동한다. 이를 사회적 맥락이라고 부른다. 공감 능력은 상대방의 느낌이나 감정을 함께 나누는 것을 말한다. 일상생활에 대입해 설명하면, 가령 100명이 영화를 보는 모습을 떠올려보자. 영화 속 주인공이 가족 앞에서 죽음을 맞이하는 장면에서 100명의 관객들이 훌쩍훌쩍거린다. 왜 이런 반응이 나오는 걸까? 뇌 속의 공감센터에서 동시에 불이 켜지기 때문이다. 이 공감 때문에 100명이 순식간에 같은 감정을 느끼는 것이다. 이런 기능은 두정엽도 담당하지만, 전두엽과 관련된 신경망이 주로 담당한다.

이밖에도 사회 활동을 하려면 상대 눈동자의 움직임이나 몸의 움직임을 알아채야 하는데, 이는 측두엽에서 담당한다. 또한 사회 활동을 하려면 기억력이 절대적으로 필요하다. 한꺼번에 여러 사람을 만났을 때 얼굴과 이름을 연결해서 기억해야 하기 때문이다. 이런 기억력은 주로 해마가 담당한다. 이와 같이 단지 누군가 만나 영화를 보고, 커피를 마시고, 명함을 주고받고, 전화 통화를 하는 것만으로도 뇌는 비행기의 이륙과 착륙을 동시에 조정하는 관제탑처럼 바쁘게 일을 하는 것이다.

[나이가 들수록 친밀감이 필요하다]

어떤 사회 활동이 좋을까? 사회 활동이라는 것은 꾸준히 친구와 친척을 만나거나, 가족들과 재미있게 지내거나 여행을 다니거나, 다른 사람과 영화를 보러 다니거나 친목 단체, 스포츠 클럽, 노래 교실, 자원 봉사 활동, 종교 활동을 하는 것이다.

사람과의 만남에 여러 만남이 있을 것이다. 좋은 만남과 싫은 만남, 사적인 만남과 공적인 만남, 연배가 높은 사람과의 만남과 낮은 사람과의 만남 등. 여러 만남 중에 되도록 기분 좋은 만남이 좋겠다. 피상적인 만남도 좋지만, 중심과 중심이 만날 때 더 좋은 자극이 된다. 예를 들어 서로의 꿈을 물어보면 중심이 만난다. 그러나 때로는 싫은 만남도 신선하다. 마음이 맞는 사람을 만나는 것도 좋으나 때로는 싫은 사람, 생각이 다른 사람을 만나는 것도 아주 좋은 자극이다. 왜냐하면 나를 알 수 있는 절호의 기회이기 때문이다.

자 이제 이런 상황을 생각해보자. 사람들이 너무 많은 세상이 싫어서 신에게 기도했더니, 당신만의 왕국이 생겼다. 당신은 이 나라의 왕이다. 경치도 좋다. 먹을 것을 마음대로 먹을 수 있다. 가고 싶은 곳에 마음대로 갈 수 있다. 그러나 하루 종일 다녀도 한 사람도 볼 수 없다. 택시, 버스, 기차가 무인 운행을 한다. 사람을 만날 수 없는 세상에서 당신은 곧 미쳐 죽어버릴지도 모른다. 그러므로 이 복잡한 세상이 천국이다. 내가 싫어하는 사람이 섞여 있고 아웅다웅하고 길거리 지나가다가 시끄러운 소리가 나는 이 세상이 천국이다. 이 천국을 마음껏 즐길 때 치매 예방이 된다. 따라서 나이가 들수록 사회적 관계에 열중해야 한다. 사회 활동은 뇌의 기능을 촉진시키고 신경세포 간의 연결을 활발하게 해주기 때문이다. 사회 활동이 활발한 사람은 뇌의 손상이나 기능 저하에 대한 저항력이 증가하여 치매에 걸릴 위험이 낮아지게 된다. 지금까지 우리는 나이가 들면 타인과의 교류와 소통이 줄어드는 것을 당연하다고 여기며 살아왔다. 대개 중년에는 활발한 사회 활동을 하고, 노년기부터 사회 활동이 급격하게 줄어드는데 이렇게 되면 치매에 걸릴 확률이 1.9배나 높아진다.

우리는 무의식적으로 노인이 되면 일터, 부부 관계, 친목 도모 등 모든 관계에서 뒤로 물러나야 한다는 사회적 차별(ageism)을 적용하고 있다. 그러나 현실은 정반대의 그림이다. 종로에 가면 할아버지들이 삼삼오오 모여 바둑을 두고, 순대를 안주 삼아 소주를 마시거나, 커피숍이나 패스트푸드점에서 친목을 다지는 모습을 어렵지 않게 만날 수 있다. 몸은 늙었지만 사회적 관계를 원하는 것이다. 그래야 뇌가 자극을 받고, 활동한다는 것을 우리 뇌는 그동안의 사회 활동을 통해 숙지한 것이다. 뇌의 인지 기능 발달을 위해서라도 인적 자원을 쌓는 노력을 기울여야 한다. 실제로 친척이나 친구가 많을수록 인지 기능이 저하될 확률이 낮게 나타나고, 한두 명의 친구를 더 사귀는 사람이 인지 기능이 떨어질 위험이 30%나 낮아지게 된다. 그래서 나는 진료실에 내원하는 환자 및 보호자뿐만 아니라 모든 사람에게 다양한 사람들이 드나들 수 있도록 각자의 정문과 후문은 물론, 옆문까지 열어둘 것을 권장한다.

특히 지역사회의 다양한 사회 활동에 참여할 것을 권하고 싶다. 친목 단체, 스포츠 클럽, 자원봉사 활동, 종교 활동과 같은 단체 활동을 하는 사람이 치매에 걸릴 확률이 15%나 낮다. 단체 활동이 여의치가 않으면 여가 생활도 좋다. 영화, 연극, 전시회 관람을 하거나 여행을 자주 다니거나 외식을 하는 사람일수록 치매에 걸릴 위험이 40% 낮게 나타난다는 점은 우리에게 여가 생활의 치유 효과를 충분히 느끼도록 해주는 결과다. 그럼 바깥에서 활동하는 것을 싫어하는 사람은 치매에 걸릴 수밖에 없을까? 다행스럽게도 집에서 하는 생산적인 활동도 인지 건강에 도움이 된다. 정원 가꾸기, 뜨개질하기, 집 청소하기, 요리하기 등 가사 활동을 하는 사람의 경우 치매의 위험이 낮게 나타난다. 정원을 가꾸고, 요리를 하고, 청소를 하는 행위도 결국은 가족이나 타인과의 관계를 위한 활동에 해당하기 때문이다. 이것만으로는 뭔가 부족하다고 생각되면, 두 가지 활동을 동시에 해 보자. 친척과 친구 만나기, 손·자녀 돌보기, 친목 단체 활동, 여행하기, 정원 가꾸기, 뜨개질하기 등을 두 가지 이상 하는 경우 치매의 위험이 59% 감소하고 세 가지 이상 할 경우 80% 감소하게 된다.

칙센트미하이 교수가 쓴 《몰입》이라는 책을 보면 '살아 있음'은 라틴어로 'inter hominem esse'이며 '사람들 사이에 있음'을 뜻한다고 한다. 반면 '죽다'는 'inter hominem desinere'로 '더 이상 사람들 사이에 없다'는 의미를 지닌다고 한다. 로마의 시민들에게는 도시에서 추방당하는 것이 죽음을 당하는 일보다 더 무서운 형벌이었다고 한다. 현대 사회는 어떠한가? 페이스북으로, 카카오톡으로 끊임없이 누군가와 연결되기를 희망하는 우리가 생각하는 형벌도 로마인들과 크게 다르지 않을 것이다. 네 살짜리 꼬마에게 친구가 필요하듯, 80세의 노인에게도 친구가 필요하기에 나는 지금도 진료실에 다녀간 70대 노인 분들에게 벗을 강조한다.

여러분과 일일이 만날 수 없으므로 두 가지 질문을 던지고자 한다.

1. 당신은 사람들 사이에 존재하는가?
2. 당신은 살고 싶은가?

2번 질문에 예스라면 반드시 1번 질문에 대한 대답은 '예스'여야 한다.

3.5 대뇌 활동의 끈을 놓지 마라

Cognitive activity
- TV 시청 등 수동적인 정신 활동만 하면 인지장애에 걸릴 확률이 10% 증가한다.
- 사고 집중력, 정확성과 시간적 기한을 요구하는 일을 하면, 인지장애에 걸릴 위험이 30%나 낮다.

치매 예방을 목적으로 하는 두뇌 활동에 대해 알아보자. 뇌를 좌우, 앞뒤로 나누어 부위별 활성법에 대해 논의해보고자 한다. 뇌는 고속도로망처럼 서로 얽혀 있다. 그래서 뇌의 한쪽에 기능이 떨어지면, 서로 연결되어 있는 다른 곳에도 기능이 떨어진다. 농업도시와 공업도시가 서로 물자를 주고받고 살았는데 한쪽의 기능이 떨어지거나, 두 도시를 연결하는 고속도로망 또는 송전 시설에 문제가 생기면 양쪽 도시의 기능이 함께 마비되는 것과 같은 이치다. 그래서 뇌를 좌우·전후로 구분해 활성법을 설명하는 데는 학문적으로 무리가 따를 수 있다. 그러나 도시가 특화되어 있는 것처럼, 뇌도 특화되어 있기 때문에 그 기능을 이해하고 살리는 데는 무리가 없다.

[좌뇌 활성법 _ 독서와 암산하기]

좌뇌가 우뇌보다 우세한 인지 기능은 말하기, 읽기, 쓰기, 셈하기다. 좌뇌를 많이 요구하는 직업에는 변호사, 판사, 언론인, 소설가, 동시통역사 등이 있다. 우리들이 쉽게 할 수 있는 활동에는 독서가 있다. 신문, 잡지, 책 등을 가까이 하는 독서 활동은 인지 건강에 유익하다. 독서를 할 경우 인지장애가 올 확률이 20%나 낮아진다. 나아가 독서를 한 후 남들에게 읽은 내용을 언급하는 것은 더욱 좋다. 예를 들어, 남편과 차를 타고 가는 도중, 남편은 운전하고 아내는 소설 얘기를 해주면 서로에게 도움이 된다. 만약 할아버지 할머니라면 동화책을 읽고 손자 손녀를 모아놓고 이야기를 해주면 할아버지 할머니의 두뇌 활동에 큰 도움이 된다. 외워서 이야기해주면 더 좋지만, 손자 손녀에게 책을 낭독해주는 것도 아주 좋은 두뇌 활동이다. 낭독을 하면 전두엽이 더 발달한다. 따라서 손자 손녀가 없더라도 하루에 20분 정도 큰 소리 내서 신문 사설을 읽거나 동화책을 읽는 것이 유익하다. 독서를 한 다음에 그 내용을 가지고 글을 써보는 것도 아주 좋다. 친구들끼리 모여서 부동산 얘기를 하는 것도 좋으나, 좋은 책을 선정해 그 책을 가지고 토론하고 발표하고 들어주고 서로 격려해주는 것을 권한다.

즉 1부에서 소개한 SWAP를 실천하는 것이 중요하다(44쪽 참고). 독서나 글쓰기를 생활화한 사람에 비해 이런 활동을 하지 않은 사람이 치매에 걸릴 확률은 네 배가량 높다는 점을 감안하면, 독서와 글쓰기가 얼마나 우리의 뇌를 단련시키는 항목인지 알 수 있다. 셈하기는 좌뇌가 담당한다. 단순 계산은 주로 뒤쪽뇌가 하는 반면, 수학 공식을 요구하는 계산은 앞쪽뇌 또는 뇌 전체가 관여한다. 왜 자녀들이 수학 공부에 어려움을 겪는지 알 만하다. 한 자리 숫자로 더하기 빼기는 좌반구에서만 담당하지만, 두 자리 수를 더하거나 빼기는 자릿수를 맞추어야 하므로 공간 능력(시공간 능력)이 요구되기 때문에 우반구도 관여한다. 그러므로 뇌를 활성화할 목적으로 계산하기를 한다면, 덧셈, 뺄셈을 암산으로 하기, 구구단 외우기, 두 자리 이상 숫자를 써서 계산하기 등을 하면 된다. 암산을 할 때 계산 방법을 여러 가지로 해볼 수 있다. 예를 들어 93에서 7을 뺄 때 평소 방법대로 할 수도 있으나, 먼저 10을 빼고(83) 3을 더해 주는(86) 방법도 사용해본다. 마찬가지로 51에서 13을 뺀다면 먼저 10을 빼고(41) 추가로 3을 더 빼는(38) 식으로 계산해보는 것이다. 지적 능력이 우수한 사람이라면 중고등학교 수학 문제를 다시 풀어볼 수 있다.

[우뇌 활성법]

우뇌가 좌뇌보다 우세한 인지 기능은 시공간 능력(그림 그리기, 조립, 방향감각)과 감정이다. 직업으로 말하면 예술가, 미술가, 음악가, 조각가, 디자이너, 건축설계사, 인테리어 전문가, 영화배우, 연극배우들이 주로 우뇌를 사용한다.

시공간 능력이란 사람들이 공간(空間)에서 보면서(視) 행동하는 능력인데, 여기에는 2차원 공간에서 그림 그리기, 3차원 공간에서 조립하기, 방향감각이 있다. 우선 간단한 그림을 그리고 색칠하고 퍼즐을 맞추거나, 레고를 조립하는 것은 우뇌를 발달시킨다. 좀 더 적극적인 방법에는 종이접기, 풍선 아트, 뜨개질, 옷 만들기, 수제품 만들기, 카드 만들기, 조각하기, 목공예, 도자기 굽기, 대패질을 이용해 만들기 등이 있겠다. 집 인테리어나 방의 가구를 재배치하기도 우뇌 발달에 아주 좋다. 가정주부들 중에 집을 확 바꾸는 것을 즐겨하는 분들이 있다. 식탁, 소파, 침대의 위치를 바꾸는 것만으로도 가족의 동선 파악 및 다른 가구와의 조화까지 신경 써야 하는 복잡한 인지 과정이 요구되는 만큼 가족의 평온함은 물론, 가장 먼저 주부 자신의 인지 능력을 향상시키는 데 도움이 된다.

방향감각은 시공간 능력의 대표적인 기능이다. 운전할 때 내비게이터에 의존하는 것은 방향감각을 죽이는 방법이다. 출발 전 지도로 목적지에 이르는 길을 확인하고, 집에 와서 갔다 온 길을 지도에서 다시 살피는 방법이 방향감각을 살리는 데 효과적이다. 내비게이터를 사용하더라도, 전체 지도에서 내가 어디를 가고 있는지를 가늠하는 노력은 꾸준히 해야 한다. 또한 도시를 걸어 다닐 때도 지도 보는 습관을 들여야 하고, 대형 빌딩에 있을 때 자기 방의 동서남북을 헤아리는 습관을 들이는 것이 좋다. 특히 국내 여행이나 해외 여행을 갔을 때, 자기 방에서 동서남북이 어디이고, 어느 쪽이 대서양이고 어느 쪽이 태평양인지를 가늠해보는 것이 좋다. 새로운 장소에서 지도를 보며 목적지를 찾아가는 것은 방향감각을 증진시키는 아주 좋은 방법이다.

마지막으로 감정과 관련된 뇌 활동은 우반구 활성에 큰 도움을 준다. 노래를 부를 때 가사는 왼쪽뇌에서, 음정은 오른쪽뇌에서 나온다. 따라서 노래 교실에 다니거나, 합창을 하는 것은 우반구에 도움이 된다. 거기에 가사까지 외우면 뇌 전체가 활성화된다. 꼭 노래가 아니더라도 영어의 악센트, 중국어의 사성을 배우는 것도 우반구에 도움을 줄 수 있다. 악센트나 사성 모두 리듬이 있기 때문이다. 어떤 이의 얼굴 표정을 보고 슬프다, 기쁘다, 화났다, 놀랐다를 평가하는 것은 우뇌의 몫이다. 마찬가지로 음악을 듣고 단조같이 슬픈 느낌인지 장조처럼 기쁜 느낌인지를 판단하는 것도 우반구가 담당한다. 이처럼 감정을 파악하는 것은 우반구의 뒤쪽 부분이다. 한편 감정을 표현하는 것, 예를 들어 배우처럼 웃고, 울고, 화내는 연기를 하는 것은 우반구의 앞쪽뇌가 담당한다. 따라서 웃음 치료에 적극 참여하도록 하자. 연극 활동을 할 수 있다면 더더욱 좋다.

좌뇌 추천 활동 16가지

01 독서한 뒤 요약문·감상문 써보기
02 독서한 뒤 식구·친구들에게 얘기해주기
03 손자 손녀에게 이야기 들려주기
04 손자 손녀에게 동화책 읽어주기
05 친구와 이메일 주고받기
06 하루에 10분씩 큰 소리로 책 읽기·신문 낭독하기
07 책 읽기가 힘들면, 라디오나 오디오 북 듣기
08 신문 기사를 정해서 내용 요약문 쓰기
09 외국어 배우기
10 한자 공부하기
11 끝말잇기·반대말 찾기
12 수화 배우기
13 십자말풀이
14 간단한 계산은 계산기를 사용하지 말고 암산으로 해보기
15 두 자리 이상 숫자에 대한 사칙연산 해보기
16 수학 문제 풀기

우뇌 추천 활동 12가지

01 그림 그리기, 색칠하기
02 퍼즐 맞추기
03 블록 쌓기(레고 조립)
04 종이접기, 풍선 아트, 뜨개질, 옷 만들기,
   수제품 만들기, 카드 만들기, 조각하기,
   목공예, 도자기 굽기 등
05 집안·사무실 가구 배치 다시 하기
06 매번 다니던 길이 아닌, 새로운 길로 다니기
07 익숙한 길부터 내비게이션 없이 운전하기
08 지도 활용 생활화하기
09 여행 갔을 때 동서남북 헤아려보기
10 노래 부르기(가사까지 외우면 더 좋음)
11 합창, 연극에 참여해보기
12 웃음 치료에 적극 참여하기

[뒤쪽뇌 활성법]

신하 없이는 왕이 있을 수 없고, 직원 없이 사장이 존재할 수 없는 것처럼 뒤쪽뇌 없이는 앞쪽뇌도 존재 가치가 없다. 다만 뒤쪽뇌만 발달시키는 경우, 서열이 떨어지는 사람이 되기 쉽다. 예를 들어 뒤쪽뇌에 있는 해마의 기능은 아주 좋은 반면, 앞쪽뇌의 기획센터와 충동 억제센터가 나쁜 사람을 상상해보자. 기획센터가 좋지 않기 때문에 목표도 없고, 판단도 떨어지고 융통성이 없다. 동시에 충동 억제가 되지 않아 화를 자주 내는 사람이다. 어떤 상황에서 주위 사람이 이 사람의 감정을 건드렸다고 하면 어떤 일이 벌어질까? 주위 사람은 선의의 언행을 했으나 대개 전두엽이 나쁜 사람들은 자기 감정을 건드렸다고 오해하는 경우가 다반사다. 그런데 이 사람은 해마의 기능은 뛰어나기 때문에, 그 사건을 절대로 잊지 않는다. 자기 감정을 건드린 사람의 얼굴을 일일이 기억하고 집요하게 복수하러 찾아다닌다면 성격파탄자처럼 보일 것이다.

반대로 기획센터와 충동 억제센터가 좋고 해마의 기능이 떨어지는 사람을 상상해보자. 목표가 분명하고 판단력이 좋고 충동 조절을 잘하기 때문에 주위 사람들과 사이가 좋다. 그래서 비록 기억력이 떨어져도 메모하면서 일상생활을 유지해나가거나 주위 사람들에게 "내가 기억력이 떨어지니 도와달라"고 부탁하면서 잘 지낸다. 이런 이유로 나는 앞쪽뇌를 강조하는 것이지, 뒤쪽뇌를 비하하는 것은 아니다.

실제로 나는 전작 《앞쪽형 인간》을 쓰면서 뒤쪽뇌만 쓰는 직업이 있을까에 대해 고민해본 적이 있다. 앞서 뒤쪽뇌를 비디오카메라에 비유했는데, 따라서 시각, 청각, 촉각 기능, 그리고 기억력을 주로 사용하는 직업일 것이다. 맨 먼저 경비, 순찰, 감시를 하는 직업이 떠올랐다. 예를 들어 누군가 우리 영역을 침범하는 것을 막는 보초 역할, 깜깜한 밤에 적이 침입해오는 바스락 소리를 놓치지 않기 위해 청각을 곤추 세우고 있다거나, 얼굴을 잘 기억해 아군인지 적군인지를 감별하는 역할, 공항 검사대에서 마약을 단속하거나, 수상한 사람을 발견하는 역할을 주로 하는 그런 직업일 것이다. 촉각을 잘 살리는 직업이라면 병아리 감별을 하거나, 돈을 한 번 집으면 100개를 집어내는 그런 직업일 것이다. 동시에 뒤쪽뇌의 기능 중의 하나는 '단순 계산'이다. 그러므로 대형 마트의 계산대에서 일하는 캐셔나 톨게이트에서 돈 받는 역할을 하는 직업을 떠올릴 수 있다. '단순 암기'도 뒤쪽뇌에 위치한 해마가 담당하는데 전화번호를 1,000개 이상 기억하는 사람은 전화번호 안내에 능숙할 것이다. 이와 같이 뒤쪽뇌의 기능을 주로 사용하는 직업은 일부 기능만 단순 반복적으로 요구하는 직군들인데, 안타깝게도 하이패스, CCTV, 돈 세는 기계 등 기계로 대치되고 있다. 혹시 뒤쪽뇌를 주로 사용하는 직업에 종사한다면, 앞쪽뇌를 발달하는 방법을 숙지하면 된다. 이는 다른 직업을 가진 분들도 마찬가지다.

앞쪽뇌와 뒤쪽뇌 모두 좋으면 얼마나 좋을까? 감각기능이 좋아서 예민한 감각을 가지고 있고, 단순 기억력도 좋다면 금상첨화이다. 이는 마치 군 작전 사령부가 좋은 레이더망을 갖는 것과 같다. 그렇다면, 어떤 활동이 뒤쪽뇌를 활성화할까? 숨은 그림 찾기, 같은 도형 찾기, 모르는 얼굴 사진을 놓고 같은 얼굴 찾기가 대표적인 뒤쪽뇌 활성법이다. 모르는 사람의 얼굴 사진을 순차적으로 보여주고, 나중에 기억력 검사를 하는 것은 뒤쪽뇌를 활성화시킨다. 이를 일상생활에 적용하면, 모임에서 새로운 멤버들이 나왔을 때 일부러 기억하려는 습관을 들이는 것이다. 새로운 사람의 얼굴, 이름, 습관 등을 저장하는 것만으로도 뇌의 인지 기능이 높아지게 된다.

[앞쪽뇌(전두엽) 활성법]

앞쪽뇌는 고차원적인 기능을 담당한다. 계획을 세우고 목표를 달성하는 능력, 사고를 종합하고 판단하는 능력, 창의력, 미래 예측 능력, 추진력뿐만 아니라 인내하고 조절하는 기능이 있다. 이러한 전두엽 기능을 네 가지로 정리할 수 있는데 운동 기능, 동기창출 능력, 기획 기능, 충동 조절 능력이다.

첫째, 운동 능력이다. 운동을 담당하는 뇌는 소뇌, 바닥핵, 두정엽(시각-운동 협응 담당), 전두엽이지만, 모든 운동은 결국 전두엽을 통해 나타난다. 그러므로 어떤 운동을 하더라도 전두엽이 활성화된다. 전두엽의 운동 영역 중에서도 손 사용과 발음 능력을 담당하는 역할이 크다. 이를 활성화하기 위해서는 왼손으로 젓가락질하기, 타이핑, 뜨개질, 양손을 사용하는 악기 배우기 등이 좋고, 발음기관 향상을 위해서라면 글 낭독하기, 외국어 발음 배우기가 도움이 된다.

둘째, 동기부여를 갖기 위해서는 재미있는 계획을 세워야 한다. 재미있는 계획이란 맛있는 음식 먹기, 영화 보기, 친구 만나기, 여행 가기 등이 있다. 이런 즐거움은 동기센터를 활성화한다. 음식을 절제하라고 권고하면서 동시에 맛있는 음식을 먹으라는 말이 모순된다고 생각할 수도 있다. 이 말은 평소에 음식을 절제하다가 날을 잡아서 맛있게 먹으라는 말로 해석하면 된다. 중년 부인이나 노인의 경우 우울증이 동기센터의 발목을 잡는 경우가 많은데, 우울증을 없애려면 햇볕을 보면서 걸어야 한다. 식구나 친구를 만나 대화를 해야 한다. 또 뇌에 좋은 음식을 골고루 먹어야 한다. 이 정도로 해결되지 않으면 정신건강의학과 선생님과 상담하고 약을 복용해야 한다.

그러나 살면서 가장 중요한 것은 생을 다하는 날까지 꿈을 잃지 않는 것이다. 꿈을 상실하면 그때부터 뇌는 비석 세울 준비로 전환한다. 마치 회사에서 사장이 회사를 닫겠다고 선언한 것과 같다. 내 아내가 쓴 《꿈PD 채인영입니다》라는 책에 '나이 들어 더 아름다운 대학생', 안화복 씨 얘기가 나온다. 초졸 학력을 가진 안화복 씨는 55세경 꿈을 찾았다. 그래서 검정고시를 합격하고 대학생이 됐다. 인터넷 방송인 유나 방송 오프라인 모임에서 안화복 씨의 생생한 이야기를 들은 적이 있는데, 나는 너무 감동적이어서 눈물을 흘리지 않을 수 없었다. 꿈에는 정년이 없다는 것, 꿈을 잃는 순간 뇌는 정지한다는 사실을 잊지 말아야 한다.

셋째, 기획센터가 하는 일은 목표를 세우고, 실행하는 능력을 말한다. 목표를 이루는 길은 무척 다양하다. 한 가지 생각을 하다가 다른 생각으로 사고 전환을 할 줄 알아야 하고, 새로운 생각(독창적인 생각)도 해내야 한다. 목표를 세워 실행으로 옮길 때는 미래 예측 능력과 시간 관리 능력이 요구된다. 기획센터를 활성화하는 첫 걸음은 사소한 일이라도 계획을 세워 과감하게 실행에 옮기는 일임을 잊지 말자.

넷째, 충동 조절센터는 행동이나 감정을 조절하는 능력에 관여한다. 나쁜 말을 남에게 옮기고 싶은 마음 참기, 조급하게 생각하지 않고 기다리기, 화를 다스리기, 남을 미워하는 마음을 정화하기, 억울한 일 내려놓기 등이 여기에 해당한다.

나는 2012년 〈뇌선생 건강두뇌교실〉이라는 책을 출간하였다. 이 책은 치매예방문제집으로서 지금까지 열거한 좌뇌, 우뇌, 앞쪽뇌, 뒤쪽뇌를 골고루 활성화 할 수 있는 문제들을 소개하였다.

뒤쪽뇌 추천 활동 8가지

01 숨은 그림 찾기
02 같은 도형 찾기
03 같은 얼굴 찾기
04 앨범 보면서 사진 설명하기
05 모임에서 새로운 얼굴 기억하기
06 오늘 만난 사람 얼굴, 이름 기억하기
07 눈 감고 주어진 물건 알아맞히기
08 손바닥에 써주는 글씨를 눈 감고 알아맞히기

앞쪽뇌 추천 활동 16가지

01 운동 능력: 왼손으로 젓가락질하기, 타이핑, 뜨개질, 양손을 사용하는 악기 배우기
02 재미있는 계획 세우기(맛있는 음식 먹기, 영화 보기, 친구 만나기, 여행 가기 등)
03 생을 마치기 전까지 꼭 하고 싶은 일 10가지 적어보기
04 간절한 꿈 찾기
05 컴퓨터 배우기, 사진 찍기, 악기 다루기 등 취미 활동 갖기
06 나의 자서전 쓰기
07 하루·한 달·1년·5년·10년 계획 세우고 실천되었는지 자주 확인하기
08 장보기 전 사야 하는 물건 종류별로 묶기
09 하루·1주일·한 달 단위 금전출납부 작성해 용돈 사용 기록·계획하기
10 매일 일기 쓰기
11 명상하기
12 자기 전에 그날 화를 낸 횟수 기억해보기
13 화가 난 이유를 곰곰이 생각해 근본 이유를 없애기
14 과거 억울한 사건을 아름답게 재해석하기
15 특정 자음으로 시작되는 낱말을 생각하거나 쓰기

〈예〉ㄱ 가지, 고구마, 감자, 개나리

요일별로 하는 것도 추천함

(월: ㄱ/ㄴ, 화: ㄷ/ㄹ, 수: ㅁ/ㅂ, 목: ㅅ/ㅇ, 금: ㅈ/ㅊ, 토: ㅋ/ㅌ, 일: ㅍ/ㅎ)

16 낱말 거꾸로 말하기(삼천리금수강산 → 산강수금리천삼)

3.6 천박하게 술 마시지 마라

Alcohol in moderation
- 과음과 폭음은 인지장애에 걸릴 확률을 1.7배나 높인다.
- 중년기부터 과다 음주를 한 사람은 노년기에 인지장애에 걸릴 확률이 2.6배나 높다.

"처음에는 사람이 술을 마시고 나중에는 술이 사람을 마신다"는 말이 있다. 여러분은 어떠한가? 월요일이니 한잔, 수요일이니 한잔, 금요일이니 한잔이라고 하지 않는가? 한잔을 너무도 쉽게 권하는 사회에 사는 요즈음이다. 그러나 난 그 한잔들이 모여서 뇌에 어떠한 악영향을 끼치는지를 알기에, 가족들이 얼마나 고생하는지 알기에 진심으로 말리고 싶다. 지금으로부터 20년 전 나는 지금은 없어진 영등포시립병원이라는 곳에서 근무했다. 당시 그곳에 입원한 환자들 중에는 알코올중독 환자가 많았는데, 그들을 치료하면서 술이 뇌에 얼마나 치명적인 손상을 입히는지 경험할 수 있었다.

첫째, 알코올은 소뇌(작은골)를 위축시킨다. 소뇌의 주요 기능은 섬세한 운동과 평형 기능이다. 그래서 소뇌의 기능이 떨어지면 손이 떨리고 섬세한 운동을 하는 데 어려움을 겪는다. 말을 하기 위해 음성을 내는 행위인 발음이 섬세한 운동의 대표적인데, 술에 취하면 발음이 꼬이는 이유도 이 때문이다. 술을 많이 먹는 사람들에게 직렬 보행(걸을 때 발의 앞과 뒤를 붙여서 외줄 타는 식으로 걷게 하는 것)을 시키면 술을 안 먹은 상태에서도 중심이 흐트러지는 것을 볼 수 있을 것이다. 평형 기능에 문제가 생겼기 때문이다. 과거에 소뇌는 운동과 평형에만 관련이 있다고 알아왔으나 최근에 인지 기능에도 관련이 있다는 논문이 쏟아져 나왔다. 소뇌는 대뇌의 모든 부위와 연결되어 있기 때문에, 알코올에 의해 소뇌의 세포들이 죽으면 전두엽 기능 등 대뇌의 인지 기능이 함께 떨어지게 된다.

둘째, 술은 뇌량(腦梁, 뇌의 대들보)을 얇게 만든다. 대뇌는 좌반구와 우반구로 구성되는데, 해부를 할 때 이 둘을 쉽게 손으로 나눌 수 없다. 칼을 써서 가운데를 잘라야 나눌 수 있다. 왜냐하면 뇌량이 좌, 우반구를 꽉 붙들어 매고 있기 때문이다. 이 뇌량은 뇌가 무너지지 않도록 대들보 역할을 하지만 더 중요하게는 좌반구와 우반구를 연결하는 신경섬유가 지나가는 곳이다. 그런데 잦은 음주를 즐기면 이 뇌량의 두께가 얇아지게 된다. 극단적으로 어떤 환자는 두껍던 뇌량이 종이처럼 얇아지는 경우가 있었다. 이렇게 되면 양손이 서로 싸우는 아주 해괴한 증상이 벌어진다. 예를 들어 오른손으로 양치질을 하고 있는데 왼손이 다가와서 칫솔을 뺏어간다. 오른손은 칫솔을 놓지 않으려고 버틴다. 환자의 눈앞에서 양손이 싸우는 것이다. 환자는 "나도 모르겠다. 왼손이 나를 방해한다"라고 얘기한다. 이런 환자를 통해 안 사실은 평소 좌반구와 우반구가 뇌량을 통해 교통을 하고 있다는 것이다. 좌반구에서 어떤 계획을 세우면 뇌량을 통해 우반구에 이 계획이 알려진다. 그래서 좌반구와 우반구가 같은 목표를 향해 간다. 그런데 뇌량이 없어지면 이 교통이 끊기고, 좌우 뇌가 제각각 다른 일을 하게 되는 것이다.

정상적으로 좌반구와 우반구는 끊임없이 소통을 하면서 돕기도 하고 견제도 한다. 그래서 뇌 기능의 효율성도 높아진다. 마치 특화된 두 회사가 활발한 교류를 통해서 완제품을 만드는데 서로 분업을 통해 시너지 효과를 올리는 것과 같다. 술을 먹어서 이 교통을 끊어놓으면 뇌의 효율성이 떨어지는 것은 당연하다.

셋째, 술을 많이 먹는 사람들에게서 베르니케뇌증이라는 끔찍한 병이 생긴다. 이는 부록에 소개할 환자의 이야기를 읽으면 자세히 알 수 있다(부록 4). 비타민 B1 부족증에 의해 생겨난 병인데 결국 치명적인 기억장애가 남는다. 해마, 유두체, 시상, 띠이랑으로 이르는 기억회로가 있는데 유두체와 시상 근처에서 이 기억회로가 끊어지기 때문이다. 비타민 보유량이 어느 수치 이하로 떨어지면 증상이 확연하게 나타나지만, 반드시 실무율(all or none) 법칙을 따르지는 않는다. 강조하고 싶은 것은 술을 먹으면 기억회로가 상처를 받아 기억력이 떨어진다는 것이다.

넷째, 술로 인해 알코올성 치매가 발생한다. 술을 먹으면 뇌가 전반적으로 위축되면서 치매가 발생할 확률이 확 올라간다. 특히 농부들과 도시 빈민층에 많다. 아주대 정신건강의학과 홍창형 교수가 조사한 바에 의하면 평생 마신 술의 양과 노년의 인지 기능은 완전히 비례한다고 한다. 흥미롭게도 같은 양의 술을 마시는 경우 남성보다 여성에게 인지 저하 현상이 더욱 강하게 나타났다. 어디 그뿐인가! 술 취한 상태에서 걸어가다가 넘어져서 뇌를 다치거나, 음주 운전으로 인한 교통사고로 뇌를 다치는 일이 너무 많다. 술 먹는 환자들은 간질(뇌전증)도 많이 생기는데 이유는 술을 마시고 뇌를 다치기 때문이다. 문제는 많이 취해서 자기가 머리를 다쳤는지 안 다쳤는지도 모른다는 사실이다. 이는 "누구나 한두 번은 있을 수 있는 일이지" 하며 가볍게 생각하고 넘길 일이 아니다. 망가진 뇌세포에서 누전이 발생하면, 의식을 잃고 기절하는 경우가 자주 발생하기 때문이다. 그 외에도 술은 우울증, 간경변 등의 위험률을 높인다. 자기 전 음주는 숙면에 좋다고 믿는 사람이 있을지 모르나, 만성 음주는 결국 수면 사이클을 깨고 만다. 또한 복용 중인 약물과 상호 작용으로 인한 부작용이 생길 수 있는 만큼 각별한 주의가 필요하다.

하지만 아직도 우리나라는 음주 예찬론자들이 많기에 "적당한 음주는 건강에 좋다"는 연구 결과를 맹신하고 싶어 하는 이들이 많다는 걸 잘 알고 있다. 물론 이 논제가 틀린 말은 아니다. 인지 건강 수칙을 만든 아주대 이윤환 교수의 조사에 의하면 "적당한 음주는 오히려 인지 기능에 좋다"는 결과가 있다. 전혀 마시지 않는 것보다는 1주일에 두세 번, 한 번에 한 잔 정도가 긍정적인 영향이 있다는 것이다. 그러나 나는 개인적으로 이 결과에 찬성하지 않는다. 치매 위험을 높이는 유전자를 가진 사람이 한 달에 한 번 이상 음주하는 경우 치매에 걸릴 확률은 7.4배나 증가한다. 어느 누가 '자신은 치매에 걸릴 확률이 없다'고 단언할 수 있겠는가? 무엇보다 한두 잔으로 끝내는 사람을 나는 본 적이 없다. 한 잔이 두 잔이 되고 두 잔이 세 잔이 되다가 종내에는 술이 술을 마시는 영국이 된다. 그래도 모임이나 회식 자리에서 술을 마셔야 한다면, 한두 잔으로 정리해야 한다는 절대절명의 원칙을 지키기 바란다.

자기 몸을 귀하게 여기는 사람, 자기 뇌를 귀하게 여기는 사람이 자기 몸에다가 술을 부어 댈 리가 없다. 우리가 지구를 귀하게 여기지 않을 때 지구가 반란을 일으키는 것처럼, 우리가 우리 뇌를 함부로 대하면 참을 대로 참다가 결국 반란을 일으킨다.

3.7 명을 연장하는 식습관을 유지하라

Lean body mass and diet
- 현재 비만인 사람이 3년 후 치매에 걸릴 확률은 정상 체중인 사람에 비해 1.8배 높다.
- 40대 복부 비만인 경우 노년기에 인지 기능 상태가 좋지 않을 가능성이 더 높다.

"어떤 음식이 치매 예방에 좋은가?"라는 질문은 우리나라 사람들이 자주하는 질문이다. 치매를 예방하는 음식을 연구하는 것은 쉽지 않다. 왜냐하면 한 가지 음식에 워낙 많은 성분이 함유되어 있고, 먹은 음식량을 정량화하기도 힘들기 때문이다. 한 가지 음식만 먹는 것이 아니라 여러 음식을 먹기 때문에 어떤 음식이 어떻게 작용했는지 알기 힘들다. 이윤환 교수가 많은 논문을 종합적으로 분석한 결과, 오메가-3 지방산이 함유된 생선(정어리, 참치, 고등어, 꽁치, 삼치, 연어), 채소와 과일, 칼슘이 풍부한 우유, 충분한 수분 섭취, 녹차, 비타민제 등이 치매 예방에 효과가 있는 것으로 나타났다.

[과체중은 치매의 위험 요소다]

치매 예방을 위해서는 체지방 관리부터 선행되어야 한다. 그러기 위해서는 몇 가지 지켜야 할 식습관이 있다. 규칙적인 식사(Regular meals), 천천히 먹기(Eat slowly), 고 섬유 식단(High fiber diet), 후식(Dessert) 줄이기 등이 대표적이다. 이 식습관의 앞 글자를 따서 'REHD 식사요법'이라고 외워도 좋을 것 같다. 지겹도록 들었던 지침이나 미치도록 지키기 힘든 식습관이기도 하다.

첫째, 가장 먼저 규칙적인 식사(Regular meals)다. 한 끼 식사를 거르면 다음 끼니에 더 많이 먹게 되기 쉽다. 또 우리 몸은 신체 대사율이 떨어지고 영양소를 많이 저장하려는 반응을 보여 체지방이 쌓이는 체내 환경으로 바뀌기 쉽다. 즉 몸은 "아침에도 영양이 들어오지 않았으니 이번 기회에 왕창 저장시켜야지" 하고는 영양분 외의 불순물까지도 체외로 배출하지 않으려고 한다. 이렇게 되면 살찌기 쉬운 몸이 만들어지거나 부종을 동반하는 부작용을 가져올 수 있다. 살을 빼려면 굶지 말라고 하는 이유도 다 이 때문이다. 특히 현대인들은 저녁 시간을 놓쳐서 야식이나 회식으로 폭식을 하는 경우가 많다. 이렇게 되면 밥 때를 놓침으로써 연쇄적으로 균형이 무너져 과체중을 불러오는 상황으로 발전하기 쉬운 만큼 규칙적인 식습관을 갖는 데 공력을 들이도록 하자.

둘째, 천천히 먹는 식습관(Eat slowly)이다. "누가 이걸 모르나? 지켜지지 않아서 그렇지" 하고 대수롭지 않게 생각하는 이가 많을 것이다. 그러나 빨리 음식을 먹게 되면 많은 양을 섭취함에도 불구하고 만족감을 못 느끼고 또 음식을 찾게 된다. 왜냐하면 위장에 음식물이 도착해 뇌의 포만센터에 신호가 전달되기까지 시간이 걸리기 때문이다. 그래서 빨리 먹는 것은 과식으로 이어지고, 적당량을 초과하는 식습관이 몸에 배게 된다.

그러므로 적어도 식사 시간을 20~30분 정도 유지하는 것이 좋다. 보통 프랑스 여자는 살찌지 않는다고 하는데, 그들은 점심 식사를 두 시간 동안 한다고 한다. 우리나라 같으면 점심시간이 두 시간 주어져도 10분 만에 밥을 먹고, 나머지 시간에 볼일을 볼 텐데 프랑스 인들은 두 시간 동안 식사를 하는 것이다. 빨리빨리 증후군이 심한 나는 개인적으로 두 시간 식사는 반대한다. 그러나 되도록 천천히 그리고 즐겁게 먹는 식습관이야말로 체지방 관리 요법의 핵심이라는 걸 잊지 말자.

셋째, 채소로 먼저 배를 불리는 습관, 즉 고 섬유 식단(High fiber diet)을 이용해야 한다. 기름기를 적게 먹는 것은 상식이다. 왜냐하면 지방은 동물성, 식물성에 관계없이 두 배 이상의 열량을 낸다. 그러므로 튀김, 부침류는 가능한 피해야 한다. 음식을 볶는 경우 소량의 기름과 물을 넣고 볶으면 열량을 줄일 수 있다. 포화 지방은 육류의 기름 부분에 많이 들어 있는데, 포화 지방의 과다 섭취는 인지 기능을 감소시킨다. 육류를 주로 섭취하는 사람은 채식을 선호하는 사람에 비해 치매에 걸릴 위험이 세 배나 높게 나타난다. 따라서 고 섬유 식단을 추천한다. 채소류, 해조류, 곡류 등이 대표적이다. 섬유소가 많은 음식은 포만감이 높아 배고픔을 덜 느끼게 해주는데, 야채와 곡류는 하나같이 많이 씹어야 하는 식품들이다. 씹히는 횟수가 많은 식품일수록 위에서 팽창되어 쉽게 포만감을 느끼게 해준다. 잠깐 개인적인 얘기를 해보면, 포만감은 나에게 중요하다. 나는 베이비 붐 시대에 태어난 사람으로서 어렸을 때 먹을 것이 충분치 않았다. 그래서 그런지 배불리 먹을 때 매우 기분이 좋다. 그런데 배불리 먹으면서 과체중이 안 되는 유일한 길은 집에서 식사할 때 먼저 각종 야채(토마토, 오이, 상추 등)로 배를 불리는 것이라는 것을 알았다. 그 다음 잡곡밥이나 콩밥을 먹되 되도록 적게 먹는다. 그리고 나는 운동을 자주 하므로 고단백 저칼로리 음식을 즐겨 먹는다. 고단백 저칼로리 음식에는 닭 가슴살, 두부, 계란 흰자가 있다. 외식할 때도 샐러드를 먼저 먹는 것을 잊지 않는다.

넷째, 후식(Dessert)을 줄이자. 디저트는 아이스크림, 케이크, 수정과, 식혜, 떡, 빵 등으로 열량 덩어리, 설탕 덩어리다. 당연히 체지방이 많은 사람들이나 운동을 안 하는 사람들은 먹을 자격이 없다. 음식을 약간 절제했을 때의 상쾌함을 느껴본 적이 있는가? 디저트 대신 그 상쾌함을 먹어야 한다. 언젠가부터 우리나라 사람들은 점심 식사 이후 테이크아웃 커피를 마시는 일을 당연하게 생각하는 듯하다. 그런데 커피를 마시면서 단것을 같이 먹는 경향이 있다. 그러나 본 식사보다 높은 열량을 자랑하는 간식과 음료를 자제하는 것이 좋다. 설탕 등은 단순당이 많기 때문에 열량이 높아 체지방으로 쌓일 수 있다. 커피를 마실 때 설탕과 프림을 빼야 하고, 후식으로 달지 않은 차(녹차, 허브차 등)를 마신다. 간식으로 채소 스틱(오이, 당근, 무, 파프리카, 샐러리 등)을 이용한다.

중년의 식습관은 노후까지 영향을 미치게 된다. 중년기에 비만한 사람이 30년 후 알츠하이머병에 걸릴 위험이 두 배, 혈관치매에 걸릴 위험이 다섯 배나 높다면 그냥 웃어넘길 일이 아니다. 그렇다고 무리하게 체지방 감량을 하는 것은 건강에 좋지 않다. 체중 감량은 서서히 해야 한다. 갑작스러운 식사 감량으로 체중 감량을 하게 되면 체지방보다는 근육이 감소해 빠르게 체지방이 증가하는 체질로 바뀔 수 있고 호르몬 이상, 골밀도 감소 등 부작용이 나타날 수 있기 때문이다. 따라서 체중 감량은 한 달에 2kg을 초과하면 안 된다.

체질량 지수(body mass index: BMI) 알아보기

체질량 지수는 신장의 제곱을 분모로 하고, 체중을 분자로 한 수치를 말한다.
신장 165cm, 체중 60kg일 경우 체질량 지수는 $60 \div (1.65)^2 = 22.03$이다. 동양인의 경우 정상 범위는 18.5~22.9이다. 이보다 적으면 저체중이고, 23 이상이면 과체중에 해당한다. 25 이상이면 비만이라고 부르고, 30 이상이면 심각한 비만이다.

[뇌 건강을 돕는 브레인 푸드(brain food)]

뇌가 기능을 잘하기 위해서 가장 중요한 것은 제때에, 골고루, 적당히 먹는 것이다. 심장 질환과 뇌졸중의 위험을 줄일 수 있고, 뇌세포를 보호하는 식품의 섭취를 늘리도록 하자. 그럼 어떤 음식이 브레인 푸드인지 알아보도록 하자.

생선·채소·과일 즐기기

생선을 자주 섭취하는 사람은 인지 기능의 저하 속도가 느리고 치매에 걸릴 확률도 60%, 알츠하이머병의 위험도 70%나 낮게 나타난다. 생선은 뇌 건강에 유익한 오메가-3 지방산을 함유하고 있는데 정어리, 참치, 고등어, 꽁치, 삼치, 연어 등에 많이 함유되어 있다. 가능하면 제철 채소와 과일을 매일 섭취하는 것이 좋다. 녹황색 채소와 과일은 항산화물질을 다량 함유하고 있다. 흔히 항산화물질의 효능으로 노화 억제를 꼽는데, 그 이유는 인체에 들어오는 화학물질이 신체를 망가트리는 것을 항산화제가 막아주기 때문이다. 또한 채소를 많이 섭취할수록 인지 기능이 떨어지는 것을 늦출 수 있어 치매에 걸릴 확률이 30%나 낮아지게 된다.

뇌 건강을 돕는 음료

식사 후나 식사 사이에 물을 충분히 마시는 것도 좋다. 체내 수분이 부족하면 혈액의 농도가 진해져 혈전이 생기기 쉽다. 그냥 물만 마시는 것이 힘들다면, 즐겨 마시는 녹차나 커피도 좋다. 녹차를 하루에 1~3잔 마시는 사람은 인지 기능 저하가 올 확률이 26% 낮고, 4~6잔 마시면 인지장애 발생이 55% 낮아진다. 중독 수준만 아니라면 커피도 도움이 될 수 있다. 매일 커피를 마시는 사람이 알츠하이머병에 걸릴 확률이 30% 낮다. 우유도 좋다. 우유 속의 칼슘은 신경 기능을 조절하므로 뇌 건강에 중요한 역할을 한다. 우유를 거의 매일 마시는 경우 알츠하이머병의 위험이 65% 낮아진다. 또 과일 주스나 야채 주스를 1주일에 3회 이상 마시는 경우 알츠하이머병이 생길 확률이 76%나 낮아진다.

비타민제 복용하기

식사를 통해 좋은 영양소를 섭취하는 것이 바람직하나, 필요하다면 보충적으로 비타민제를 복용해도 좋다. 비타민 E(토코페롤)와 C를 같이 복용한 경우 인지 기능 저하의 확률이 50% 정도 낮다. 또한 인지장애 발생도 66% 낮고, 알츠하이머병이 발생할 가능성도 64%나 낮다. 무엇보다 엽산이 부족하면 치매의 위험이 두 배 증가하게 되는데, 엽산을 섭취하는 경우 알츠하이머병의 발생률을 50%나 낮출 수 있다. 비타민 B 종류인 나이아신(niacin)을 섭취하는 사람이 알츠하이머병의 위험이 70% 낮아지는 것으로 알려져 있다.

3. 뇌미인이 지켜야 할 인지 건강 수칙

3.8 삼고(三高) 조절하기

삼고(三高)는 고혈압, 고혈당(당뇨), 고지혈증을 말한다. 모두 심혈관 질환 및 치매의 발생 위험을 높이는 인자들이다. 이런 위험 인자가 있는 경우 전문가와 상의해 철저히 조절하는 것이 심혈관 질환 및 치매 예방에 도움이 된다

1. 고혈압 관리: 혈압은 140/90mmHg 아래로 조절하는 것이 좋다. 운동과 체중 조절, 염분 섭취의 감소, 적절한 약물요법을 통해 혈압을 140/90mmHg 미만으로 조절해야 한다. 당뇨나 콩팥 질환이 있는 경우 130/90mmHg 미만으로 엄격한 조절이 필요하다.
 고혈압이 지속적으로 나타난 경우 뇌졸중, 심근경색, 심부전, 동맥류나 신부전과 같은 합병증을 일으킬 수 있다. 수축기 혈압 115mmHg, 이완기 혈압 75mmHg과 비교해서 혈압이 20/10mmHg 커질 때마다 심혈관 질환의 위험도가 배로 증가하게 된다. 보통 고혈압이라고 진단을 내릴 때는 한 번의 측정으로 판단하지 않는다. 갑자기 어떤 사람이 두통이 생기거나 심한 정신적 스트레스가 생기면 일시적으로 혈압이 상당히 올라갈 수 있기 때

문이다. 안정된 상태에서 며칠 또는 몇 달 간격으로 혈압을 쟀는데 세 번 모두 혈압이 높았을 때 고혈압이 있다고 판단한다. 따라서 적어도 20분간 편안한 상태에 있다가 혈압을 재야 하고 혈압 측정 직전에는 커피도 마시지 말아야 한다.

혈압 분류	수축기 혈압 (mmHg)	이완기 혈압 (mmHg)
정상	< 120	그리고 < 80
고혈압 전	120~139	또는 80~89
1단계 고혈압	140~159	또는 90~99
2단계 고혈압	≥ 160	또는 ≥ 100

음식은 짜지 않게, 싱겁게 먹어야 한다. 염분의 나트륨 성분은 체액의 균형을 조절하는 무기질로 수분을 끌어당기고 보유하려는 성질을 가지고 있어 혈압을 올리게 된다. 국이나 찌개의 국물보다는 건더기 위주로 먹고, 김치, 장아찌, 젓갈 등 염장 식품 섭취를 줄여야 한다.

2. 고혈당 관리: 당뇨병은 심혈관 질환의 발병을 가져올 뿐만 아니라 감염에 대한 면역력 약화, 상처 치유의 문제, 말초신경 질환 등 합병증을 일으킨다. 의사와 상의를 통해 식이요법, 운동요법, 약물요법(경구용 약물 및 주사용 인슐린) 등의 병행 치료가 필요하다. 공복 시 혈당은 100이 넘어가면 안 되고 식후 두 시간 지난 혈당은 140이 넘어가면 안 된다. 혈당 관리에서 가장 중요한 건 올바른 식습관이다. 채소와 과일을 많이 먹되, 당도 높은 과일은 과량 먹지 않는 것이 중요하다. 특히 채소 중에서는 시금치, 당근, 콩류 등 녹황색 채소를 선택해서 먹자. 흰밥보다는 잡곡밥을 먹고, 콩류와 생선류, 기름기가 없는 고기류를 통해 단백질 섭취를 하는 것이 좋다.

올바른 식습관과 함께 혈당 관리에서 중요한 것이 저혈당과 고혈당일 때 각각 어떤 증상들이 나타나는지 아는 일이다. 저혈당증이란 여러 가지 원인에 의해 혈당이 정상 수치(70mg/dl) 이하로 감소함으로써, 신체 기관에 공급되는 포도당의 양이 감소해 다양한 증상을 나타내는 걸 말한다. 저혈당이 발생하면 뇌와 신경 기관에 공급되는 포도당이 부족해지고, 뇌신경계는 에너지 부족을 느끼게 되어 신체의 자율신경계를 작동시키게 된다. 이로 인해 현기증, 피로감이 발생할 수 있고, 심해지면 간질 발작과 의식 소실이 발생할 수 있다. 또한 저혈당을 극복하기 위해 아드레날린이 분비되고, 이에 따라 혈압 상승, 맥박 수 증가, 두근거림, 떨림, 불안감이 발생하고, 부교감신경의 작용으로 식은땀, 공복감, 이상 감각 등이 발생할 수 있다. 따라서 이러한 증상이 나타난다면 저혈당을 의심해야 한다.

그럼 이번에는 고혈당일 경우 나타날 수 있는 증상에 대해 알아보자. 혈당이 많이 올라가기 시작하면 소변의 양이 많아져 탈수 증상이 심해지고 구토, 설사, 복통 등의 위장관 증상이 동반되면서 몸이 무기력해지고 심한 경우 혼수상태에 빠지게 된다. 일부 환자에게서는 반신마비나 경련 또는 언어장애 등의 국소적 신경학적 증상이 보여서 뇌졸중으로 오인되기도 한다.

3. 고지혈증 관리: 고지혈증이란 혈액 내에 지방 덩어리가 과다하게 둥둥 떠다니는 현상을 말한다. 그 남은 기름은 혈관 벽에 쌓이면서 염증을 일으켜 심혈관계 질환을 일으킨다. 고지혈증은 유전적인 요인도 있지만 음주, 잘못된 식습관, 비만 등이 원인이 되어 발병한다. 때문에 생활 습관 개선에 총력을 기울여야 한다. 가능하면 포화 지방산 섭취를 줄이고 콩, 채소, 과일 등의 섭취를 늘리는 것이 좋다. 오메가-3 지방산이 많은 등 푸른 생선과 저밀도 콜레스테롤(LDL Cholesterol)을 낮추는 항산화 효과가 있는 두부와 같은 대두 제품을 추천한다.

체중이 과다할 경우 체중 관리에 들어가야 한다. 1주일에 3일 이상, 30분 이상 빠르게 걷는 운동은 체중 조절, 스트레스 완화, 고밀도 콜레스테롤 상승, 중성지방과 저밀도 콜레스테롤 감소 효과가 나타날 수 있으므로 병행하는 것이 좋다. 흡연자라면 금연은 선택이 아니라 필수다. 흡연은 혈관을 좁히고, 혈관 벽에 손상을 가져올 뿐만 아니라 동맥경화를 부추기는 원인이 된다.

이상적인 혈중 내 저밀도 콜레스테롤의 수치는 160mg/dl 이하다. 저밀도 콜레스테롤은 혈관을 좁게 만들어 동맥경화를 일으키는 나쁜 콜레스테롤로, 최근에는 뇌졸중의 원인으로도 밝혀졌다. 저밀도 콜레스테롤이 190mg/dl 이상일 때 약물요법을 권장하고, 당뇨 및 혈압 등의 다른 위험 인자가 있을 때는 저밀도 콜레스테롤이 160mg/dl 이상일 때에도 치료를 시작해야 한다. 고혈압, 심부전증, 협심증, 안정 협심증, 심혈관 시술/수술, 말초동맥질환, 복부대동맥류, 뇌혈관질환의 병력이 있는 경우는 더욱 더 철저하게 조절해야 한다. 혈압, 혈당, 고지혈증은 두통이나 복통저림 자가 진단 및 치유가 가능한 질환이 아니다. 담당 의사와 긴밀한 협의를 거쳐 병에 대처해야 하는 만큼, 보호자나 환자 스스로 질환에 대해 숙지하고 있어야 한다.

기억력을 높이는 7가지 습관

기억력과 관련한 실수를 해도 자신을 책망하거나 포기하지 말자. 생활에서 몇몇 실수들을 하다 보면, 많은 사람들이 자신이 기억력이 굉장히 나쁘다고 생각한다. 그런데 생각이라는 것이 참 무서운 것이, 기억력이 나빠졌다고 생각하는 즉시, 기분이 우울해지고 스트레스를 받게 된다. 연쇄 작용이 일어나는 것이다. 이렇게 되면 스트레스 호르몬을 만들어내고, 뇌에서 기억에 가장 중요한 기능을 하는 해마(hippocampus)의 기능을 감퇴시킨다. 물론 기억력 감퇴가 심각해져 생활에 지장을 주면, 전문의에게 진단을 받아볼 필요는 있다. 그러나 그것이 아니라면, 충분한 노력으로 기억력을 살릴 수 있다. 다음은 기억력을 높이는 일곱 가지 방법이다.

1. 메모 습관: 메모는 두 가지 면에서 유용하다. 첫째, 한꺼번에 여러 일을 하는 멀티태스킹 작업을 하는 사람일수록 메모가 필요하다. 기억 공간은 한정되어 있다. 그러므로 메모한 후 기억 공간을 비워 대신 중요한 것을 기억하는 공간으로 활용해야 한다. 다른 일을 하던 도중에 갑자기 어떤 생각이 떠오를 때, 나중에 그 생각을 기억해낼 수 있을 것이라고 자신하지 말자. 다시 생각나지 않는 경우가 대부분이기 때문에, 어떤 생각이 떠올랐을 때 할 수 있는 한 빨리 메모해놓아야 한다.

둘째, 과거에 한 메모를 기억 증진에 활용할 수 있는데, 주중에 있었던 일을 주말에 상기해보는 방법이 유용하다. 즉, 매일 일기를 쓰는 경우, 주중에 그날 한 일, 만난 사람, 쓴 돈을 메모해놓고 주말에 그 주에 있었던 일을 곰곰이 생각해본다. 아주 자세한 것까지 떠올려본다. 아무리 기억하려고 해도 생각이 안 나면 답을 본다.

2. 시간차 암기법: 연구 결과에 따르면 기계적으로 집중 암기하는 것(집중학습)보다 어느 정도 시간 간격을 두고 여러 번에 걸쳐 학습하고 되새겨보는 것(분산학습)이 효과적이라고 한다. 즉, 새로운 것을 외우거나 학습할 때, 짧은 시간 안에 외우고 마는 것보다 시간을 두고, 몇 번 반복해서 외워보는 것이 오래 기억에 남는다고 한다. 예를 들어 영어 단어들을 외우고자 할 때 10분 안에 여러 번 암송하고 마는 것보다 한 번씩 떠올리더라도 두 시간 뒤, 여덟 시간 뒤, 다음 날, 1주일 뒤, 2주일 뒤…… 이렇게 반복해 떠올리고 되새기는 것이 기억을 유지하는 비결이다. 그러므로 중요한 사항들은 반복해서 되새기는 것이 좋다. 특히 소리를 내어 반복해 말하거나 반복해서 보는 것이 도움이 된다. 예를 들어 방금 읽은 책, 영화의 내용을 요약해서 다른 사람들에게 이야기해주면 그 내용을 훨씬 오랫동안 기억할 수 있다.

3. 기억의 룰 정하기·세트로 챙기기: 열쇠, 핸드폰, 지갑, 안경 등 자주 사용하는 물건들은 사용하지 않을 때 일정한 장소에 두는 룰을 정해두자. 나는 집을 나서기 전에 네 가지(지갑, 열쇠, 핸드폰, 병원 ID카드)를 챙기는데 지갑은 왼쪽 주머니, 나머지는 오른쪽 주머니에 넣는 것을 룰로 정해놓았다. 또한 병원 주차장에서 거의 같은 장소에 주차하는 습관을 가지고 있다. 이렇게 '오늘의 할 일'이나 챙겨야 할 '물건의 수'에 대한 룰을 만들어놓으면 빠뜨리지 않고 챙길 수 있다. 아무것도 아닌 것 같지만 실수를 하지 않아서 좋고, 무엇보다 남은 기억을 다른 곳에 활용할 수 있어 더욱 좋다. 이는 마치 사장이 전 직원을 일일이 챙기지 않고, 부서를 만들어서 세트로 챙기면서 효율적인 관리를 하고, 남은 에너지를 전체의 운영 계획 등을 짜는 데 사용하는 것과 같다.

4. 오감 암기법·연상법: 어떤 것을 외우고자 할 때, 한 가지 감각만 이용하기보다는 여러 감각을 이용해 외우는 것이 효과적이다. 이때 뇌의 여러 군데가 활성화되면서 일종의 네트워크가 생긴다. 그러면 한 곳의 기능이 약화되어 기억이 나지 않더라도 다른 곳이 도와주어 기억을 살려낼 수 있다. 마치 중요한 정보나 물건을 여러 군데 분산 저장해 분실 위험을 최소화시키는 것과 같은 원리다. 예를 들어 어느 모임에서 사람을 처음 만났는데, 그 사람들의 이름만 외우는 것은 언어적 기억으로서 주로 좌반구를 활성화한다. 이에 비해 각 사람이 앉아 있던 장소를 떠올리고 그 사람의 얼굴, 옷차림을 같이 기억하는 것은 우반구를 활성화한다. 이름과 앉았던 장소를 연결해서 외우면 좌반구 우반구가 모두 활성화되면서 기억에 오래 남는다. 비슷한 맥락에서, 눈으로 보면서 외우는 것만 하기보다는, 눈으로 보고 손으로 쓰면서 외우는 것이 더 좋고, 눈으로 보고 손으로 쓰고 입으로 이를 소리 내어 말하면서 외우는 것이 더욱 효과가 좋다.

연상법도 여러 군데 뇌 활성을 이용하는 방법이다. 어느 미팅에서 윤일기 씨와 한문덕 씨를 만났는데, 내 동료 의사는 난중일기와 을지문덕을 생각했다고 한다. 그 덕분에 지금까지 나는 그 두 사람의 이름을 기억하고 있다.

5. 지금, 여기에 집중: 학생이 수학 강의를 들을 때 '집에 가서 강의록으로 복습하면 되지……'라는 생각으로 집중을 하지 않다가, 막상 집에 와서 강의록으로 복습할 때 영어 공부를 생각한다면 공부를 못 할 수밖에 없다. 그러므로 한 번에 한 가지 일에만 충분한 주의를 기울인다. 기억해야 하는 새로운 정보가 있을 때, 이에 몰입하면 할수록 더 오랫동안 잘 기억할 수 있다. 다른 곳으로 주의가 흐려지는 마음을 차분하게 가라앉히고, 지금 여기에서 내가 하고 있는 바로 이 일에만 집중한다.

6. 첫 글자 따서 외우기: 이 방법은 오랜 시간 동안 반복적으로 사용할 정보를 기억할 때 좋다. 특히 목록을 외울 때 적합한데 예를 들어, 조선시대 왕들의 이름을 외울 때 "태종태세문단세……" 하는 것처럼 첫 번째 글자만 따서 외우거나, 가락을 붙여 노래하듯 외우는 것이다. 이 책에서 소개한 '진인사대천명'이나 REHD 식사요법도 좋은 예다. 하지만 장보기처럼 일회성인 정보 외우기에는 덜 효율적이다. 이럴 때는 펜과 종이를 활용해 적는 것이 훨씬 효과적이다.

7. 정보 묶어서 생각하기(chunking information): 기억해야 하는 많은 항목들이 있을 때, 비슷한 것끼리 묶어 기억하는 방법이다. 예를 들어, 시장에 가서 사야 할 열두 개의 물건이 있을 때, 이를 유제품 코너에서 살 것, 채소 가게에서 살 것, 정육점에서 살 것으로 묶어서 생각하면, 외워야 하는 가짓수를 열두 가지에서 세 가지로 줄일 수 있다. 뿐만 아니라 이 세 가지 항목은 다른 물건들을 회상해내는 데 단서가 된다.

제 3부에서 '진인사대천명'과 3고 조절법에 대해 강조를 했다. 여기에 양질의 수면과 즐겁게 살기(만성 스트레스 조절하기)까지 포함하면 금상첨화다. 이제 과감하게 실행하기 바란다. 내가 운영하는 뇌인지건강클리닉에서 이런 교육을 해드리면 눈빛이 달라지면서 곧바로 실천하는 사람이 있는가 하면, 아무리 열심히 설명을 드려도 "새로울 것이 없네"라며 시큰둥하는 사람이 있다. 이 두 사람이 출발점에 있을 때는 별 차이가 없어 보인다. 그러나 시간이 지나면서, 특히 같은 행동이 반복되면서, 차이는 갈수록 벌어져서 완전히 다른 길을 가게 된다.

IV. 예쁜 치매 미운 치매

4.1　예쁜 치매를 아는가?

4.2　너와 나를 울리는 '미운 치매'

4.3　예쁜 치매, 얼마나 흔할까?

4.4　예쁜 치매 만들기 솔루션 1: 긍정신경망 두껍게 하기

4.5　예쁜 치매 만들기 솔루션 2: 부정신경망 없애기

4.6　예쁜 치매 만들기 솔루션 3: 예쁜 부부가 예쁜 치매를 만든다

4.7　예쁜 치매 만들기 솔루션 4: 집이 화목하면 치매도 웃어준다

4.8　예쁜 치매 만들기 솔루션 5: 약물치료도 중요하다

4.9　우리 장모님의 치매 일지

4.10　내가 만약 치매에 걸린다면?

4.11　정기검진으로 치매 예방하자

　　　▶ 치매 진료에 임하는 보호자의 십계명

4. 예쁜 치매 미운 치매

4.1 예쁜 치매를 아는가?

우리가 치매를 두려워하는 큰 이유는, 내가 나의 가족들을 괴롭히며 추하게 변해가는 것을 참을 수 없기 때문이다. 그러나 여기에 해결책이 있다. 치매를 최대한 예방하고 살다가, 혹시 치매에 걸리더라도 예쁜 치매가 되면 된다.

[예쁜 치매를 알게 해준 할머니]

치매도 예쁠 수 있는가? 그렇다. 내가 황도순 할머니를 처음 만난 것은 2004년경, 할머니가 78세였을 때다. 이분은 이미 알츠하이머병이 중기에 접어들었다. 기억장애가 심해 보호자는 돌아서면 까먹는다고 했다. 병원에 오는 길에 차 안에서 환자가 "지금 어디 가니?"라고 물어보면 보호자가 "병원에 갑니다"라는 답을 열 번이나 반복해야 할 정도로 기억장애가 심했다. 그러나 진찰실에 들어선 할머니 모습은 전혀 환자처럼 보이지 않았다. 진찰실에 들어올 때부터 인사도 잘하시고, 나와 얘기할 때 유머 감각도 떨어지지 않았다. 발바닥 반사를 보기 위해 양말을 벗겨드리자 수줍게 웃으시면서 고맙다고 하셨다. 며느리 말에 따르면 남을 헐뜯는 모습을 본 적이 없다고 했다. 그래서 그런지, 일상적인 대화를 비롯해 끝말잇기나 글짓기 같은 활동을 할 때도 부정적인 단어보다 예쁜 단어만 쓰시려고 했다. 할머니는 당시 강남구 치매지원센터가 제공하는 말벗 서비스를 정기적으로 이용하고 있었는데 한번은 금수강산으로 4행시를 지으라고 했더니 "금. 금강산은 아름답다고 들었다. 수. 수려한 꽃을 구경 못 가니 마음만 애달다. 강. 강물이 얼마나 아름다울까? 산. 산봉우리는 얼마나 높을까?"라고 말씀하셨다. 이런 부드러운 언어 구사가 가능하시다는 사실에 놀라지 않을 수 없었다. 특히 가족에 대한 이야기를 하실 때는 며느리나 딸에 대한 자랑과 칭찬을 늘어놓으셨다.

물론 검사 결과 할머니의 인지 기능은 감소됐다. 예상대로 기억력은 바닥 수준이고, 방향 감각도 저하되어 있었다. 하지만 '금수강산' 4행시에서 알 수 있듯이 언어 능력이 비교적 유지되었고, 예절을 말해주는 전두엽 기능도 어느 정도 살아 있었다. 전두엽 기능이 유지된 덕분일까? 할머니가 알고 지내던 분이 오랜만에 만나서 "내가 누구인지 아세요?"라고 물으면 이름이나 얼굴이 기억나지 않지만 "너는 너, 나는 나"라며 웃어넘기셨다. 임기응변 능력과 유머 감각은 전두엽에서 나온다. 가족들은 이런 할머니 모습에 중기 치매를 경험 중이신 어르신이라는 것을 잊을 정도다!

물론 가족 입장에서 같은 질문을 반복하면 옆에서 귀찮을 때가 있고, 앞뒤가 맞지 않는 말을 하면 좌절감이 드는 때도 있었다. 그러나 처음 치매라는 진단을 받았을 때 느꼈던 절망감보다, 현재 어머님 모습에 기쁨을 느낄 때가 더 많다고 했다. 더구나 평소 완벽주의 성격 탓에 까다로웠던 할머니 성격이 둔화되면서 가족들은 편안함을 느낀다고 했다. 할머니의 치매 증상은 지속적인 치료에도 불구하고 점차 진행됐다. 그러나 할머니는 끝까지 예의와 품위를 유지하시며 고맙다는 말을 잊지 않으셨다. 그러시다가 돌아가시기 몇 달 전부터 대소변을 못 가리셔서 기저귀를 차셨고, 어느 날 아침 보호자들은 방에서 고운 모습으로 돌아가신 할머니를 발견했다. 이 할머니를 보고 나서 나는 치매에도 예쁜 치매가 있다는 것을 깨달았다. 그리고 다른 예쁜 치매 환자들도 있는지 유심히 보게 되었는데, 놀랍게도 많은 분들이 예쁜 치매를 보였다. 어떤 분들은 "뭐야! 이런 게 예쁜 치매야?"라고 실망할지도 모른다. 그러나 기대를 높게 갖지 말기 바란다. 치매는 치매다. 모든 사람들이 아가와 어린이들을 예쁘다고 한다. 그러나 막상 키워보면 손이 많이 가고 힘들어 전혀 예뻐 보이지 않을 때도 많다. 오죽하면 어머니들이 자식에게도 '미운 네 살' '미친 일곱 살'이라고 하겠는가? 치매에 걸린 어르신들을 볼 때도 미운 네 살로 봐주는 건 어떨까? 실제로 그들의 기억은 어느 날은 네 살배기 아기가 됐다가, 또 어느 날은 스무 살 처녀가 되기도 하니까.

[호호호 할머니]

어느 요양원에서 만난 예쁜 치매 할머니를 소개한다. 우리 팀은 요양원에 정기적으로 진료를 나가는데, 갈 때마다 5층 한구석에 "아하하하" 웃음소리가 들린다. 웃음소리의 주인공은 이미경 할머님! 무슨 재미있는 일이 있는 걸까 싶기도 하지만 할머님의 웃음에는 큰 이유가 없다. 특유의 경상도 사투리와 함께 그저 만나는 이마다 웃으면서 맞아주신다. 할머니는 돌아서면 잊을 정도로 기억장애가 심해서 치매 말기에 해당되지만 말씀은 잘 하시고 글씨도 어느 정도 쓰신다. 요일 이름을 한글과 한자로 써보라고 하면 곧잘 쓰신다. 나는 할머니가 하도 예뻐서 "이미경 이쁘다"를 써보시라고 하면 쓰기도 전부터 얼굴을 가리면서 깔깔깔 웃으신다. 수줍은 듯 한 글자씩 써나가면서 계속 웃으신다. 평소 때의 모습이 궁금해 간호사에게 할머니의 평소 모습을 전자메일로 보내달라고 부탁했다.

나 박사님

이미경 어머님은 항상 웃으십니다. 아침에 만나는 사람마다 "안녕하십니까?
식사는 하셨습니까?"라고 인사하면서 "아하하하" 웃으십니다.
가만히 어머님과 마주하고 있으면서 생각해봅니다. 무엇이 이리도 좋으실까?
병 전에 워낙 깔끔하시고, 얌전하시고 낯을 가리는 성품이셔서 시설 적응에 어려움이
있지 않을까, 하는 가족들의 걱정도 있었지만,
시간이 지날수록 모든 사람들의 사랑을 한 몸에 받으시는 사랑스러운 어머님이 되셨습니다.

그룹 작업 치료 시간에는 이곳이 어디인지, 옆에 같이 앉아 계신 어르신들이 누군지,
무엇 때문에 이곳에 오셨는지는 모르시지만, 그저 다른 어르신들과 인사 나누시며,
"아! 그렇습니까? 좋은 곳이군요!" 하시며 또 "아하하하" 웃으십니다.
물론 금세 이곳이 어디였는지는 잊어버리시며 같은 질문을 하시지만
그리 불안해 하지 않으시고 반복적으로 알려주는 사람들에게 늘 고맙다며 인사하십니다.

작업 치료 시간 중 '자신의 게시판' 만들기 활동 중에는 88세의 연세를 보시고는
고개를 항상 갸웃거립니다.
"아이구, 나이가 너무 많이 나왔네, 이 정도는 안 됐을 텐데…… 어허허허……
내가 여기서 나이가 제일 많네. 좀 잘못됐네. 어허허허……" 하십니다.
당신은 아직 56세라고 생각하시고 계십니다.
그 때문인지 주변에 계신 어르신들이 더 어른이라 생각하시는 듯합니다.
어른들 앞서 걷지도 않으시며, 항상 뒤에서 따라 걸어오십니다.
왜 그러시느냐 여쭤보면 어른들 먼저 가셔야 해서 뒤에 서 계신다고 합니다.
남자 어르신들 앞에서는 소녀처럼 수줍은 모습도 보이십니다.
이분처럼 밝은 모습의 치매가 있을까요?
이미경 님께서 지금처럼 예쁘신 모습으로 밝게 오래오래 건강하게 사셨으면 좋겠습니다.

[스님 스님 우리 예쁜 스님]

몇 년 전에 오신 스님도 중증 치매임에도 불구하고 정말 예쁜 치매 환자 분이었다. 기억장애가 심해져 오전에 있던 일을 기억하지 못했다. 설법은 물론 조금이라도 복잡한 판단력이 요구되는 일을 할 수 없게 되었다. 그럼에도 불구하고, 보호자로 온 젊은 스님에 의하면, 기억력이 깜박깜박하고 방향감각이 떨어질 뿐 이상한 행동은 없다고 했다. 처음 진찰실에서 스님을 봤을 때는 담담함 그 자체였다. 내가 젊은 스님에게 "스님이 평소 말씀이 없으신가요?" 여쭈어보았더니 그냥 실수하실 수 있다는 것을 아시기 때문에 말을 아끼고, 처음 보는 사람들 앞에서는 표현을 하지 않는다고 했다. 치매 환자에서 이상행동이나 문제 행동이라고 하는 것은 물건을 훔쳐갔다고 주장한다든가 불안해 하거나 공격적인 행동을 보이는 것을 말하는데, 이런 행동은 대부분의 중기 환자에게 나타나지만 스님은 이런 행동이 전혀 없었다. 스님이 진찰실을 나설 때 깍듯하게 합장을 하면서 웃음을 지으시고, 자리에서 물러날 때 삐뚤어진 의자를 반듯하게 정리하고 가는 모습을 보면서 치매에 걸리더라도 이 정도 모습이면 참 좋겠다는 생각이 들었다.

어떤 치매 환자가 전두엽의 동기센터가 망가지면, 멍해 보이기는 하지만 보호자 입장에서는 보살피기가 편하다. 왜냐하면 내버려두면 하루 종일 잠을 자고 아무것도 안 하기 때문에 말썽 피울 일이 없다. 아주 얌전할 뿐이다. 그러나 이는 예쁜 치매에 해당되지 않는다. 내가 말하는 예쁜 치매는 밝고 명랑하고 긍정적인 치매를 말한다.

스님은 1년에 두 번 병원에 오신다.
다음 글은 젊은 스님께 스님의 평소 모습을 자세히 써달라고 부탁한 메일의 답장이다.

박사님!

노스님에 대한 자세한 글을 써달라고 하셨는데, 여러 차례 쓰려다가 못 썼어요.
왜냐하면, 제게 노스님에 대한 이야기는 어떤 한 부분도 빠뜨릴 수가 없고요.
또 너무 큰 삶의 모습을 보여주셨는데
단편적으로 쓴다는 게 맘에 내키질 않아서 쓰질 못했어요.
박사님께는 감사함과 죄송한 마음 전합니다.

요즈음 저희 노스님의 하루 일과는요.
새벽 네 시면 일어나셔서 법당에 가셔서 예경하시고
방으로 돌아오셔서 경전 암송하시고 모두의 행복을 위한
축원하신 다음에 좌선명상까지 하시고
요가를 한 시간 정도 하시고요.
저희들과 맑고 밝은 모습으로 아침 공양하시고
하루 종일 경전 들으시고 기도하시고
저녁 식사까지 마치시면 씻으시고 꼭 족욕을 하세요.

또 좌선명상하시고 주무세요.
저희가 뵈어도 그냥 감동적이고 그림 같은 삶의 모습을 보여주세요.
하루 종일 웃는 모습이시고요.
어쩌면 불교적으로 이야기하자면 평생 익혀온 삶의 모습일 테고요.
몸으로만이 아니라 정말 의식 세계에서 말예요.
긍정적인 단어만 쓰시고요. 매사에 유머와 위트가 넘치세요.
저희는 노스님의 유머를 알아들으려면 정신을 차려야 해요.^^*
식사도 너무 맛나게 드시고 잠도 잘 주무시고
저희들하고 이야기하고 차 마시는 것 좋아하시고요.

그리고 정말 겸손하세요.
저희들에게 연꽃의 모습을 보여주시는 것 같아요.

저희는 그래요. 우리도 87세 이후엔 저런 모습이고 싶다고요.
요새 길어진 생명이 재앙이라고 하잖아요?
저희 노스님을 뵈면 전혀 아니에요.
저희는 길어진 생명이 전혀 재앙이 아니라고 말하고 싶어요.
박사님께서 말씀하신 것처럼 처음부터 끝까지 마음공부를 한다면요.

그리고 정말 노인들이 행복하게 돌아가셔야
더 좋은 사람들이 태어나지 않을까요?
저는 노스님 한 분을 모시면서 참 많은 공부를 하고 있어요.
노인들이 행복하게 죽음을 준비하고 맞이할 수 있도록
가족들이 협조해야 한다는 중요성도 많이 생각하고요.
또 반드시 노인들은 젊으셨을 때부터 함께했던
가족 중의 누군가가 보살펴야 한다는 생각을 많이 해요.
마치 엄마가 아이를 키울 때 마음처럼요.
저는 도반들이랑 이런 얘기 많이 했어요.
잘 돌아가시게 해드려야 잘 태어나실 거니까……
삶의 행복하고 좋은 씨앗을 남기고 가실 수
있도록 잘 보살펴야 한다고요.

박사님!
얼떨결에 제 수다가 길어졌어요.^^*
그냥 노스님 모시면서 저의 좋은 마음을 박사님께 자랑하고 싶어졌나봅니다.

만약 당신이 나이가 늙어 치매에 걸렸을 때, 아름다운 언어로 자연과 사물을 표현하고, 누구나 기피하는 치매에 걸렸음에도 오히려 동네 사람들에게 반갑게 인사를 받고, 주위 사람이 당신의 주치의에게 당신의 질병을 칭찬하는 메일을 보낸다면 기분이 어떨 것 같은가? 한 번쯤 생각해보기 바란다. 이런 일은 절대로 어려운 일이 아니다. 그렇다고 해서 하루아침에 이뤄낼 수 있는 업적도 아니다. 쉬운 습관을 매일 실천할 때 가능하다. 위에 소개한 세 분의 예쁜 치매 환자들의 공통적인 특징을 아는가? 내가 가장 궁금했던 것은 그들의 평소 성격이었다. 그래서 보호자들에게 물어본 결과 한결같이 바르고 남을 배려하는 성격, 그리고 항상 감사하는 태도를 가지고 살았다고 했다. 그러므로 특히 긍정적인 언어 사용에 인색하고, 이웃에게 건네는 인사에 인색한 현대인일수록 이 파트를 꼭꼭 씹어서 읽었으면 좋겠다.

4.2 너와 나를 울리는 '미운 치매'

예쁜 치매만 나열하면 '으레 그런가보다' 하고 넘길 수 있으니 미운 치매에 대해서도 언급하고자 한다. 다음에는 미운 치매의 사례들을 소개한다.

[하루 종일 통장만 보는 남자]

부동산업을 한 이중기 씨(68세 男)는 젊어서부터 담배를 피우고 40대부터 비만이었고 50대에는 고혈압 진단을 받기에 이르렀다. 의사는 담배 끊고 운동해 5kg 체중을 **빼면** 고혈압이 없어질 거라고 충고했으나 "의사는 모두 같은 말만 한다"며 아무런 노력도 하지 않다 당뇨와 고지혈증에 걸리게 되었다. 계속 고혈압 약을 복용했음에도 불구하고 결국 혈관치매에 걸렸다. 치매가 중기에 이르자 기억장애가 심해지고, 화를 많이 내는 증상(전두엽 증상)이 두드러지면서 한 가지 특이한 증상이 생겼다. 통장 열 개 정도를 방바닥에 늘어놓고 들여다보는 증상이다. 부인이 방으로 들어오는 것을 꺼려했고, 돈이 얼마 있는지 절대로 가르쳐주지 않았다. 부인이 문틈으로 보니, 땀을 뻘뻘 흘리고 있었고 초조한 표정이 역력해 보였다고 한다. 아마도 계산 능력과 판단력이 떨어지다보니 통장을 가지고 어떻게 할지 모르고 있었던 것 같다. 더 힘든 건 은행을 수시로 방문해 "돈이 안 맞는다" "누가 내 계좌에 손을 댔다"면서 은행 전체를 뒤집어엎는 행동이었다. 은행 직원들은 가족들에게 전화해 제발 환자가 은행에 오지 않게 해달라고 했으나 불가능했다.

[폭탄같이 화를 내는 60대 남자]

건설업에 종사한 이인태 씨(69세 男)는 업무 관계로 술을 먹다보니 술고래가 되었고 술을 먹으면 화를 내고 주사가 심했다. 그러다 알츠하이머병이 중기로 진행하면서 화내는 증상이 더 심해졌다. 조급증까지 겹쳐서 당장 요구를 들어주지 않으면 욕설을 하거나 물건을 집어 던지는 일이 많아졌다. 심지어는 부엌칼을 들고 위협하는 일까지 발생했다. 환자가 외래에 나타나면 우리 외래 팀은 초비상이 된다. 접수대에 가서 "내 차례는 언제냐?"를 열 번 이상 반복해서 묻는 것은 기본이고, 잠을 잘 못 잔다고 해 약 처방을 하면 의사 앞에서는 아무 말 안 하다가 간호사에게 "내가 잠 못 자서 죽으면 어떻게 할 거냐?"고 따지면서 죽으면 책임진다는 각서를 쓰라고 소리를 고래고래 질렀다.

[하루 종일 억울함을 쏟아내는 할머니]

이화자 할머니(82세 女)는 치매에 걸리자 가슴에 쌓아두고 살았던 억울함을 호소하는 일이 급증했다. 평소 두 가지 억울함을 가지고 살았는데 치매에 걸리자 그게 가시화된 것이다. 첫 번째 억울함은 남편이 젊었을 때 바람을 피운 것이었다. 그 억울함이 망상으로 변했을까. 89세 남편이 음식점에서 한 아줌마와 놀아나는 장면을 목격했다면서, 남편을 구타하는 일까지 생겼다. 진찰실에서 꼬부랑 할아버지께서 한숨을 푹 쉬시면서 "이 나이에 무슨 그런 일이 있겠어요"라고 하소연했다. 그 얘기를 듣던 할머니는 "이 나쁜 자식아. 네가 그년하고 놀아나니까 그렇지"라며 고함을 질렀다. 할머니의 남편에 대한 미움이 갈수록 커져만 갔다.

또 다른 억울함은 시집살이다. 평소에도 시집살이에 대한 한풀이를 자주 했는데, 치매에 걸리자, 사람들을 만날 때마다 시집살이에 대한 얘기를 쉴 새 없이 하는 바람에 가족들이 슬그머니 피하게 되었다. 어느 날 새벽 두 시에 일어나 시어머니 사진을 프라이팬에 볶아서 분을 푸는 행동도 보였다.

이와 같은 사례를 통해 느꼈겠지만 많은 이들이 '나는 저렇게 늙고 싶지 않다. 혹은 미운 치매는 걸리고 싶지 않다'고 생각할 것이다. 그러나 나는 독자들이 여기에서 생각을 멈추지 않았으면 좋겠다. 미운 치매의 사례를 접하면서 현재 나는 '나의 삶을 얼마나 예쁘게 살고 있는가?' 하고 문제의식까지 가져보기 바란다. 왜냐하면 예쁜 치매든 미운 치매든 결국 '젊었을 때 어떻게 살았는가?'에 따라 치매의 표정이 달라질 수 있기 때문이다. 나 역시 치매를 진료하는 주치의로서 '치매가 무섭다'고 생각할 때가 있다. 치매는 젊었을 때 우리가 어떻게 살았는지를 '행동장애'를 통해 보여주기 때문이다.

4. 예쁜 치매 미운 치매

4.3
예쁜 치매,
얼마나 흔할까?

우리 랩의 강수진 간호사는 연구 간호사로서 나와 일을 시작한 지 10년이 넘었다. 내 주위에는 이렇게 오랫동안 나와 같이 일을 한 치매 베테랑이 많다. 나는 약 5년 전에 강수진 간호사에게 '예쁜 치매' 주제를 부탁했다. 우리가 맨 처음 한 일은 예쁜 치매를 정의하는 일이었다. 전 세계적으로 이런 개념이 없다보니 우리가 만드는 수밖에 없었다. 그동안의 경험과 예쁜 치매로 보이는 환자의 사례 연구를 통해 간단한 설문지를 제작하였다.

[예쁜 치매 척도]

다음은 우리 치매 연구팀이 만든 예쁜 치매 척도다. 환자를 잘 아는 보호자가 평가하면 된다. 짧은 시간에 쉽게 평가할 수 있다. 다만 누가 설문을 하느냐에 따라 달라질 수 있기 때문에, 주관적이라는 단점을 안고 갈 수밖에 없다. 예를 들어 치매 환자와 사이가 좋지 않은 사람이 평가할 때와 사이가 좋은 사람이 평가할 때 다를 수밖에 없다.

	전혀 그렇지 않다	별로 그렇지 않다	보통이다	약간 그렇다	매우 그렇다
환자가 이상행동(다른 사람을 의심함, 안절부절, 불안, 초조 등 기타의 정상적이지 않은 행동)을 해서 보호자를 힘들게 합니까?	4	3	2	1	0
환자가 사람들과 화목하게 지내나요?	0	1	2	3	4
환자가 행복해 보이나요?	0	1	2	3	4
환자가 사랑스럽게 느껴지나요?	0	1	2	3	4
환자는 돌보기 편한 사람인가요?	0	1	2	3	4

[예쁜 치매는 얼마나 흔할까?]

2007년 12월부터 2009년 12월까지 기억장애클리닉을 방문한 알츠하이머병 환자 635명을 대상으로 조사했다. 평균 연령은 73세였고, 초기 또는 중기에 해당되는 환자로 정했다. 16점 이상은 예쁜 치매로, 5점 미만을 미운 치매라고 할 때 예쁜 치매는 25%에 육박했고, 미운 치매는 5%에 불과했다. 즉, 우리의 예상과 달리, 예쁜 치매가 미운 치매보다 훨씬 많았다. 실은 우리 조사 결과보다 예쁜 치매의 환자들이 더 많을 가능성이 있다. 왜냐하면 예쁜 치매 환자는 보호자들이 병원에 모시고 오지 않을 가능성이 많기 때문이다. 즉, 기억력이 떨어지지만 별 문제를 일으키지 않고 사람들과 잘 어울리는 예쁜 치매 환자들은 병원의 도움이 별 필요가 없다. 반대로 말썽을 일으키는 미운 치매의 환자는 병원의 도움이 더 필요할 수밖에 없다. 실제로 보호자들이 시설을 찾는 가장 큰 원인은 기억장애가 아니라 이상한 증상 즉, 미운 치매 증상 때문이다. 이 글을 읽는 독자들 중에서도 집안에 치매 환자가 있으나 특별히 병원을 이용하지 않은 경우 "아하, 우리 어머니가 예쁜 치매셨구나!"라고 말하는 사람이 많을 것이다.

이 결과는 우리에게 희망을 준다. 만약 예쁜 치매의 비율이 적으면 예쁜 치매가 되기 힘들다는 말이 된다. 반대로 예쁜 치매에 걸릴 확률이 4분의 1이나 된다는 말은 우리도 얼마든지 예쁜 치매가 될 수 있고, 노력에 따라 비율을 높일 수 있다는 말이 된다.

또한 우리 결과는 매스컴에서 일방적으로 치매의 부정적인 측면만을 다루지 않았나를 생각하게 한다. 일반적으로 뉴스는 사건 사고만을 다룬다. 시청률을 올리기 위해서일까? 부정적인 내용만을 다루다보니 뉴스를 보면 불안해지고 기분이 나빠진다. 보이지 않는 마음은 보이는 모든 것을 지배한다. 예를 들어 마음의 흐름은 돈의 흐름이 되어 나타난다. 만약 5,000만 국민이 바뀌면 한국이 바뀌고, 60억 인구의 마음이 바뀌면 지구 전체가 바뀐다. 우리의 마음 에너지는 지금도 우주에 강하게 쏘아 올려진다. 그리고 이 마음 에너지는 모아져서 현실로 창조된다.

나쁜 뉴스는 나쁜 마음을 만들고 나쁜 현실로 나타난다. 이는 지극히 상식적인 사실이고, '미러(거울) 뉴런'이라는 유명한 이론으로도 설명이 가능하다. 미러 뉴런 이론은 간단하다. 어떤 사람이 뇌의 운동 세포를 이용해 농구공을 골대에 넣고 있다. 이를 보는 사람은 아무런 움직임을 보이지 않음에도 불구하고 같은 운동 세포가 활성화된다는 것이다. 흥미롭게도 남이 농구공을 골대에 넣은 것을 미리 본 사람은 보지 않은 사람에 비해 실제로 슛을 성공할 가능성이 높다고 한다. 따라서 부정적인 뉴스를 보면 뇌의 부정신경망이 활성화되면서 부정적인 일을 할 가능성이 더 많아진다. 나는 언젠가 뉴스의 대부분이 좋은 뉴스로 바뀌는 세상을 꿈꿔본다. 본론으로 돌아와서, 나쁜 뉴스에 대한 예는 치매의 경우도 예외가 아니다. 치매하면 떠오르는 이미지는 가족을 파괴하는 병, 벽에 무엇을 칠하는 병이 떠오른다. 이제 치매에 대한 생각을 바꾸자. 치매하면 예쁜 치매를 먼저 떠올리자. 예쁜 치매가 되기를 간절히 원하면 반드시 그렇게 될 수 있다.

4.4 예쁜 치매 만들기 솔루션 1: 긍정신경망 두껍게 하기

예쁜 치매를 생각하면서 강수진 간호사와 내가 첫 번째로 떠올린 연구 질문은 "평소에 긍정적인 사람은 그렇지 않은 사람에 비해 치매가 걸린 후에 더 긍정적일까? 평소에 부정적인 사람은 그렇지 않은 사람에 비해 치매가 걸린 후 더 부정적일까?"였다. 이 가설을 검증하기 위해 먼저 NEO-PI라는 성격 설문지를 참고로 '긍정부정성격설문지(Positive and Negative personality scale, PONES)'를 만들었다. 이 PONES는 긍정 문항 20개, 부정 문항 20개로 구성했다. 항목마다 3점 척도이므로 긍정 점수 만점 60점, 부정 점수 만점 60점이 되는 셈이다. 이 설문을 109명의 알츠하이머병 환자에게 시행한 결과 치매에 걸리면 긍정성은 감소하고 부정성은 증가하는 것을 알게 됐다. 즉, 치매가 걸리면 전체적으로 부정적인 방향으로 흘러갔다. 또한 병 전의 긍정성과 병후의 긍정성을 비교한 결과 높은 상관이 나왔으며, 병 전의 부정성과 병후의 부정성을 비교한 것 역시 높은 상관이 나왔다. 결과를 종합하면, 치매에 걸리면 전체적으로 부정적인 방향으로 흐르나 병 전에 긍정적인 사람은 병후에 긍정적일 가능성이 더 많고, 병 전에 부정적인 사람은 병후에 부정적일 가능성이 더 많다.

[뇌 예비 창고(brain reserve) 늘리기]

왜 병 전에 긍정적인 사람이 병후에도 긍정적일 가능성이 더 높을까? 답은 간단하다. 평소에 근육 알통을 많이 키워놓은 사람과 키우지 않은 사람이 병상에 누웠을 때 어떤 사람의 근육이 더 오래 버틸 수 있겠는가에 대한 답을 생각하면 된다. 어떤 치매 환자를 진찰하다가 깜짝 놀란 적이 있다. 60대 여성 분인데 우리가 처음 진찰할 당시 알츠하이머병이 중기로 진행한 상태여서 기억력, 언어 능력, 방향감각 등이 상당히 저하되어 있었다. 그러나 놀랍게도 중증 치매 환자인데도 불구하고 계산 능력은 유지되고 있었다. 암산 능력이 거의 정상인이었다. 과거에 어떤 일을 하셨는지 물어봤더니 슈퍼마켓을 하셨다고 했다. 평생 슈퍼마켓을 하면서 계산을 하다보니 계산에 관한 신경망이 두껍게 발달해서 치매라는 세찬 바람이 불었음에도 계산 능력만큼은 남아 있었던 것이다. 비슷한 환자가 또 왔는데, 직업을 물어보니 세무사였다고 했다. 계산에 관한 예를 들지 않더라도, 대개 치매 환자들은 치매 말기까지 자신의 이름을 까먹는 일은 거의 없다. 자기 이름을 평생 동안 되뇌이면서 살았기에 자기 이름에 대한 신경망이 두꺼워져 있는 것이다. 이런 현상을 뇌 예비 창고 이론으로 설명한다. 우리는 평소 열심히 벼농사를 지어서 쌀 창고에 예비분을 저장한다. 수해나 가뭄으로 인해 쌀 생산에 차질이 생기면 예비 창고를 풀어서 쌀을 공급한다. 따라서 겉보기에는 부족함이 없다. 이는 전쟁을 대비해 평소 예비군을 준비해 놓았다가 전쟁이 나면 현역병을 돕는 것과 유사하다.

뇌에서도 비슷한 일이 일어난다. 평소 뇌의 특정 부위를 반복적으로 사용하면, 그 일을 담당하는 뇌세포와 뇌세포끼리의 연결이 강화될 뿐만 아니라, 주위에 있는 뇌세포들과도 연결이 강화된다. 따라서 어떤 세포가 손상되더라도 주위 예비군 세포가 동원되어 그 기능을 대신해줌으로써 기능 저하를 최소화하는 것이다.

[긍정신경망 알통 키우기]

지금까지 전 세계적으로 뇌 예비 창고 이론은 인지 기능에만 적용해왔다. 그러나 우리 연구는 성격이나 행동에도 이 이론을 적용할 수 있음을 말해준다. 즉 평소에 감사신경망, 행복신경망, 긍정신경망을 튼튼히 해놓으면 질병이 오더라도 버틸 수 있다. 우선 감사신경망을 두껍게 하려면 소박해져야 한다. 소박해지려면 삼성의료원 1층 응급실부터 19층 병실까지 병원 투어를 해야 한다. 아기부터 노인까지, 가벼운 병부터 마지막 숨을 몰아쉬는 환자까지, 흔한 병부터 아주 드문 병(세상에 이런 비참한 병이 있을까를 느끼게 하는 병)까지, 급성 환자부터 만성 환자까지, 생로병사를 모두 관찰하면 당신이 왜 감사한지를 안다. 걸을 수 있고, 말할 수 있고, 먹을 수 있고, 볼 수 있고, 들을 수 있고, 숨 쉴 수 있고, 그냥 살아 있음이 감사하다. 통증 없는 오늘 한 날이 너무 감사하다. 거기에 끼니가 있으면 더 감사하다. 거기에 싸울 수 있는 옆 사람이 있고, 가족이 있으면 더 감사하나. 해가 떠서 삼사하고, 바람이 불어서 감사하고, 나무가 흔들려서 감사하고, 감사하고 또 감사하고…….

행복신경망을 두껍게 하기 위해 나는 눈을 감고 여행 가서 보았던 장면을 떠올린다. 그래서 여행을 할 때마다 좋은 경치를 눈에 많이 담아오려고 노력한다. 그리고 카메라로 찍은 좋은 경치를 컴퓨터 바탕 화면에 깔아놓고 수시로 본다. 좋은 친구를 만났을 때 행복한 감정, 좋은 음식을 먹을 때 느끼는 감정, 좋았던 추억, 만약 할아버지 할머니라면 손자 손녀들을 떠올리면서 생각하는 것, 젊은 남녀라면 서로 사랑하는 모습을 떠올리는 것이 좋다. 나는 노인 분들을 볼 때마다 속으로 "행복하자! 행복하자"를 반복한다. 뇌인지건강클리닉 환자의 평균 나이가 15년 전에는 약 69세였으나 지금은 75세가 됐다. 이제는 90세 이상 환자들이 꽤 많다. 내가 왜 노인 환자들을 보게 되었을까? 우연이 아닐 것이다.

노인 환자들을 보면서 깨달은 것은 우리 몸은 유한하고 끝날 때가 있다는 것이다. 그래서 오늘 내가 행복해야 한다는 것이다. 우리 혈관치매 환자들이 보행이 나빠지면 10m를 걷는데 30분이 걸리기도 한다. 그런 모습을 보면서 나는 한 걸음 한 걸음 걸을 때 '감사, 감사' '행복, 행복'을 반복한다. 매일 오늘 죽어도 행복한가, 오늘 죽으면 억울하지 않은가를 생각하면서 산다.

[긍정의 오해에서 벗어나기]

여기서 한 가지 짚고 넘어갈 것이 있다. 긍정하면 밝음, 웃음, 기쁨, 행복이 먼저 떠오른다. 그러나 때로는 싸움, 울음, 공격성도 긍정이 될 수 있다는 것이다. A라는 남자는 평화를 사랑하고 착해서 싸움을 하지 못한다. 그래서 자기 엄마와 부인이 갈등이 있는 경우, 이를 해결하지 못하고 우유부단하게 행동한다. 한편 B라는 사람은 공격적이지만 타협을 잘하고 맺고 끊는 것이 분명하다. 그래서 고부 간에 갈등이 있을 때 필요에 따라 화를 내서라도 고부 간의 문제를 정리해준다. 그렇다면 고부 간의 갈등을 해결하는 차원에서 누가 더 긍정적인가?

흔히 우리가 생각하는 것처럼 긍정은 밝음, 웃음만을 의미하는 것이 아니라 상황에 따라 그 모습이 달라질 수 있다. 그래서 나는 긍정은 '문제를 해결하고 건설적이고 화평한 방향으로 나아가려고 하는 목표를 두고 하는 생각과 행동'이라고 정의한다. 긍정적인 사람은 분명한 목표를 가졌기 때문에, 문제를 해결하기 위해 누군가와 싸우다가도(부부 싸움) 싸움이 극단적인 방향으로 흐르면 바로 한발 물러서 질 줄 알고 손해를 볼 줄 안다. 반대로 부정적인 사람은 싸움에 빠져서 곧바로 싸우는 목표를 잊고, 한없이 파괴적인 언행과 행동으로 치닫는다. 결국 긍정적이 되려면 전두엽을 사용해 분명한 목표를 가져야 한다.

프랑스 철학자 에밀 샤르티에는 자신의 책 《알랭의 행복론》에서 "비관주의는 기분에 속하고 낙관주의는 의지에 속한다"고 했다. 즉 어떠한 부침의 상황에 놓일 때, 감정적인 피로만을 해결하고자 '이른 타협이나 수용'을 하는 건 비관주의인 반면, 그런 상황에서도 목표를 이루고자 의지를 꺾지 않는 자세는 '건강한 긍정성' 내지 '진정한 낙관주의'라고 할 수 있다. 여러분은 난제에 부딪쳤을 때 기분에 점령당하는가? 아니면 분명한 목표와 의지를 잃지 않으려 하는가? 한번 생각해보기 바란다.

['1000% 마음'으로 긍정의 점유율 높이기]

100% 마음, 1000% 마음! 이는 내가 만들어낸 말이다. 당신이 가지고 있는 좋은 마음은 몇 %나 되는가? 보통 사람들은 100% 마음을 가지고 산다. 그래서 기분이 좋은 일을 하거나 일이 잘되면 200%가 된다. 반대로 일이 안 풀리거나 누구에게 감정이 건드려지면 0% 또는 마이너스가 된다. 좋고 나쁨에 따라 200과 0사이를 왔다 갔다 한다. 천국과 지옥을 왔다 갔다 하는 것이다. 마치 줄기가 자라지 못한 어린 나무와 같다. 그래서 바람이 불면 심하게 흔들린다. 어떤 때는 나무가 꺾여서 심한 상처를 받기도 한다.

1000% 마음을 가진 사람은 기분이 좋은 일을 하거나 일이 잘되면 1,100%가 된다. 그래서 더 좋다. 반대로 일이 안 풀리거나 누구에게 감정이 건드려지더라도 900%가 된다. 그래서 덜 좋기는 하지만 아직도 매우 좋다. 어떻게 하면 1000% 마음을 가질 수 있을까? 평소에 당신의 마음속에 감사, 사랑, 경이, 신비, 긍정, 너그러움, 여유를 가득가득 채워놓을 때 가능하다. "나는 행복한가? 오늘 죽으면 억울한가?" 나는 이 질문을 1년 365일 달고 산다. 이 질문을 던짐으로써 많은 이들이 그냥 흘려보내는 '하루'를 내 곁에 붙들 수 있고, 1000% 마음을 유지할 수 있기 때문이다.

당신에게 가장 중요한 때는 언제인가?
당신에게 가장 중요한 일은 무엇인가?
당신에게 가장 중요한 사람은 누구인가?

당신에게 가장 중요한 때는 현재이며,
당신에게 가장 중요한 일은 지금 하고 있는 일이며,
당신에게 가장 중요한 사람은 지금 만나고 있는 사람이다.

내가 좋아하는 톨스토이의 '지금 이 순간'이라는 글이다. 나무가 꺾여버리면 자기 힘으로 살아남기 힘들다. 마찬가지로 100% 마음을 가지고 살다가 0이 되면 자생하기 힘들어 약을 먹거나 타인의 도움을 받아야만 한다. 톨스토이가 위 글에서 말하고자 하는 것은 한 가지다. 지금 당신이 하고 있고, 만나고 있고, 생각하게 하고, 울게 하는 그것. 대상이 됐든, 일이 됐든, 지금 이 순간을 사랑함으로써 인생의 기억 창고를 더욱 풍요롭게 만들라는 주문이다.

4.5 예쁜 치매 만들기 솔루션 2: 부정신경망 없애기

긍정신경망 만들기와 부정신경망 없애기 중 어느 것이 예쁜 치매가 되는 데 도움이 될까? 어떤 사람은 '그 말이 그 말이냐'라고 할지도 모르겠다. 그러나 우리 연구 결과는 부정신경망 없애기를 더 지지한다. 치매에 걸렸을 때 평소 성격이 끝까지 남는다면 긍정적인 사람은 더 긍정적이 되고 부정적인 사람은 더 부정적이 되어야 옳다.

그러나 연구 결과 긍정성은 희석되고 부정성은 심화된다. 즉, 긍정적인 사람은 긍정성이 덜해지는 반면, 부정적인 사람은 더 부정적이 되는 것이다. 따라서 부정적인 성향을 없애는 쪽이 더 효과적이다. 정리하면 긍정적인 신경망을 늘리는 가장 좋은 방법으로는 부정신경망의 점유율을 낮추는 것이다

[평소 성격의 힘]

치매에 걸리면 마음의 포장이 풀리는 경향이 있다. 미운 치매 사례에서 보는 것처럼, 욕심, 집착, 억울함, 비판하는 마음, 화, 공격성 등이 드러난다. 이는 비커 속의 흙탕물에 비유할 수 있다. 비커에 흙탕물을 넣고 책상 위에 가만히 두면 흙이 아래로 가라앉아 깨끗한 물이 된다. 그러나 비커를 흔들면 다시 흙탕물이 된다. 치매에 걸리면 마치 누군가가 비커를 흔드는 것과 같은 효과가 나타나는 것이다. 또는 아이들이 소꿉장난하는 상황과 유사하다. 소꿉장난할 때 흙으로 성을 쌓는다. 그리고 그 위에 모래를 덮었다고 치자. 그런데 센 바람이 불었다. 그러면 모래가 날리면서 점점 덮여 있는 성이 드러난다. 성이 완전히 드러났을 때 바람이 계속해서 불면, 성의 약한 부분이 바람에 날아가고 성의 강한 부분만 남게 된다. 이제 성(城)을 부정적인 성향으로 가정하고 덮은 모래를 겉으로 보이는 좋은 성격이라고 가정하고 생각해보자.

예를 들어 어떤 사람이 시도 때도 없이 화를 내고, 신경질을 자주 냈다. 그래서 신경질, 화에 대한 신경망을 아주 두껍게 만들어놓았다. 평소에는 그 위에 모래를 덮어서 포장을 하면서 그럭저럭 잘 살았다. 그런데 이제 치매라는 바람이 불자 모래가 다 날아가고 화, 신경질이 드러났다. 그래서 치매에 걸리면 평소 화를 많이 내던 사람은 화를 더 내게 된다. 따라서 평소에 더 강하게 키운 부정적 성격이 끝까지 남는다.

그 외에도 옳고 그름, 선과 악, 좋고 나쁨을 고집하는 이분법적인 사고를 가진 사람들은 마음속에 "내가 더 옳다, 내 생각이 항상 더 낫다"라는 생각을 가진 사람들인데 이 사람들은 치매에 걸리면 고집스러운 사람이 되어 주위 사람들을 못살게 군다. 또 평소에 돈에 대한 욕심이 많은 사람은 "내 돈이 없어졌다, 누가 훔쳐갔다"고 억지 주장을 하거나, 앞서 예시한 대로 하루 종일 통장을 들여다보면서 돈 계산을 하든가, 은행에 가서 직원들을 괴롭히는 경우도 있다. 물론 예외는 있다. 평소 화를 전혀 내지 않던 사람이 치매에 걸리면 완전히 폭탄 같은 사람이 되는 경우가 있다. 반대로 화를 많이 내던 사람이 얌전해져서 보호자들이 치매 걸린 것을 좋아하는 경우도 있다. 이렇게 완전히 바뀌는 경우는, 전두엽이 손상되는(특히 전두엽치매) 경우에 더 흔하다.

이제 예쁜 치매를 가지려면 선천적으로 어떤 성격 유형이어야 하나가 궁금할 것이다. 성격에 관심 있는 사람이라면 MBTI나 에니어그램을 떠올릴 수도 있다. 그러나 좋은 유형, 나쁜 유형은 없다. 다만 성숙한 성격과 미성숙한 성격만 존재할 뿐이다. 예를 들어 공격적 성격과 보스 기질을 타고 태어난 사람이 성숙해지면 추진력이 강하고, 부하 직원이나 가족을 보살피는 리더 역할을 잘할 수 있고, 큰 거래에서 멋진 교섭을 하는 사람이 될 수 있다. 반대로 미성숙하면 화를 잘 내고, 부하 직원을 못살게 구는 사람이 된다. 따라서 예쁜 치매가 되려면 어떤 성격을 가지고 태어났느냐에 신경 쓰기보다 성격의 성숙도를 높이는 일에 집중해야 한다. 선천적으로 타고난 기질은 바꿀 수 없지만 후천적으로 만들어지는 부분은 충분히 개인의 의지와 노력으로 바꿀 수 있다.

[부정적인 마음을 없애는 세 가지 방법]

그럼 어떻게 부정신경망을 없앨 수 있을까? 다음과 같은 과정을 반복 또 반복해야 한다. 반복할수록 뇌는 빨리 바뀌기 때문이다.

첫째, 자기 마음 들여다보기 마음속에 부정적인 생각들이 있는가. 또는 내가 오늘 치매에 걸린다면 어떤 미운 증상을 보일 것인가를 연구해야 한다. 평소 친구와 얘기할 때도 자신이 하는 얘기를 모니터링해야 한다. 미운 치매 환자 한 분을 더 소개한다. 이 환자는 이제 막 초기에서 중기로 접어들었다. 그랬더니 주위 사람들을 모두 못마땅하게 여기는 평소의 버릇이 심해졌다. 성당에 가면 성당에 다니는 사람, 동창 모임에 가면 동창들 모두 좋게 평가하지 않는다. 이 사람은 이래서 나쁘고 저 사람은 저래서 나쁘다고 한다. 집으로 돌아올 때 경비 아저씨를 보면 근무를 소홀히 한다면서 욕한다. 이 증상은 뉴스를 보면 더 심해진다. 뉴스에 정치인이 나오면 입에 거품을 물고 욕하느라고 정신이 없다. 너무 흥분하기 때문에 부인이 TV를 꺼야 할 때가 많다고 한다. 이 환자는 본인이 부정적이라는 사실을 전혀 모른다. 평소에 자기 마음을 모니터링해본 적이 없기 때문이다. 치매에 걸리면 셀프 모니터링 능력은 떨어질 수밖에 없다. 그러나 이 이야기가 어디 남의 이야기인가! 우리 주위에 나를 포함해 이런 사람이 너무 많다. 이제라도 나 자신을 3m 정도 위에서 조감도처럼 내려다보는 연습을 해야 한다.

둘째, 부정적인 생각의 뿌리 없애기 비커의 표층을 두껍게 만들면 찌꺼기가 있더라도 덜 올라올 수 있다. 그러나 더 좋은 것은 찌꺼기를 아예 없애는 것이다. 예를 들어 화가 나는데 참는 능력을 키우기보다는 '나는 왜 화가 날까?'를 두고 내 마음을 연구해 화의 뿌리를 없애는 것이 낫다는 말이다. 내 예를 들어보겠다. 1년 전 다섯 명이 토의를 하는 중, 내가 진실이라고 믿는 어떤 의견을 제시한 적이 있다. 그런데 한 사람이 피식 웃으며 내 의견을 무시했다. 나는 내 의견이 맞다고 생각했는데 일언지하에 무시당하자 그 사람에게 심한 분노를 느꼈다. 나는 이런 일이 있으면, 특히 사람과 사람과의 관계에서 껄끄러운 일이 있으면 그냥 넘어가지 않는다. '반드시 여기에 깨달아야 할 것이 있다'고 자신에게 경종을 울린다. 그래서 마음을 연구한 결과, 내 마음 심층에 '나는 무시당하면 안 된다'는 생각이 뿌리를 틀고 있었다. 그러나 생각해보니, '얼마든지 무시당할 수 있고 의견도 다를 수 있다. 특히 리더가 큰일을 할 때 더 그럴 수 있다'라는 생각에 이르렀고, 분노는 씻은 듯이 사라졌다. 다음과 같은 경험은 누구나 있을 것이다. 가령, 한 샐러리맨이 클라이언트와 메일로 업무를 처리하는데 상대에게 거절의 피드백이 올 것이 두려워 메일 확인을 늦게 했다고 하자. 일어나지도 않을 일을 미리 걱정함으로써 두려움이라는 괴물을 키우고 있던 것이다. 설사 거절을 해왔더라도 확인을 보류하는 동안 두려움의 크기는 커지기 마련이다. 이 샐러리맨도 '긍정적인 답변을 얻어야 한다'는 압박감과 두려움이 똬리를 틀고 있는 경우다. 흔히 부정신경망의 종류를 '화'나 '분노'라고만 생각하기 쉬운데 증오, 두려움, 완벽주의, 부담도 여기에 포함된다.

셋째, 과거의 나쁜 기억 지우기 우리는 과거 기억을 모두 사실로 믿는다. 그러나 기억은 사실이 아니라 우리의 주관적인 해석일 뿐이다. 위의 예에서도 상대방이 메일로 '다른 의견'을 보내온다고 해도 그건 그 안건에 대한 거절이지 본인에 대한 거절이 아니다. '감정은 사실이 아니다'는 말을 들어본 적이 있을 것이다. 이는 뇌의 저장 방식에서도 알 수 있는데, 뇌는 사실(fact)은 해마에 저장하고, 감정(emotion)은 편도에 저장한다. 굳이 이런 뇌의 구조까지 들어가지 않더라도, 가만히 생각하면 정보(사실)의 진위 판단은 굉장히 상대적이라는 걸 알 수 있다. 같은 전쟁을 두고 승자가 쓴 역사와 패자가 쓴 역사가 완전히 다르다. 남편이 바람을 피웠는데, 남편은 로맨스라고 기억(해석)하고, 부인은 불륜이라고 기억(해석)한다. 신문에 실린 병원 기사를 보면 사실과 다를 때가 많다. 그래서 나는 의학이 아닌 다른 분야의 뉴스나 신문 기사도 참고할 뿐이지 반드시 진실이라고 믿지 않는다. 이처럼 세상은 알고 보면 오해와 왜곡으로 가득 차 있다. 그래서 '나쁘다'라고 얘기하려는 것이 아니다. 어차피 오해이므로 이왕이면 아름다운 해석(아름다운 오해)을 하자는 것이다. 이제 과거의 나쁜 기억, 오해, 억울함을 재해석해 아름다운 기억으로 바꾸면 행복하게 살 수 있다. 그리고 보너스가 있다. 혹시 치매에 걸리더라도 주위 사람을 괴롭히지 않는 예쁜 치매가 된다.

4. 예쁜 치매 미운 치매

4.6 예쁜 치매 만들기 솔루션 3: 예쁜 부부가 예쁜 치매를 만든다

나는 웨딩플래너나 이혼 전문 변호사만큼은 아니지만 진료실에서 꽤 많은 부부를 만난다. 그리고 그들을 통해 부부 수업을 듣는다.

[부부가 가장 좋은 약이다]

부부 사이는 치매 환자가 예쁜 치매가 되는 데 큰 기여를 한다. 예쁜 치매와 관련되어 진행된 연구에서 나는 예쁜 치매에 영향을 주는 요소 중에서 보호자(배우자)와의 관계의 질이 중요하다는 걸 알아냈다. 노년은 모든 인생의 결산이다. 평소에 내가 얼마만큼 몸 관리를 잘했는가, 깨끗한 혈관을 유지하기 위해 얼마나 노력했는가, 술이나 담배를 얼마나 자제했고 운동을 얼마만큼 열심히 했는지 등 모든 것의 결산이다. 또 하나 중요한 결산으로, 배우자와 나눈 사랑의 총합을 들 수 있다. 이 사랑의 결산은 치매라는 고통이 왔을 때 여지없이 드러난다. 마태복음에 나오는 반석 위에 집을 지은 사람과 모래 위에 집을 지은 사람이 생각나게 하는 대목이다. 평소 부부 사이가 좋은 분들은 배우자가 치매에 걸려도 그렇게 문제가 되지 않는다. 물론 치매 환자를 생각하면서 눈물짓는다. 그동안 둘이서 애 키우느라, 집 장만하느라 고생만 하고, 이제 모아둔 돈으로 여행도 다니고 봉사활동도 하면서, 의미 있는 시간을 보내려고 했더니 치매에 걸리고 말았다면서 배우자 분이 눈물을 글썽인다. 그래도 부부 사이가 좋으면 고비를 잘 넘긴다. 평생 같이했던 사랑의 힘으로 험난한 고개를 넘긴다.

예를 들어 어떤 할아버지가 중증 치매인데 할머니가 할아버지를 극진히 보살핀다. 그래서 할머니한테 어쩜 그렇게 잘 보살피느냐고 여쭤봤더니 옛날 생각이 많이 난다고 한다. 젊어서 남편이 자신을 극진히 위했다는 것이다. 저녁에 들어올 때 과일을 사오는데 아이들보다 부인 먼저 챙길 정도로 잘했다고 한다. 특히 할아버지가 복숭아를 사오신 일을 얘기할 때 할머니 눈빛은 별보다 빛났고, 이야기를 듣는 나도 꿀꺽 침을 삼켰다. 이렇게 할머니는 남편이 사기를 위한 상년을 떠올리며 "우리 할아버지, 내가 살해줄 수밖에 없어"라고 하신다. 그러면서 할아버지 자랑을 계속 달려 나오는 고구마 줄기처럼 늘어놓으신다.

[현실에서 만난 행복한 노부부]

EBS 명의 시리즈 〈치매〉 편에 나오는 최감순 할머니 얘기도 감동을 자아낸다. 최 할머니는 예쁜 치매다. 내가 예쁜 치매에 눈독을 들이기 시작한 지 얼마 안 되어 만난 분인데, 첫눈에 나는 반했다. 평생 농사를 짓고 사셔서 얼굴이 그을러 있었으나 눈빛이 너무 선했다. 첫 대면에서 나는 환자와 악수를 하는데, 거칠한 손에서 땅의 에너지가 느껴졌다. 진찰 결과 기억장애가 심했으나 모든 것을 초월한 듯 아무 걱정이 없어 보였고, 말썽 피우는 증상도 전혀 없었다. 할머니 따님에게 이것저것 묻는 도중, 할아버지와의 관계를 물었더니 평생 두 분은 싸운 적이 없다고 한다. 할아버지에게 확인차 "정말 싸운 적이 없어요?"라고 묻자, "싸울 일이 뭐가 있어요?"라며 반문하셨다. TV 방송에 이런 장면이 나온다. 할아버지는 서예 공부를 마치고 자전거를 타고 귀가하시는데, 매일 할머니는 마을 어귀에 앉아 할아버지를 기다리신다. 저녁이 되면 할아버지는 할머니에게 글씨도 가르쳐주고, 무슨 일이 있을 때를 대비해 전화 거는 법을 가르쳐준다. 할머니에게 집 전화기로 전화를 걸게 하고, 할아버지는 휴대전화로 받으신다. 둘이서 대화를 하는데, 할머니는 곁에 있는 할아버지가 딴 세상에 있는 듯 전화를 주고받는다. 최감순 부부는 형편이 넉넉해 보이지 않았다. 그럼에도 불구하고 온 가족은 할머니의 치매에 대해 큰 걱정을 하지 않는다. 나는 이 장면을 볼 때마다, 어릴 적 동화책을 읽었던 감성이 되살아난다. 이런 동화와 같은 이야기도 있지만, 대개 우리 주위에는 반대의 경우가 더 흔하다.

남편이 젊었을 때는 바람도 피우고, 부인에게 권위적이어서 부인의 가슴 속에는 화가 짓눌려 있는 부부도 있다. 이런 부부의 경우, 남편이 치매에 걸렸을 때 더 권위적이 되면서 할머니를 리모컨처럼 부려먹는다. 조금이라도 요구를 들어주지 않으면 화를 내거나 물건을 집어 던지는 바람에 할머니한테는 또 다른 재앙이 되고 만다. 대개 남녀 상관없이 치매에 걸리게 되면 남에게는 잘하나 배우자에게는 못하는 증상이 심화된다. 또 반대로 부인이 나이가 들어 치매에 걸리면 할머니가 돌변하는 경우들도 흔하다. 중기에서 말기로 진행할수록 할머니는 더 이상 참지 않는다. 그동안 가슴 안에 키워놓은 분노 감정이나 억울함이 일시에 표출되는 것이다. 남편이 과거에 바람 피웠던 것을 가지고 계속 소리 지르고, 할아버지가 지금도 바람을 피우는 것으로 의심하기 때문에(외도 망상) 할아버지는 한숨만 지을 수밖에 없다.

[실수에 대한 지적은 결국 기억력을 떨어트린다]

보호자들은 환자가 기억을 못 하거나 실수를 했을 때 화내거나 혼을 낸다. 이유는 다양한데, 가장 흔한 이유는 지적을 해야 기억력이 유지될 거라고 믿기 때문이다. 또 아무리 설명하고, 반복해도 환자가 고치지 않기 때문에 화가 난다. 대개 자녀들은, 특히 부모를 애틋하게 생각하는 자녀일수록 그냥 화를 낸다. 과거에 똑똑했던 부모가 어처구니없는 실수를 하는 모습에 실망한 나머지 화가 나는 모양이다. 이유야 어떻든 보호자의 지적에 환자는 어떻게 변할까? 보호자의 기대대로 환자의 기억력이 나아지는 것처럼 보일 수도 있다. 그러나 대부분 역효과가 나타난다. 환자는 자신의 잘못에 대해 계속 지적당하기 때문에 위축되고, 자신에 대해 화가 나고 심한 우울증에 빠지게 된다. 그래서 조금만 건드려도 우는 사람이 된다. 또는 예민하고 불안해지면서 과거에는 얌전했던 분이 공격적으로 변한다. 예를 들어 과거에 할머니가 한 번도 할아버지한테 대든 적이 없었는데 할아버지한테 노골적으로 화를 내고 소리를 지르는 모습이 되는 것이다.

한마디로 환자는 지적이나 꾸중을 들을수록 기억력은 상실되고, 지적한 사람에 대해 나쁜 감정만 가지게 된다. 여기에 대해서는 과학적인 이유가 있다. 뇌 가운데에 기억센터가 있는데 이를 우리는 해마(海馬)라고 부른다. 해마를 떼어내보면, 바닷속에 사는 해마처럼 생겼다고 해서 붙여진 이름이다. 그리고 해마 앞쪽에 편도체(扁桃體)라고 부르는 감정센터가 있다. 편도란 납작한 복숭아라는 뜻으로 목 안에 있는 편도선과 동일한 한자를 쓴다. 이 감정센터와 기억센터는 짝꿍처럼 붙어 있다. 감정이 개입된 기억이 오래 남는 이유도 여기에 있다. 예를 들어 초등학교 때 구구단을 외우지 못해 선생님한테 혼나면서 배웠다면 기억이 오래간다. 혼을 내면 감정센터인 편도체가 자극되고, 짝꿍인 해마가 활성화된다. 이렇듯 감정이 개입된 기억일수록 오래 남는다. 물론 좋은 감정을 통한 기억도 오래

간다. 문제는 치매 환자는 해마가 망가졌기 때문에, 혼을 내면 왜 혼났는지 기억하지 못하고, 혼이 난 사실, 그 감정만 남는 데에 있다.

"그 물건을 여기다 두지 말고 저기다 두라고 했지!" 하고 혼난 경우, 혼났다는 감정만 남고 물건을 둘 위치에 대한 사실은 까먹게 된다. 사실 정상인도 그런 경향을 가지고 있다. 초등학교 때 선생님한테 혼나면서 뭘 배웠는데 지나고 나니 뭘 배웠는지 생각나지 않고 꾸중 들었던 기억만 난다. 정상인도 그럴진대 기억센터가 망가진 환자는 얼마나 더 하겠는가! 더구나 스트레스를 받으면 해마의 기능은 더욱 감소된다.

보호자가 환자의 실수에 대해 혼내는 경우에 나는 보호자에게 그러지 말라고 교육을 열심히 한다. "그런 식으로 지적하면 기억력이 향상되는 것이 아니라 오히려 불안 신경증이 생기기 때문에 치매가 더 심해집니다. 기억력이 좋아지는 것이 아니라 더 나빠집니다"라고 말씀드리면 어떤 보호자들은 태도를 확 바꾼다. 다음 번 병원에 왔을 때 환자와 보호자 사이가 많이 좋아졌다는 얘기를 듣게 된다.

[같은 조언에 대처하는 두 부부의 자세]

다음은 나의 이야기를 듣고 태도를 바꾼 노부부의 이야기다. 처음 병원에 방문했을 때 할머니는 79세였고, 이미 알츠하이머병이 초기에서 중기로 넘어가고 있었다. 할아버지는 81세였고, 할머니가 치매에 걸린 탓에 노래방 운영에 집안 살림까지 맡게 됐다. 바깥일과 집안일을 동시에 하게 되자 할아버지는 힘에 부치게 됐다. 이런 가운데 할아버지는 할머니의 기억력을 증진시키고자 할머니가 기억을 못할 때마다 지적했고, 할머니가 반항하자 할아버지가 언성을 높이는 일이 자주 생겼다. 급기야 할머니가 할아버지의 따귀를 때리는 일까지 발생했다. 과거 할머니는 할아버지를 받들고 존중했고, 성격이 명랑하며 위트가 있었으나 이제 미운 치매가 된 것이다. 나의 설명을 듣고 할아버지가 태도를 확 바꾸었더니, 노부부의 관계는 급속도로 회복했다. 할머니는 다시 예쁜 치매가 되었다. 이후 할아버지가 스쿠터로 출퇴근하는데 뒤에 할머니를 태우시고 출퇴근을 하신다고 한다. 할머니는 "스쿠터 탈 때가 가장 재밌다"며 수줍게 웃으셨다.

그러나 도저히 고치지 않는 보호자도 있다. 내가 "환자 분한테 따뜻하게 대해줘야 된다. 지적하지 말고 잘못을 감싸줘야 된다"고 하면 뒤에 앉아 있는 아들딸들이 고개를 끄덕인다. 자녀들이 고개를 끄덕인다는 건 배우자가 지적하고 야단치는 태도를 가지고 있다는 뜻이다. 그런데 막상 배우자 말을 들어보면 "나는 너무 잘하고 있다. 나한테 무슨 문제가 있느냐"면서 따진다. 특히 꼼꼼한 분들은 환자의 모든 것을 잘 챙겨준다. 약 먹는 것, 옷 입는 것을 보살펴주는 것은 물론 청소도 잘해주고 식사도 잘 챙겨주고 모든 것을 잘한다. 당연히 보호자 입장에서는 잘한다고 생각할 수밖에 없다. 그러나 환자 입장에서는 숨 막힐 것 같다는 분들이 있다. 왜냐하면 24시간 옆에 따라다니면서 잘못을 지적하기 때문이다. 이런 경우를 만나면 참으로 난감하다. 보호자는 환자를 위해 최선을 다하는데, 그 최선이 환자를 오히려 아프게 하기 때문이다.

역지사지(易地思之)라는 말이 필요한 대목이다. 여기서 장자의 지락(至樂) 편에 소개된 노나라 임금과 새 이야기를 할까 한다. 노나라 임금은 바닷새를 사랑한 나머지, 종묘 안으로 데리고 와 술을 권하고, 궁궐의 음악을 들려주고, 소와 돼지를 잡아 대접했음에도 바닷새는 죽고 만다. 임금은 자신의 방식대로 새를 사랑했지만 새에게 가장 중요한 자유를 박탈한 실수를 저지르고 만다. 새에게 날 수 있는 자유 그건 곧 생존의 목적이자 이유라는 걸 몰랐던 것이다. 이처럼 우리도 환자가 편하게 생각하는 방식대로 보살피고 있는지 한번쯤 생각해봐야 한다. 질문은 사랑하는 사람을 위해 존재하는 대화 방식이다. 수시로 "이렇게 해주면 괜찮은지, 불편한 점은 없는지?"에 대해 물어보자.

환자를 따뜻하게 감싸야 한다는 설명을 해도 보호자가 이해를 못하면 나는 "보호자 분이 이봉주 선수와 달리기를 한다고 칩시다. 그런데 이봉주 선수가 돌아보며 '아무개 씨는 왜 그것밖에 못 뛰나요?' 하고 독촉하면 얼마나 힘드시겠어요?" 하고 비유를 들어서 설명을 드린다. 정말 환자는 최선을 다하고 있다. 제한된 뇌세포를 가지고 최선을 다하고 있는 것이다. 가족과 보호자는 이러한 사실부터 인지해야 한다.

[지구보다 큰 할머니의 방]

송파복지관에 자원봉사를 나간 적이 있는데, 치매 말기 환자가 눈에 띄었다. 알츠하이머병을 가지고 있었는데, 일반적으로 알츠하이머병 환자들은 혈관치매 환자와는 달리 운동 기능과 시각 기능이 살아 있다. 그 환자도 그랬다. 연세가 80세 정도 되었고, 나빠질 대로 나빠지셔서 기저귀를 차고 있었다. 그런데 할머니께서는 온종일 방 한구석을 걸레로 닦으셨다. 그 모습을 보는 순간 '아, 세상의 모든 사람들은 최선을 다하고 있구나' 하는 생각이 들었다. 우리가 보기에 치매 환자로만 보일지 몰라도, 기억을 잃은 사람들의 세계에서 그들은 정상이다.

할머니가 닦으신 곳은 방 한구석이 아니라 할머니에게 주어진 세상의 전부이다. 어쩌면 더 큰 세상을 가졌음에도, 방 한구석도 닦지 못하는 우리보다 더 충실하게 자신의 생을 보내고 있는지도 모르겠다.

자, 우리 지금부터 시작하자. 눈을 감고 기도나 명상을 해보자. 같이 사는 배우자 또는 우리 엄마 아빠를 손바닥 위에 올려놓고 귀하게 여기는 명상을 하자. 그러다 보면 따뜻한 마음이 들면서 눈물이 입술 위의 인중 안에 고이게 된다. 따뜻한 마음이 생긴다면 최고의 보호자가 되는 지름길로 가고 있는 것이다. 따뜻한 마음을 가지면 정말 행복한 일이 일어난다. 내가 치매 환자들을 경험하면서 발견한 것 중에 하나는 환자는 보호자 중에서도 따뜻하게 대해주는 사람의 말을 가장 잘 듣는다. 반대로 계속 혼내는 사람의 말은 갈수록 듣지 않게 된다. 이 현상을 보고 '마음은 속일 수 없다'는 것을 깨닫는다.

식물이나 동물도 인간의 마음을 알아차린다고 하지 않는가! 치매 환자라 해도 그 마음 에너지를 느끼는 모양이다. 어쩌면 치매 환자이기 때문에 더 순수하게 상대가 자신에게 주는 마음의 색깔을 금방 알아차릴지도 모르겠다.

4.7 예쁜 치매 만들기 솔루션 4: 집이 화목하면 치매도 웃어준다

[주보호자에 대한 다른 가족들의 배려]

치매 환자 가족에 대한 이야기를 하려고 한다. 지금까지 나는 환자와 보호자 중에 환자 편을 든 것 같다. 환자와 보호자 중에 환자가 약자이므로 그럴 수밖에 없다. 그러나 보호자들의 고생은 상상 이상이다. 특히 주보호자, 치매 환자를 곁에서 가장 많이 돌보는 보호자의 고통은 매우 크다. 그러므로 다른 식구들은 주보호자를 정신적, 물질적으로 지지해주어야 한다.

주보호자가 가장 힘들 때는 이런 상황이다. 예를 들어 주보호자가 며느리일 경우, 며느리는 24시간 환자와 살기 때문에 환자의 모든 증상을 꿰뚫고 있다. 그리고 치매 환자가 신경질 부리는 것을 며느리는 다 받아주면서 산다. 그런데 1년에 기껏 두 번 정도, 명절 때 다른 아들딸이 와서 보고는 "우리 엄마 멀쩡하네" 하는 얘기를 하고 간다. 심지어 우리 엄마는 치매가 아니라고 주장하고 간다. 그 상황이 이해가 되긴 된다. 왜냐하면 치매 환자가 보이는 특징 중 하나는 치매가 꽤 심해도 다른 식구들이 방문하면 긴장을 해서 그런지 정신을 똑바로 차리고 또릿또릿한 모습을 보이면서 이상한 행동을 하지 않는다. 때문에 어쩌다 방문한 사람들은 '괜찮다'고 생각을 할 수밖에 없다.

그러나 그 식구들이 돌아가고, 원래의 생활로 돌아가면 환자는 예전보다 심한 행동을 보인다. 이런 행동을 정신과에서는 퇴행 행동(regressive behavior)이라고 부른다. 이는 어린아이들의 행동과 흡사하다. 어떤 아이들은 밖에서는 모범생이고 어른스러운 행동을 보이다가도 집에 와서는 투정 부리고 나이보다 어린아이 같은 행동을 한다. 이것을 퇴행이라고 하는데, 이에 대한 설명은 다음과 같다. 밖에서는 자신의 능력에서 베스트를 보여주다보니 긴장을 하고 산다. 집에 와서는 긴장이 풀어질 수밖에 없다. 집에 있는 동안 에너지를 충전하고 다시 밖에 나가 베스트를 보여준다. 치매 환자도 비슷한 행동을 보인다. 낯선 사람들 앞에서는 좋은 모습을 보인다. 그러나 편한 식구들 앞에서는 이상한 짓을 많이 한다. 당연히 며느리 입장에서는 속이 상할 수밖에 없다. 온갖 뒷바라지를 다하면서 고통의 나날을 보내고 있는데, 어쩌다 식구들이 와서 "멀쩡하다"고 하면 며느리는 속이 까맣게 타들어간다.

이 책을 읽는 치매 가족들은 절대로 그렇게 하지 말아야 한다. 치매 환자를 돌보는 주보호자를 진심으로 위로해주어야 한다. 정신적인 위로뿐 아니라 경제적으로도 지원해주어야 한다. 식구들이 회의를 해 주보호자에게 돈을 모아주어야 한다. 아예 한 가족당 정기적으로 주보호자 통장으로 입금하는 등의 시스템을 추천하고 싶다. 그리고 가족들이 모였을 때, 앞으로 치매 환자의 증상이 심해지는 경우 주보호자 혼자서 돌보기가 힘들어 시설을 이용할 때 경제적 부담을 어떻게 나눌지에 대해서도 미리 계획을 세워야 한다. 그렇게 되면 주보호자 입장에서는 희망이 생기므로 치매 환자한테 더 잘하게 된다. 그리고 다른 보호자들도 환자를 집으로 모셔서 단 하루라도 주보호자가 쉴 수 있도록 해야 한다. 24시간 계속 환자하고 살다보면 보호자가 심적·육체적으로 병이 든다. 그러다 보면 자기도 모르게 환자한테 화를 내고 소리를 지를 수도 있다. 만약 다른 보호자가 환자를 잠시라도 모셔 가면(어떤 경우 3개월 정도) 고통도 분담되고 그사이에 주보호자가 힘을 재충전할 수 있게 된다. 무엇보다 주보호자의 고통을 심도 있게 이해할 수 있게 된다.

식구들끼리 모이면 한 가지 할 일이 있다. 지금까지의 오해를 푸는 것이다. 치매 환자는 종종 가족들을 이간질한다. 큰딸에게 전화를 걸어서 작은딸의 나쁜 얘기를 전하고, 작은딸에게 전화 걸어서 큰딸의 흉을 보는 경우가 드물지 않다. 특히 평소에 자녀들끼리 갈등이 있는 경우, 치매 환자의 별것 아닌 한마디 때문에 오해가 증폭된다. 치매 환자는 어디까지나 치매 환자다. 기억력도 떨어질 뿐만 아니라, 남의 말을 잘 알아듣지도 못한다. 더구나 판단력이 떨어져서 가족들이 열심히 설명해도 결국 자기가 유리한 쪽으로 해석한다. 따라서 치매 환자가 전하는 말을 그대로 받아들여서는 안 된다. 명절날 모여서 그동안 치매 환자와 주고받은 대화에 대해 이야기를 하고 오해를 풀어야 한다.

[주간 보호센터를 이용하자]

주보호자의 고통을 더는 또 다른 방법은 주간 보호센터를 이용하는 것이다. 주간 보호센터는 서울시에 구마다 다섯 개 정도 있다. 과거에는 아침 열 시에 문을 열고 오후 네다섯 시경에 마치는 서비스였는데, 최근에는 출근 시간에 맞춰 빠르게는 아침 일곱 시, 퇴근 시간에 맞춰 늦게는 열 시까지 이용이 가능하다. 환자 입장에서 좋은 점이 한두 가지가 아니다. 하루 종일 집에서 보호자와 살면서 별 활동을 못하다가 다른 환자, 또는 치료자들과 만나면서 얘기를 주고받는다. 또 음악 치료, 미술 치료, 원예 치료를 통해 노래 부르고, 그림도 그리고, 꽃도 가꾸기 때문에 감정이 살아나면서 낯빛이 달라진다. 그리고 각종 운동 프로그램을 통해 운동을 하게 하는데, 낮잠을 자지 않게 만들기 때문에 저녁에는 집에 와서 숙면을 취하게 된다. 환자는 집에서 정상인들과만 지내다보니 열등감을 느끼는 경우가 많은데 인지 기능이 비슷한 사람과 교류하면서 자신감을 회복하는 환자도 있다.

당연히 보호자 입장에서도 좋은 점이 한두 가지가 아니다. 환자가 주간 보호센터에 가 있는 동안 휴식을 취하면서 재충전을 할 수 있다. 또는 밀린 은행 업무나 사회 활동을 할 수 있다. 예로부터 내려오는 우리나라의 가족 결속력 때문에 환자를 시설에 입소시키는 경우 환자를 버렸다는 죄책감을 버릴 수 없다. 입소를 시키면 주위로부터 따가운 눈총을 받기도 한다. 이에 비해 주간 보호센터를 이용하는 경우 그런 죄책감을 가질 필요가 없기 때문에 우리나라 문화에 잘 맞는 제도다. 주간 보호센터라기보다는 주간 활동센터라고 이름을 바꾸는 것이 좋을 것 같다. 문제는 이런 시설이 동네마다 있어야 하는데, 아직까지도 시설이 많이 부족한 현실이다. 또한 운영비가 부족해 교통편을 제공하지 못하는 경우가 태반이다.

새 아파트를 설계할 때 일정 규모의 단지마다 1층에 주간 보호센터를 의무화하는 법이 만들어졌으면 좋겠다. 나는 개인적으로 종교 단체에서도 노력을 더 했으면 좋겠다고 생각한다. 예를 들어 교회나 성당, 절 같은 경우에 낮에 비는 공간이 있다. 그런 공간을 치매 주간 보호센터로 활용하면 치매에 걸려도 걱정 없는 세상이 올 것 같다.

[재산 상속은 미리 논의하자]

치매 환자 진료를 시작한 지 15년이 넘으니 별별 일이 다 생긴다. 어느 날 작은아들이 치매 아버지를 모시고 와서 진단서 발급을 요청했다. 치매임을 증명하는 진단서를 요구했다. 그래서 발급해주었는데, 얼마 후 큰아들이 아버지를 모시고 와서 우리 아버지가 치매가 아닌 것으로 진단서를 발급해달라고 했다. 알고 보니 아버지가 큰아들에게 유리하게 재산을 물려주었는데, 이를 괘씸하게 생각한 작은아들이 아버님을 잠시 집에 모시고 가서 우리 병원을 찾은 것이다(병원에서 진단서 발급을 받으려면, 환자 자신 이외에는 의무 기록을 다른 사람이 열람해서는 안 된다는 법 때문에 환자와 동행하거나 위임장을 가지고 와야 한다).

요약하면, 작은아들은 치매가 있는 상태에서 재산권을 행사했으므로 아버지가 큰아들에게 재산을 물려주겠다는 서류가 무효라는 것이다. 따라서 아버지가 치매이길 원한다. 한편 큰아들은 현재 아버지가 치매든 아니든 상관없다. 다만 그 서류를 작성했을 당시에 아버지가 치매가 아니어야 한다. 이렇게 되면 의사는 철저하게 중립을 지키게 된다. 그러나 그 후 법원에서 의무 기록 복사 신청이 들어오고 복잡한 일이 진행된다.

이런 사례를 소개하는 이유는, 두 아들이 나쁘다고 말하려는 것이 아니다. 재산 문제가 불거지면 쉽게 이런 상황에 빠져들 수 있다. 더구나 돈의 규모가 클수록, 또 배우자들이 개입할수록 문제는 복잡해진다. 물론 이 단계에서 가족들이 '나는 왜 태어났을까? 나는 무엇을 하려고 하는가?' 같은 자문을 하며 다시 한 번 인생의 목적을 생각한다면 쉽게 풀릴 수 있을 것이다. 그러나 그런 사람은 드문 것 같다. 그러므로 치매가 걸리기 전 건강할 때 상속 문제 등 재산 문제를 정리해야 한다는 것이다. 치매에 걸려도 판단력이 괜찮은 초기 때, 가족들과 부모님이 모여 상의해도 늦지 않는다. 그러나 치매가 깊어져서 위와 같은 일이 생기면 일은 복잡해진다.

치매 환자는 기억력이 떨어질 뿐만 아니라 귀가 얇고, 기억장애나 인지 기능이 굴곡이 있는 경우가 있다. 예를 들어 아침에는 좋다가 저녁에는 딴 사람이 되는 것이다. 그러므로 환자의 판단력이 왔다 갔다 한다. 병원에서 기록한 환자의 인지 기능검사(신경 심리검사) 결과를 법원에 제출한다 해도 재산권을 행사하는 데 판단력이 있다 없다를 판정하기가 쉽지 않다. 이 모든 상태를 피하려면 건강할 때 결정하는 것이 좋고, 가족 간에 모여 상의하는 것이 좋다. 부모가 자식에 대한 형평성을 잃으면 돈으로 자식들을 갈갈이 찢어놓는 무서운 일이 생긴다는 것을 잊지 말자.

4.8 예쁜 치매 만들기 솔루션 5: 약물치료도 중요하다

지금까지 예쁜 치매가 되기 위한 방법으로 본인의 노력(긍정신경망을 키우고 부정신경망을 없애기), 배우자와의 관계, 보호자의 노력에 대해 이야기했다. 예쁜 치매 만들기 마지막 방법으로 약물요법에 대해 언급하고자 한다.

치매는 뇌의 한 곳이 아니라 여러 곳이 손상되어 나타나는 질병이다. 뇌 손상의 후유증으로 크게 두 가지 문제점이 생긴다. 가장 먼저 인지장애다. 인지장애라고 하는 것은 앞서 다룬 바와 같이 기억력, 방향감각, 수리 능력, 언어 능력이 떨어지는 것을 말한다. 또 다른 하나는 이상행동, 또는 문제 행동이라고 부르는 행동장애다. 인지장애와 행동장애 중 어느 것이 더 미운 치매 혹은 예쁜 치매에 영향을 미칠까? 답하기 전에 이상행동의 종류에 대해 간단히 언급하고 넘어가보자. 먼저 망상이다. 망상은 한마디로 잘못된 믿음이다. 잘못된 생각을 가지고 있는데 그것을 아무리 합리적으로 설명해도 고쳐지지 않는 것이 망상의 특징이다. 예를 들어 자기 돈을 누가 훔쳐갔다고 주장하는데, 알고 보니 장롱

속에 돈을 감추고 찾지 못했던 것이다. 이 사실을 아무리 설명해도 받아들이지 않는다. 망상의 다른 형태는 배우자가 바람을 피웠다는 주장, 누군가 내 밥에 독을 넣었다는 생각, 남이 나를 해친다는 생각, 집에 있으면서 여기가 우리 집이 아니라는 주장 등이 있다.

망상 외에도 다양한 이상행동이 있는데 그중의 하나가 환각이다. 아무도 없는데 구석에 사람이 보인다는 식으로 이야기하는 것이다. 치매가 중기나 말기에 이르면 이 환각이 꽤 자주 발생한다. 이보다 더 흔한 증상으로 우울증, 불안증이 있다. 우울증은 치매 환자의 60%에서 나타나고 불안도 50% 정도에서 나타난다. 그 외에 식습관이 바뀌거나 밤에 잠 안 자고 돌아다니는 행동도 있다. 어떤 사람은 동기센터의 손상 때문에 의지가 없어진다. 이를 무의지증이라고 한다. 비슷한 증상으로 감정 표현이 없는 무감동증이 있다. 반대로 충동 억제센터에 문제가 생겨 공격적이 되거나 많이 먹거나 성적 행동을 보이기도 한다. 반복 행동을 보이는 사람도 있다. 계속 짐을 싸고, 신문지를 하루 종일 찢거나 반대로 신문지를 가지런히 개놓는 유형도 있다. 화장실에 있는 휴지를 뜯어 자곡자곡 개서 호주머니에 넣는 행동을 보이기도 한다. 이런 행동장애는 인지 기능장애보다 보호자를 더 힘들게 만든다. 사실은 이런 문제 행동이 치매 환자가 요양원이나 병원 시설을 이용하게 되는 원인이 된다. 다행히 이런 이상행동은 약물로 조절이 가능하다.

치매에 대한 인지 기능 개선제, 또는 인지 기능 치료제는 상대적으로 개발이 어렵다. 알츠하이머병의 인지 기능을 개선할 수 있는 약물을 개발하면 그야말로 큰 성공이기 때문에 많은 연구자들이 연구를 하는데도 아직까지 획기적인 약은 나오지 않았다. 이에 비해 문제 행동을 조절하는 약물들은 개발되고 있다. 예를 들어 내가 경험한 67세 여성은 치매 초기에는 별 문제가 없더니, 중기에 이르러 남편을 의심하기 시작했다. 평생 한 번도 그런 말을 하지 않았는데 갑자기 밤에 일어나서는, 남편을 앉혀놓고 어디서 바람을 피우고 들어왔느냐면서 불안해 하고, 남편을 볶아대는 바람에 보호자가 지쳐버렸다. 이런 증상을 보이니 부끄럽다고 생각했는지 남편이 얘기를 안 하다가 점점 힘들어지자 실토했다. 그래서 망상을 없애는 약 반 알을 자기 전에 복용하도록 했다. 그랬더니 망상이 감쪽같이 없어졌다고 한다. 이런 식으로 이상행동을 치료하는 약물은 예쁜 치매가 되는 데 큰 기여를 할 수 있다. 물론 이런 약을 먹다가 증상이 호전되면 약 용량을 줄이거나 끊는 노력을 해야 한다.

또한 약물치료 이전에 비약물요법이 있는지 찾아보아야 한다. 예를 들어 환자가 공격적이고 화를 잘 낸다면, 변비가 없는지 살펴보고, 몸에 어딘가 통증이 있는지 관찰해보고, 낮에 햇빛을 보게 하고 운동을 많이 하면 밤에 숙면을 하게 되고 화내는 증상이나 공격적인 행동이 줄 수 있다. 우울증이나 불안증도 마찬가지다. 가볍게 약을 먹을 수 있지만 동시에 운동을 하거나 노래를 한다든가 꽃을 가꾸거나 그림을 그리는 활동을 하면 감정이 살아나면서 우울증과 불안증이 누그러질 수 있다. 이와 같이 되도록이면 약물을 적게 사용하는 것이 좋다. 그러나 약물의 도움을 받는 것을 무조건 기피해서는 안 된다.

4.9 우리 장모님의 치매 일지

내가 결혼해 첫아이가 태어났을 때부터 장모님이 우리 아이를 키워주셨고 그때부터 우리는 같은 집에 살았나. 첫아이가 이제 스물여덟 살이 되었으므로(첫아이가 태어났을 당시 장모님 연세는 54세경이셨다) 거의 30년 가까이 함께 살았다. 장모님은 1.4 후퇴 때 남한으로 내려와 딸 셋을 낳았는데 마흔 즈음 남편을 잃고 세 딸을 혼자 키우셨다. 내가 본 장모님은 용모가 수려하고, 똑똑하면서, 자기 조절 능력이 뛰어나고 현실적이었다. 배려심 또한 많아 나를 포함해 식구들에게 잘해주셨다. 그러나 결코 호락호락한 성격은 아니었다. 우리가 좋은 일로 흥분해 있을 때, 분석적인 눈으로 사건의 이면을 뒤집어 보여주었다. 그래서 나와 내 아내는 '찬물'이라는 별명을 지어드렸다. 독립심이 강하고, 타인에게 약점을 드러내지 않았다. 그래서 30년을 살면서도 한 번도 1.4 후퇴 때 피난 오면서 고생한 얘기를 들어본 적이 없다. 또는 그 당시 충격이 너무 커서 얘기를 하지 않았을 가능성도 있다. 어쨌든 나는 큰사위로서 신임과 사랑을 한껏 받았고, 두 아이를 키워주셨기 때문에 장모님에게 입은 은덕은 말로 형용할 수 없다.

[장모님의 치매 진행 경로]

그런 장모님에게 기억장애가 조금씩 나타난 것은 2004년경(75세경)이었다. 사실은 2003년경 우리 병원에서 정상 노인들의 데이터가 필요해 장모님이 인지 기능검사를 받았는데, 그때 복잡한 도형을 그리지 못해 내심 이상하게 생각하고 있었다. 2004년경부터 음식을 자주 태웠고, 자고 일어나서는 아침인지 저녁인지를 몰라 딴 사람에 묻기를 여러 번, 2006년 초반부터 기억장애가 두드러져 자신이 한 일이나 했던 말 중에서 20% 정도 잊는 것 같았다. 기본적인 의사소통에는 문제가 없었으나 단어를 떠올리지 못할 때가 있었다. 2008년 병원에서 두 번째 인지 기능검사를 했는데 이전에 비해 떨어졌다. 그러나 당시만 해도 치매 수준은 아니었고 경도 인지장애 수준이었다.

2010년 모든 것이 명백해졌다. 자고 일어나서 "우리 이사 간다고 했어?"라고 했고, 손자 이름 대신 "내 딸 아들"이라고 하는 등 낱말 표현을 못 하거나 머뭇거리는 일이 많아졌다. 2010년 말부터 걸음걸이가 느려졌고 산책 나갔다가 넘어진 적이 있었다. 보행장애는 치매의 일부 증상으로 여겨졌다. 2011년 초가 되자 혼자서 할 수 있는 일이 제한되었다. 대소변 가리기, 간단하게 밥 차리기, 빨래 개기, 설거지하기, 잠자기, 간단한 샤워가 전부였다. 안타깝게도 보행이 둔해져 외출에도 제한이 생겼다. 3월부터 1주일에 한두 번씩 혼동을 보이는 증상이 생겼다. "화장실이 어떻게 1, 2층으로 되어 있어" 하는가 하면 집을 직장이라고 생각해 "여기서 나의 역할은 무엇이냐"와 같은 질문을 던지기도 했다.

2011년 후반에는 사위를 어떻게 불러야 할지 잊어버려 돌발 상황에서 아저씨라고 불렀고, 명칭에 대한 어려움이 갈수록 많아져서 지시대명사가 많아졌다. 정확한 단어를 찾지 못해 뜸을 들이면서 말하기 때문에 듣는 사람이 답답하게 느끼게 되었다. 언젠가 내가 퇴근해 집에 왔더니, 깜짝 놀라면서 어떻게 여기를 알고 찾아왔느냐고 물어서 오히려 내가 놀랐다. 알고 보니, 이 집이 배에 실려서 외국에 와 있고, 본인만 가족들과 헤어져 있다고 생각하면서 우셨던 것 같았다. 그 후 종종걸음을 걷게 되었고, 계단 오르내리기가 불가능해졌다. 휠체어를 태워드렸는데 조금만 빨리 가면 매우 무서워했다. 그리고 2011년 말, 대소변 실수와 함께 '집으로 증후군'이 생겼다. 즉 현재 살고 있는 곳이 자기 집이 아니라, 자기 집은 멀리 있다고 생각해 내가 출근할 때 같이 가겠다고 따라나서기도 했다. 또한 가끔씩 TV에 있는 장면을 실제 장면으로 생각했다.

[장모님 '예쁜 치매' 만들기]

우리 장모님은 모든 기능이 떨어졌지만 예쁜 치매 척도에서 20점 만점에 16점 정도로 예쁜 치매에 해당했다. 물론 앞에 소개한 예쁜 치매 환자처럼 명랑하고 항상 웃는 얼굴은 아니었다. 그러나 가장 중요한 것은 보호자들을 괴롭히는 행동이 거의 없었다. 우리를 힘들게 한 것은 자식들에게 폐를 끼치지 않겠다는 일념으로 치매 초기에 혼자서 살겠다고 우겼던 일과 너무 성실한 나머지 설거지 등을 끝까지 하려고 하거나 아침에 일어나서 학교를 가야 한다면서 집을 나서려는 일이 전부였다. 한편 어머니의 예쁜 모습은 성실성이었다. 검은콩과 흰콩을 섞어놓고 골라달라고 하면 두 시간씩 집중해서 완성해놓으셨다. 빨래를 개라고 하면 군대에서 각이 지게 옷을 정리하는 것 이상으로 꼼꼼하게 해놓으신다. 둘째는 식구들을 배려하는 마음이다. 치매가 중증인데도 "나는 괜찮아, 너희들 먹어"라는 말씀을 자주 하신다. 셋째는 마음이 편해 보이면서 잠을 잘 주무신다. 치매 환자들은 밤에 잠을 자지 않고, 식구들을 못살게 군다. 우리 장모님은 반대다. 아홉 시경에 주무시면 새벽 여섯 시경에 일어나신다. 그리고 최근 낮잠도 두 번이나 주무신다.

[치매 환자의 가족이 되어 느낀 몇 가지]

나는 장모님을 통해 치매에 대해 몇 가지를 깨달았다.

첫째, 보호자들이 치매에 대해 잘 알고 있으면 두렵지 않다는 것이다. 나는 2003년 우리 장모님이 그림을 이상하게 그렸을 때 가족들에게 귀띔을 했고, 2004년경 장모님이 안 계실 때 가족회의를 통해 몇 년 지나면 어떻게 될 것이고, 또 몇 년 더 지나면 어떻게 진행될지를 예보했다. 결국 예측대로 되었고, 가족들이 각오를 했기 때문에 새로운 증상이 나오더라도 가족들이 잘 받아들였다. 내가 책을 쓰게 된 동기 중의 하나는 국민들이 치매를 앎으로써 치매에 대한 두려움을 없앴으면 하는 바람에서다. 또한 내가 진료하는 환자나 보호자들에 대한 송구스러운 마음도 한몫했다. 내가 진료실에서 모든 것을 가족 혹은 환자에게 설명하는 데는 여러 제약들이 많다. 대신 집에서 책을 찬찬히 읽으면 많은 도움이 되리라 생각했다.

둘째, 가족이 함께 노력하면 예쁜 치매를 만들 수 있다. 내가 처음 장모님의 치매를 예보했을 때 가족들은 설마라고 생각했다. 그러나 증상이 나타나자 딸들은 눈물을 흘렸다. 그때 나는 예쁜 치매가 있음을 강조했고 가족들은 절망에서 희망을 찾기 시작했다. 우리 집은 장모님, 나와 내 아내, 딸과 아들 이렇게 3대가 사는 대가족이다. 내 아내가 세 자매 중 큰딸이고, 둘째와 막내딸이 집에 수시로 드나든다. 이런 대가족이 설날과 추석 때 모이면 우리는 어떻게 하면 예쁜 치매를 만들 수 있을지 의논했고, 가족이 단합하고 웃고 살아야 한다고 다짐했다. 우리는 장모님이 치매임을 부끄럽게 생각하지 않기로 했고, 그래서 이렇게 장모님의 이야기를 공개하는 것이 가능했다. 결과적으로 우리 가족은 서로 도왔고, 만날 때마다 웃었다. 손아래 동서는 1주일에 하루 장모님과 같이 지내는 자원봉사를 벌써 3년째 해오고 있다. 장모님의 치매가 중기로 넘어가면서 장모님은 대화에 끼지 못하게 되었다. 가족들이 얘기를 하고 있으면 본인만의 생각에 사로잡혀 한 가지만 계속 말씀하셨다. 그러나 대화 내용을 듣지 못하는 제삼자가 우리 식구를 본다면 장모님은 가족들 사이에서 행복하게 대화하는 것으로 착각할 것이다.

또 나는 가족들에게 재산을 두고 가족끼리 싸운다는 얘기도 들려주었다. 그래서 장모님의 판단력이 남아 있을 때, 장모님께 "어머님 간병하는 데 지출하고 남은 재산이 조금이라도 있다면 어떻게 하실 건가요?"라고 여쭤보았고, 그 의견을 따르기로 했다. 원래 세 딸들은 우애가 두터웠다. 큰딸인 내 아내는 집안에서 리더십이 있다. 그리고 둘째 딸은 언니와 집안의 모든 문제를 상의하는 데 조금도 모호함이 없이 딱 부러지게 해결하는 장점을 가지고 있었다. 막내딸은 일요일마다 어머니를 위해 청소를 돕고 음식을 해드리고 발 마사지도 해드린다. 가족들의 노력 덕분에 장모님은 예쁜 치매가 될 수 있었다. 물론 행운도 따랐다. 병 전 성격이 남을 배려하고 남에게 신세를 지지 않으려 하고 조용하고 성실했기 때문에 이런 성격이 예쁜 치매를 만드는 데 큰 역할을 한 것이다.

셋째, 치매가 중증이라도 반복하면 학습이 가능해진다. 장모님은 원래 가사도우미를 귀하게 여기지는 않았다. 내가 장모님께 "아줌마 고맙지요?"라고 말씀 드리면, "그 사람 돈 받고 일하는 사람 아냐?"라고 반문할 정도로 고마운 마음을 가지고 있지 않았다. 이러한 가사도우미에 대한 부정적인 생각은 십중팔구 가사도우미가 뭔가를 훔쳐갔다는 망상으로 이어지게 마련이다. 아니나 다를까 가끔씩 가사도우미가 훔쳐갔다는 말을 했다. 그래서 나는 출근할 때마다 일하는 가사도우미가 참 좋은 분이라는 것과 장모님이 도움을 많이 받는다는 말을 반복해서 해드렸다. 그 결과 가사도우미에게 고맙다는 말을 자주 하게 되었다. 또, 치매에 걸리면 상실에 대한 두려움, 생존에 대한 불안과 걱정이 많아진다.

그래서 치매 환자들은 먹을 것, 칫솔, 치약, 신발 등을 장롱에 감추는 일이 많아진다. 이를 방지하기 위해, 나는 퇴근 후 인사할 때마다 장모님의 등을 쓰다듬어주면서 우리 집은 행복하다, 우리 집은 돈이 있다, 우리 집은 먹을 것이 많다는 사실을 말씀드렸다. 출근할 때도 농담조로 "오늘 돈 많이 벌어 오겠습니다"라고 인사하면 어처구니가 없다는 표정으로 "나는 필요 없으니 본인이나 많이 쓰쇼"라고 상투적인 답을 하면서도 환하게 웃으신다. 아침마다 내가 하는 것이 또 있다. 장모님은 운동 기능이 떨어져서 외출을 못 하고 휠체어 타는 것도 무서워하셔서 밖으로 못 나가게 되었다. 대신 집 안에서 같은 운동을 반복적으로 시켰다. 거실 바닥에 천장을 보고 눕게 하고, 누워서 자전거 타는 것처럼 다리 돌리기를 시켰다. 동시에 "이렇게 하면 다리가 튼튼해지고 머리 쪽으로 피가 많이 가서 머리가 튼튼해집니다. 내년 봄에는 외출할 수 있습니다"라는 말을 반복했다. 그랬더니 이제는 내가 "마루에 나오세요. 운동합시다"라고 하면 으레 다리 돌리기 하는 것으로 아시고, 내가 무슨 말을 하려고 하면 가끔 "자네가 무슨 말 하려고 하는지 알아"라면서 웃으신다. 또 내가 반복한 것은 치매 약을 드릴 때마다 기억력이 살아나는 약이라고 말씀드린 것이다. 처음에는 약을 먹었는데 치매 약의 부작용으로 자꾸 설사를 하셨다. 그래서 붙이는 치매 약으로 바꾸었다. 패치를 붙여 드리면서 '천재가 되는 약', '기억력이 살아나는 약'이라고 하면 반신반의하면서도 "고맙습니다"라고 한다. 이런 것을 통해 나는 치매 환자들께 쉬운 것을 반복 또 반복하면 입력이 된다는 것을 알게 되었다.

넷째, 노인 분들이 대소변만 가려도 얼마나 감사한 일인지를 알게 되었다. 언젠가 할아버지 한 분이 치매에 걸린 부인을 병원으로 모시고 왔는데, 치매를 고치겠다는 일념 때문에 기대감이 너무 높았다. 기대가 너무 높으면 실망도 빨리 찾아온다. 기대가 높으면 환자의 조그만 실수를 크게 생각하므로 부정적인 감정이 커지고 결국 이래저래 마찰이 생겨난다. 그래서 진료 중 얘기 끝에 "대소변만 가려도 감사하셔야 합니다"라는 말을 꺼냈다가 할아버지한테 혼난 적이 있다. 치매를 고치러 왔는데 말기 치매 증상을 언급했으니 그럴 만도 하다. 그러나 장모님을 경험해보니, 노인 분들이 대소변만 가려도 정말 감사한 일이다. 장모님께서 수개월 전부터 자주 대소변 실수를 하시는데, 그때부터 돌보아야 하는 양이 확 커졌다. 대소변 실수를 하는 기점으로 사람들이 요양원을 많이 이용하는 이유를 이해할 수 있게 되었다.

다섯째, 장모님의 증상은 의학 교과서와 다른 면이 많았다. 초기부터 낮잠을 잔 다음 아침인지 저녁인지 헷갈려 하는 증상이 있었는데 이런 증상을 강조한 교과서는 본 적이 없다. 장모님의 이런 증상을 경험한 후 환자들에게 물어보니 아주 흔한 증상이었다. 실은 나에게도 이와 비슷한 현상이 생겼다. 요즈음에 낮잠을 자거나 새벽에 깨어날 때 순간적으로 내가 지금 어디에 있는지 헷갈릴 때가 있다. 5년 전만 해도 나에게 이런 일은 전혀 없었기 때문에 이는 노화 과정의 일종이고 치매가 되면 심해지는 모양이다. 교과서와 다른 또 하나는 진단적인 측면이다. 우선 나는 장모님이 알츠하이머병을 가지고 있다고 판단했으나 말기에나 있을 법한 보행장애가 중기부터 보였다. 또한 알츠하이머병의 경우 기억장애, 언어장애, 방향감각 저하 순으로 나타나는데 장모님의 경우, 언어장애(단어 찾기 어려움)와 방향감각 저하가 초기부터 나타났다. 알츠하이머병이 아니라면 루이체치매일까? 그러나 이 진단 역시 맞지 않는 점이 있다. 루이체치매는 생생한 환시를 많이 본다. 방구석에 사람이나 아이가 있다면서 손짓해 오라고 할 정도다. 그리고 이러한 증상에 3~4일 간격으로 굴곡이 있어 어떤 때는 멀쩡하고 어떤 때는 많이 헷갈려 한다. 그러나 장모님은 굴곡도 없고, 환시도 뚜렷하지 않았다. 내가 이렇게 나의 실제 경험과 교과서가 다르다고 언급하는 이유는 내가 치매를 치료하는 의사로서 환자와 보호자의 말에 경청하겠다는 의지다. 또한 치매 환자와 보호자로부터 배우겠다는 다짐이기도 하다.

[나는 집에 가고 싶다 '집으로 증후군']

장모님이 2011년 5월부터 '집으로 가야 한다'는 말을 자주 하셨다. '집으로' 증상은 일종의 망상이다. 망상이란 잘못된 생각을 가지고 있으나 아무리 이성적으로 설득해도 설득이 되지 않는 걸 말한다. 치매 환자들이 보이는 5대 망상은 다음과 같다.

1) 남이 물건을 훔쳐갔다고 생각하는 도둑 망상
2) 남들이 자기를 해친다고 생각하는 피해 망상(예, 내 밥에 누군가 독을 넣었다)
3) 배우자가 바람 피웠다고 생각하는 질투 망상
4) 자기 집을 자기 집이 아니라고 우기는 집 망상
5) 가족들이 나를 버린다는 버림 망상

2011년 12월부터 아침 일찍 일어나서 어디를 가야 한다며 화장하고 옷을 차려 입고서는 방 입구에 앉아 계셨다. "어디 가세요?"라고 하면 "집에 빨리 가야지"라고 답한다. 창을 가리키면서 밖이 어둡다는 것을 가르쳐드리고 창문을 열어 춥다는 것을 느끼게 해주고 "나중에 갑시다. 다른 사람 갈 때 같이 갑시다"라는 식으로 연기해놓으면 낮 동안에는 잊고 잘 지내신다. 왜 장모님이 '집으로 증후군'이 생겨났는지는 모른다. 최근 기억은 없어지고 옛 기억은 비교적 남아 있는 것이 치매의 중요한 특징 중에 하나이다. 그러므로 옛날 집만 떠오르고 현재의 집은 인식하지 못해 생겨난 현상일 가능성이 높다.

나는 개인적으로 '집으로 본능' 때문이라고 생각한다. 나는 삼성의료원에서 개포동까지 자주 걸어서 퇴근한다. 병원에서 대청역을 지나 아파트 숲을 빠져나오면 양재천에 이르는데, 뚝방 위에서 길게 뻗은 양재천을 보는 순간 집으로 향하는 기쁨과 함께 '집으로 걸어가는 기쁨을 몇 번이나 더 느낄 수 있을까?'라는 생각이 들면서 마음이 싸해진다. 집은 정말 대단한 곳이다. 나의 안전 욕구를 채워주는 곳이다. 내가 부족해도 받아주고 환영해주는 곳이다. 내가 약해지거나 심적, 육체적 상처를 받았을 때 보수를 해주는 베이스캠프다. 그러므로 인간은 연어보다 훨씬 강한 '집으로 본능'을 가지고 있다. 여행을 오래 하면 곧 집이 생각나고, 고향을 생각하는 것만으로도 기분이 좋아지는 이유가 이 때문이다. 치매 환자들은 본능이 남아 있는데, 전두엽의 억제 기능이 풀리면서 본능이 강하게 노출된다. 이럴 때 나타나는 증상 중 하나가 '집으로 본능'이라는 것이 나의 가설이다.

어느 날 새벽 여섯 시경 나는 거실에 놓여 있는 장모님의 신발을 보았다. 아침 일찍 일어나셔서 화장하고 옷매무새를 고치시고는 집으로 가기를 기다리다 아무도 없자 당신 방으로 들어가신 것이다. 벗어놓은 신발 모습이 너무 고와서 사진을 찍었다. 나는 언젠가 영혼의 부름 때문에 우리 장모님이 영원한 집으로 가신 후에도 이 사진을 고이 간직하려고 한다.

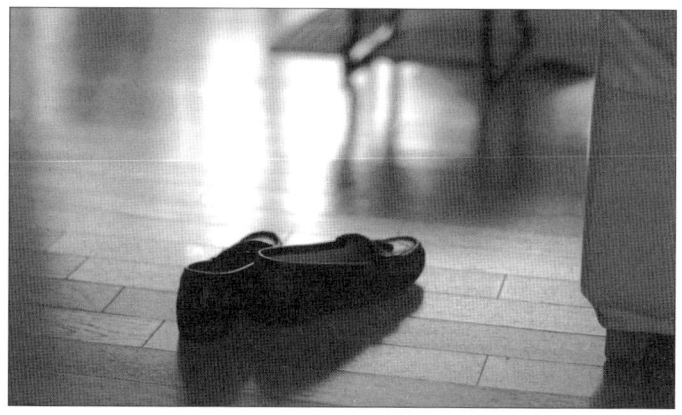

4.10 내가 만약 치매에 걸린다면?

내가 치매에 걸리면 많은 사람들이 놀릴지도 모르겠다. 치매는 예방할 수 있다고 주장한 사람이 오히려 치매에 걸렸으니 말이다.

그러나 내가 치매에 걸리면 첫째,
나는 감사할 것이다. 나는 젊어서 사고로 죽을 고비를 여러 번 넘겼다. 일례로, 내가 35세 경 우리 아이들이 일곱 살, 세 살일 때다. 남태령에서 유턴 신호등을 기다리고 있는데 언덕길을 내려오던 반대편 대형 냉동 트럭이 제동을 하지 못해 집사람과 내가 탄 차의 모퉁이를 스치고 지나갔다. 그야말로 우리 아이들이 고아가 될 뻔한 것이다. 또 내가 45세경, 나보다 한 살 아래인 집사람이 유방암에 걸렸다. 당시 나의 심정은 "둘이 오래 살아서 치매라도 걸려보았으면……"이었다. 치매는 예외가 있기는 하지만 일반적으로 장수병이다. 그래서 치매에 걸렸다는 건 오래 사는 일종의 행운을 타고난 사람만이 누릴 수 있는 특혜다. 따라서 가장 먼저 감사할 것이다.

내가 치매에 걸리면 둘째,

후회를 하지 않을 것이다. 나는 몸과 뇌 관리를 원 없이 했다. 앞서 언급한 진인사대천명을 다 지켰다. 다만 건강검진 목적으로 경동맥 초음파를 했더니, 왼쪽 경동맥 내막에 기름기가 끼어 있는 것을 발견했다. 그동안 날씬하다는 자만감으로 치즈, 케이크, 기름진 음식을 가리지 않고 먹어서 그런 것 같다. 그래서 이제는 음식도 가려서 먹는다.

사람들은 진인사대천명을 지키는 삶을 따분하게 생각할지 모른다. 그러나 나는 행복하다. 통증 없는 하루가 행복하고, 아침에 일어날 때마다 머리가 맑아 행복하다. 밥이 맛있어 행복하고, 잠자리에 들 때 잠잘 생각을 하면 행복하다. 산책해도 행복하고, 양재천을 30분 뛰어도 행복하고, 등산을 해도 행복하다. 나는 나에게 "나는 행복한가?"를 물어본다. 답은 항상 "예스"다. 동시에 "나는 오늘 죽으면 억울한가?"를 자문해본다. 답은 "아직 좀 억울하다"로 나온다. 사실 억울함보다는 아쉬움이다. 이렇게 행복하게 살다가 치매에 걸리면 아쉬울 것 같다. 그러나 후회는 없다.

내가 치매에 걸리면 셋째,

최선을 다하고 웃을 것이다. 내가 처방하던 약도 먹어보고, 내가 앞으로 개발하려는 줄기세포도 맞아보고 싶다. 그리고 예쁜 치매가 되기 위해 최선을 다할 것이다. 일상에서의 사소한 행동이 치매에 걸렸을 때 어떻게 나타날지 생각해 과감하게 바꿀 것이다. 사실은 지금도 그렇게 하고 있다. 예를 들어, 아침에 일어나서 소변을 보고 머리를 감을 때, 변기 물을 내리고 수돗물을 틀면 뜨거운 물만 나와서 불편하다. 그래서 머리를 감은 다음 변기 물을 내린다. 그러나 치매에 걸리면 나중에 변기 물을 내리는 것을 잊을 가능성이 많다. 그래서 평소에 변기 물을 바로 내리는 연습을 한다.

다른 예로, 평소 누군가를 미워하는 마음을 가지고 있었다면 치매에 걸렸을 때 공격성으로 표출될 수 있다. 그래서 나는 치매 초기에 판단력이 남아 있을 때 주위 사람들을 떠올리며 모든 오해를 없애고 아름다운 오해만 할 것이다. 물론 현재도 하고 있다. 또 다른 예는, 내가 남에게 신세 지는 것을 싫어하고, 어떤 문제가 있을 때 남의 도움을 구하기 전에 나 혼자 해결하려는 성향이 강하다. 이런 성향은 치매에 걸렸을 때 남의 도움을 거부하는 거부증으로 나타나 보호자를 힘들게 한다. 그래서 남의 신세를 져보는 연습을 하려고 한다. 또 사소한 것 같지만 중요한 예는 치매 말기가 되어 대소변을 못가릴 때, 치매 환자들에게 기저귀를 채우면 당장 벗어버리거나 찢어버려 보호자를 애태운다. 그래서 나는 치매 초기에 대소변 못 가릴 때를 대비해 기저귀 차고 자는 연습도 할 예정이다.

내가 치매에 걸리면 넷째,
정리할 시간이 있음에 감사할 것이다. 치매는 서서히 나빠진다. 그래서 정리할 시간적 여유가 있다. 재산 정리도 하고, 소지품 정리도 하고, 주위 사람들 만나서 내가 나중에 얼굴을 못 알아보고 실수를 하더라도 용서해달라고 미리 얘기할 것이다. 이렇게 미리 준비할 수 있는 질병임을 감사할 것이다. 특히 아밀로이드 페트라는 뇌 촬영이 대중화되면 치매에 걸리기 훨씬 전에 알 수 있어 준비할 시간은 더욱 많아진다. 어떤 사람은 미리 알고 치료가 안 되면 우울증에 빠질 것이라고 생각하는데, 내 경우 아밀로이드 페트가 양성으로 나오면 반대로 준비할 시간이 많다고 역발상을 하면서 감사할 것이다.

또 하나 감사할 것은 치매는 서서히 나빠지기 때문에 죽음에 대한 두려움이 없는 특혜를 누릴 수 있다. 치매에 걸리면 뇌 기능이 서서히 나빠지는데, 이는 마치 누군가가 뇌를 서서히 마취시키는 것과 같다. 그래서 죽음에 대한 두려움도 없다. 우리 장모님을 보아도 죽음에 대한 두려움이 전혀 없어 보인다.

내가 치매에 걸리면 다섯째,

죽은 후 뇌를 기증할 것이다. 부검은 의학 발전에 엄청난 역할을 한다. 알츠하이머병도, 110여 년 전 독일 의사 알츠하이머 씨가 어떤 치매 환자가 죽은 후 뇌 부검을 해 현미경으로 살펴본 바, 뇌 속에 아밀로이드라는 물질 침착이 있음을 보고한 데서 출발했다. 덕분에 알츠하이머병의 원인이 밝혀졌고, 이제 가까운 장래에 근본적인 치료 방법이 탄생할 것 같다.

학생들이 수학 문제를 풀었는데 정답을 가르쳐주지 않는다면 어떻게 되겠는가? 치매 전문의들은 마치 수학 문제를 풀 듯, 치매 환자가 살아 있을 때 환자의 모든 정보를 종합해 어떤 치매라고 결론을 내린다. 그리고 거기에 맞추어 치료를 한다. 그런데 어떤 치매인지에 대한 정답은 환자가 사망 후 죽은 뇌를 현미경으로 들여다보아야만 확인이 된다. 우리나라의 경우, 환자들이 뇌를 기증하지 않기 때문에 정답 확인이 불가능하다. 수학 문제를 잘못 풀었는데 정답지가 없으므로, 맞았는지 틀렸는지 모르면서 같은 방식으로 수학 문제를 풀면서 맞을 것이라고 믿고 있는 격이다. 다만 "외국에서 이러이러한 환자를 부검하면 이런 정답이 나온다더라"라는 간접적인 경험으로 진료를 한다. 마치 학생들이 옆 반에서 나온 정답지를 이용하는 것과 같다. 문제는 옆 반 시험 문제와 우리 시험 문제가 동일하지 않다는 데에 있다.

뇌를 기증하는 과정은 생각보다 쉽다. 마치 산 사람이 뇌 수술을 받는 것과 같은 과정으로 뇌를 꺼낸 다음 닫고 나온다. 수술할 때는 머리를 깎아야 하지만, 부검 때는 그럴 필요도 없다. 그래서 뇌를 기증해도 환자의 겉모습은 말짱하다. 환자 한 분이 뇌를 기증하면 그 효과는 엄청나다. 첫째, 담당 의사가 진단과 치료를 제대로 했는지 확인할 수 있다. 만약 답을 못 맞추면, 담당 의사는 학계에 구두와 논문으로 발표를 한다. 그래서 한 사람의 경험을 모두가 나눈다. 둘째, 의과대학 학생들이 정답이 있는 증례를 통해 공부한다. 정답이 없는 증례를 가지고 배우는 것은 정답이 없는 수학 문제를 푸는 것과 마찬가지라고 했다. 그러므로 의과대학 학생에게는 환자들의 뇌 기증이 정말로 중요하다. 셋째, 자녀들에게 도움이 될 수 있다. 앞으로는 유전자 연구나 유전자 치료가 활발해지면서 우리 부모님이 어떤 병으로 돌아가셨는지를 확인하는 것이 중요한 시대가 온다.

4. 예쁜 치매 미운 치매

4.11 정기검진으로 치매 예방하자

나의 장모님 사례에서도 알 수 있듯, 가족 중 한 사람이라도 치매와 관련한 지식을 습득하고 있다면, 무조건 치매를 기피하거나 눈물 바람으로만 지내는 일은 줄어들게 된다. 내가 치매 전문의이기 때문에 대담해질 수 있는 거 아니냐고 묻는 이도 있겠지만 그렇지 않다. 누구나 미리 준비한다면 얼마든지 극복할 수 있다. '아는 만큼 보인다'고 하지 않는가? 병도 마찬가지다. 아는 만큼 방법이 보이고, 만약 가족 중 한 사람이 치매 진단을 받더라도 '막연한 두려움'에 사로잡혀 있는 시간을 줄일 수 있다. 그래서 나는 정기검진을 꼭 추천하고 싶다.

이쯤 해서 내가 일하고 있는 삼성서울병원 뇌인지건강클리닉의 풍경을 그려보고 싶다. 금요일마다 뇌인지건강클리닉이 열리는데, 한나절 동안 다섯 명의 환자만 보는 아주 특별한 클리닉이다. 한나절에 다섯 명의 환자를 보는 종합병원 클리닉은 아마도 대한민국에 거의 없을 것이다. 타산이 맞지 않기 때문이다. 그러나 나는 치매 환자만큼은 충분히 오랫동안 지켜봐야 함을 병원에 설명했고, 고맙게도 병원 측의 허락으로 1994년 개원 때부터 지금까지 이를 고수해왔다.

클리닉이 시작할 때 다섯 명이 동시에 온다. 그러면 우리 치매팀 중 신경과의사 또는 신경심리사가 한 환자를 맡아서 각 방으로 모시고 간 다음, 거의 두 시간 정도 환자에 대한 온갖 정보를 수집한다. 이를 문진(問診)이라고 하는데, 각 환자의 문진이 끝나는 대로 모든 치매팀이 모인 방에 다시 와서 환자의 정보를 프레젠테이션한다. 창문도 없는 조그만 방이지만 거의 열다섯 명이 한 환자의 정보를 놓고 머리를 맞대고 의논하는 진풍경이 벌어진다. 의논이 끝나면 환자 한 분 한 분을 차례로 모신다. 그래서 같이 망치도 두드려보고(신경학적 진찰의 일종으로 반사를 보는 것이다) 다른 병원에서 가져온 뇌 사진도 보면서 같이 진단하고 진료 계획을 세운다. 환자나 보호자들은 왜 이렇게 많은 사람이 있는가 의아해 하겠지만, 의사, 신경심리사, 언어치료사, 간호사들까지 모두 모여 한 팀이 되다보니 사람이 많을 수밖에 없고, 여기에 치매에 대해 배우러 오는 학생, 신경과의사까지 합하면 어떤 때는 20명이 될 때도 있다.

치매 진단 과정은 다음의 단계를 거친다. 전국 어디를 가도 치매 전문 클리닉에서는 비슷한 진단 과정을 거친다. 첫 단계인 문진의 경우, 환자 상태에 대해 잘 아는 배우자나 자녀들이 직접 클리닉에 방문하는 것이 좋다.

Step1. 문진

보통 환자나 보호자들은 검사 항목 중에서 뇌 촬영이 가장 중요하다고 생각한다. 그러나 정확한 문진이 더욱 중요하다. 마치 범인을 잡을 때 범죄 장소, 범인의 인상착의 등을 고려해 수사망을 좁히는 것과 같다. 기억장애 때문에 병원에 가면 의사들은 십중팔구 다음의 네 가지를 꼭 물어본다.

첫째는 인지 기능에 대한 질문이다. 기억장애는 언제 시작되었나, 갑자기 시작되었나 아니면 서서히 시작되었나, 기억장애가 갈수록 심해지는가, 현재 기억장애가 어느 정도인가(사소한 것을 잊는지 꽤 중요한 것도 잊는지, 오전에 있었던 일을 오후에 모를 정도인지 등), 언어 표현이나 이해에는 문제가 없는가, 방향감각은 괜찮은가, 계산은 잘하나 등을 물어본다.

둘째는 일상생활 능력(음식 만들기, 돈 관리, 외출하기, 쇼핑하기, 대중교통 수단 이용하기, 모임에 참여하기 등)에 대해 물어본다. 일상생활에 지장이 있는지 없는지가 치매의 유무, 증상의 정도를 파악하는 데 중요하다. 예를 들어 치매 초기에는 빨래, 설거지, 전기밥솥에 밥하기 등은 전혀 문제가 없다. 그러나 김치 담그기, 찌개 만들기는 못 하는 경우가 있다. 김치를 담그거나 찌개를 만들더라도 간이 맞지 않아 옛날 맛이 아니라고 보호자들은 얘기한다. 그만큼 김치와 찌개 만드는 과정이 복잡하다.

셋째는 행동 변화와 성격 변화에 대한 질문이다. 여기에 변화가 있을 때 문제 행동 또는 이상행동이라고 하는데 망상, 불안, 초조, 우울, 공격적인 행동, 충동적인 행동, 반복적인 행동, 수면 습관의 변화, 식습관의 변화 등이 포함된다.

넷째는 고혈압, 당뇨병, 술, 담배, 심장병, 고지혈증, 과거 뇌졸중 등에 대해서 물어본다. 이런 질문은 어떤 종류의 치매가 있는지 아는 데 도움이 된다. 그러므로 미리 이 질문에 대한 준비를 하는 것이 좋다.

Step2. 신경학적 진찰

환자가 진찰대에 앉으면 신경과 의사는 눈동자의 움직임, 얼굴 한쪽의 마비, 발음, 혀의 움직임 등을 관찰하고 한쪽 팔다리가 약한가, 팔다리에 뻣뻣함은 없는가, 팔다리의 움직임이 얼마나 민첩한지를 조사한 후, 망치 등을 이용해 반사 검사를 한다. 이는 치매의 원인 질환을 아는 데 도움이 된다.

Step3. 인지 기능 평가

인지 기능을 평가하는 검사를 신경 심리검사라고 한다. 신경 심리검사는 환자의 기억력, 언어 능력, 시공간 능력(도형 그리기 등), 계산력, 주의력, 그리고 판단력 등을 객관적으로 평가하는 검사다. 치매는 인지 기능이 떨어진 병이므로 인지 기능 평가는 치매 진단에 필수적이다. 이 검사를 통해 치매의 정도, 유무를 알게 되며, 검사를 반복하는 경우 치매의 경과를 객관적으로 평가할 수 있다. 환자에 따라 다르지만 보통 한 시간 내지 두 시간 정도 소요된다.

Step4. 혈액검사와 뇌척수액검사

치매의 원인 질환을 찾기 위해, 특히 고칠 수 있는 질환이 있는지 보기 위해 혈액검사를 실시한다. 빈혈검사, 간 기능검사, 고지혈증검사, 갑상선 기능검사, 신장 기능검사, 비타민검사, 매독 반응검사를 하고 필요하면 유전자검사도 한다. 최근에는 뇌척수액검사가 알츠하이머병 확진에 유용하다는 연구가 쏟아져 나와서, 치매 진단에 뇌척수액검사가 필수가 될 것이다.

Step5. 뇌 촬영

뇌 촬영에는 CT와 MRI가 있다. 뇌 촬영을 하는 목적은 뇌 위축, 뇌혈관 막힘, 혈관 터짐, 뇌종양, 수두증 등이 있는지를 확인하기 위해서다. CT보다는 MRI가 더 정밀한데 뇌의 위축된 부위, 뇌경색, 점상 출혈 등을 더 잘 보여주기 때문이다. 큰 혈관 막힘이 의심될 때는 MRA를 추가한다.

알츠하이머병의 경우 MRI를 찍으면 뇌의 위축(특히 기억센터인 해마의 위축)만 주로 보이는데, 여기에서 주의할 점은 초기에는 위축이 가벼우므로 MRI 상에서는 정상처럼 보일 수 있다. 즉, MRI만으로는 알츠하이머병을 진단할 수 없다. 이에 비해 PET 검사는 대뇌피질의 포도당 대사를 반영하는 사진이므로 초기부터 이상 소견이 나온다. 최근에는 아밀로이드 침착을 직접 볼 수 있는 또 다른 PET가 개발되어 연구 단계에서 사용되고 있는데 수년 내에 임상에서 활용될 수 있을 것이다.

치매 진료에 임하는 보호자의 십계명

1 환자의 상태를 잘 아는 보호자가 같이 병원에 방문하는 것이 좋다.

2 의사는 기억장애 등 맨 첫 증상이 언제 나타났는지를 꼭 물어본다. 치매 증상은 서서히 나타나기 때문에 첫 증상의 시기를 잡는 것은 사실 힘들다. 그러나 가장 빨리 잡으면 언제인지, 최근 눈에 띄게 증상이 심해진 시기는 언제인지를 의사에게 얘기해주면 많은 도움이 된다.

3 현재 앓고 있는 병 또는 과거에 앓았던 병, 수술 병력, 다친 병력을 모두 정리해 와야 한다.

4 현재 복용하는 약 종류와 용량에 대해 소상히 의사에게 얘기를 해야 한다. 약과 약의 관계, 인지 기능을 떨어뜨리는 약물이 있는지 점검받아야 한다. 따라서 현재 먹는 약의 처방전을 가지고 오는 것이 좋다.

5 병원에 올 때는 가벼운 옷차림이 좋은데, 신경학적 진찰을 하기 때문이다. 특히 겨울철에는 두꺼운 옷을 입되 안에 얇은 옷을 입고 오는 것이 좋다. 또한 반사를 보기 위해 망치로 두드리기도 하지만 발바닥을 긁는 반사 검사도 한다. 그러므로 여성의 경우 긴 스타킹은 피하는 것이 좋다.

6 신경 심리검사는 쉬운 항목도 있고, 어려운 항목도 있다. 따라서 쉽더라도 아동 취급한다고 생각하거나, 반대로 어렵다고 해서 좌절하면 안 된다.

7 뇌 촬영(CT나 MRI)을 한 적이 있다면 촬영한 병원에서 자료를 얻어오는 것이 좋다. 대개 CD로 담아준다.

8 진료가 예약 시간보다 늦어질 수 있으므로 마음의 준비를 하고 와야 한다. 대기 시간을 잘 이용해야 한다. 대기 시간에 독서를 하거나, 환자나 보호자와 대화를 나누거나, 형제자매끼리 모여서 중요한 결정을 하는 시간으로 활용하거나, 환자의 증상을 관찰하는 시간으로 보내는 것이 좋다. 지방에서 서울까지 오는 경우, 여행으로 생각하며 즐거운 대화를 하고 맛있는 것을 먹는 기회로 삼아도 좋다.

9 짧은 시간에 많은 진료가 이루어지므로 되도록 메모를 해오는 것이 좋다. 그래야 짧은 시간에 의사가 환자에 대한 정보를 많이 얻을 수 있고, 환자와 보호자 입장에서도 전하고 싶은 말을 전할 수 있다.

10 치매의 경우, 가족뿐만 아니라 의료진도 지치기 쉽다. 약을 복용하더라도 점차 병이 악화되므로, 이 과정을 지켜보는 것만으로도 모두에게 힘든 일이다. 병이 낫지 않으므로 가족 측은 불평할 수밖에 없고, 이를 들어주는 의료진은 진이 빠진다. 그러나 이럴 때일수록 의사도 웃고, 보호자도 웃어야 한다. 의사와 보호자가 서로 격려를 해야 한다. 웃고 격려할수록 이득을 보는 사람은 누구보다 환자이다.

맺는말

뇌미인이 진짜 미남 미녀다!

우리는 미남 미녀가 되기 위해 거울을 보고 얼굴과 피부를 매일 관찰한다. 영양크림도 바르고 병원에 가서 점도 빼고 성형수술도 불사한다. 그러나 진짜 미인은 뇌미인이다. 거울을 들여다보듯 마음도 계속 들여다보아야 한다. 거울을 들여다보면서 얼굴을 톡톡 두드려주듯, 마음을 들여다보면서 부정적인 마음을 톡톡 다독여주어야 한다. 영양팩을 발라 피부세포를 잘 관리하듯, 운동과 뇌 건강에 좋은 식사를 통해 뇌세포에 산소와 영양분을 충분히 공급해주어야 한다. 자외선 차단제로 피부를 보호하듯, 뇌세포가 술, 담배 같은 독성 물질에 의해 죽지 않게 해주어야 한다. 클렌징크림으로 얼굴에 남아 있는 노폐물이나 기름기를 닦아내듯 뇌혈관 안쪽에 기름기나 노폐물이 끼지 않도록 매일 노력해야 한다. 나의 얼굴과 피부를 사랑하듯 마음과 뇌를 사랑해야 한다. 당신이 매일 피부 관리하듯이 뇌세포 관리, 뇌혈관 관리, 성격과 마음 관리를 하면 뇌미인이 될 수 있다.

뇌미인의 혜택은 무수히 많다. 뇌미인은 자기가 간절히 하고 싶은 주제를 찾아서 꾸준히 집중하므로 사회에서 성공한다. 자기 관리와 자기 절제를 잘하므로 아름다워 보이고 주위 사람들로부터 인기가 있다. 자기가 성장하고 주위 사람들로부터 인정을 받고 주위 사람들과 조화로운 삶을 살기 때문에 저절로 행복해진다. 덤으로 뇌미인은 치매에 걸리지 않는다. 그야말로 인지 건강 수칙인 '진인사대천명'대로 살면서 진인사대천명(盡人事待天命)하면 된다. '진인사대천명'을 지키면서 재미없게 살 바에야 차라리 죽는 것이 낫다라고 말하는 사람도 있다. 예를 들어 담배 끊으면 무슨 재미로 사는가? 그러나 담배를 끊은 사람들은 "왜 내가 과거에 그 지저분한 담배를 피우고 살았을까?"라고 말한다. 내가 아는 어떤 분은 술을 오랫동안 즐겼는데, 술이 뇌 피질을 얇게 만든다는 사실을 알고 술을 딱 끊고 대신 운동을 했다. 그분이 나중에 "머리가 이렇게 맑고 깨끗한 줄 미처 몰랐다"라고 고백했다. 이와 같이 뇌미인은 행복하다. 젊어서부터 행복하게 살다가 노년에 치매에 안 걸려서 또한 행복하다.

뇌미인은 노년에 치매가 걸리더라도 걱정할 것 없다. 우선 본인 입장에서, 치매에 걸리더라도 고통이 있거나 답답하지 않다. 우리는 다섯 살 때 어른에 비해 인지 기능이 떨어져 있었다. 일종의 치매였다. 그때 답답했었는가? 한편 가족 입장에서 괴로울 수 있다. 그러나 역시 걱정할 것 없다. 뇌미인은 치매에 걸리더라도 예쁜 치매가 되기 때문이다.

또 다른 변수로, 뇌미인인 당신이 치매에 걸리지 않더라도 치매 보호자가 될 수 있다. 가장 먼저, 모든 기대감을 버리고 눈높이를 최대한 낮춰야 한다. 그리고 받아들여야 한다. 지매 환자는 제한된 뇌세포를 가지고 최선을 다하고 있다. 그러므로 따뜻한 마음을 가져야 한다. 다른 가족들과 같이 계획을 세우고 서로 짐을 나누어야 한다. 기회가 되는대로 휴식을 취하면서 재충전을 해야 한다. 주간 보호센터 등 시설 서비스와 노인장기요양보험을 최대한 이용한다.

치매 환자를 불쌍하게 생각하지도 말아라. 당신은 치매 환자가 불쌍하다 안 불쌍하다 판단할 자격이 없다. 현재는 치매를 앓고 있으나, 과거에 화려한 인생을 산 분들이다. 화려한 인생이란 꼭 성공을 했다는 말은 아니다. 우선 귀하게 태어났다. 부모님이 아이가 태어났다고 얼마나 좋아했으며 얼마나 사랑했겠는가? 어린아이들을 키워보면 알지만 손이 정말 많이 간다. 잠시도 내버려둘 수 없다. 끊임없이 보살펴야 하는데 그런 보살핌 속에서 자라난 인생이다. 자라나면서 희로애락을 느꼈고 아이들을 낳아서 열심히 아이들을 키웠고 그래서 귀한 삶을 사신 인생의 선배다. 그런데 그분이 이제 하산을 하실 때가 된 것이다. 등산을 하다가 산꼭대기에도 달하면 언젠가는 하산을 해야 한다. 하산을 하는 방법이 여러 가지다. 그중의 하나가 치매다. 그 하산하는 길을 놓고 우리가 판단할 자격이 없다.

당신의 부모가 치매에 걸렸다면 이런 판단을 내려놓는 대신, '3년'을 보답해드리자. 우리는 부모로부터 태어나서 적어도 처음 '3년' 동안 정성 어린 보살핌을 받았다. 이제 그 '3년'을 돌려 드리자.

치매 보호자가 된 것은 재수 나쁜 것이 아니라 깨달음을 얻을 수 있는 가장 좋은 기회다. 치매 환자를 이해하는 순간 당신은 커다란 깨달음을 얻을 수도 있다. 커다란 깨달음을 얻으면 보너스로 치매 환자가 당신을 좋아하고 따르게 된다. 당신의 감정을 치매 환자는 꿰뚫고 있다. 치매 환자에 대한 당신의 마음을 환자에게 속일 수 없다. 당신이 조건 없이 사랑을 베풀면 환자는 당신의 말을 잘 따를 것이다. 강아지가 자신을 가장 예뻐하는 사람을 따르듯 환자는 누가 자신을 진심으로 대하는지 너무 잘 안다.

우리 모두가 뇌미인이 되기를 바라며…….

부록: 증례를 통한 치매의 이해

1. 수두증치매: 고쳐지는 치매의 대표적인 질병
2. 경막하 출혈에 의한 치매: 가벼운 외상이 불러온 치매, 그러나 고쳐지는 치매
3. 간경화증에 의한 치매: 의욕이 없어지고 행동이 느려진 치매, 알고 보니 간경화증 때문
4. 베르니케뇌증: 비타민 부족증에 의한 치매
5. 신경매독에 의한 치매: 화내는 증상으로 시작된 신경매독
6. 뇌전증에 의한 치매 증상: 기억장애 때문에 치매 검사를 받았는데, 알고 보니 측두엽 발작
7. 뇌종양에 의한 치매: 알츠하이머병인 줄 알았으나 양성 뇌종양
8. 섬망: 일시적 치매 증상
9. 약물에 의한 치매 증상
10. 일과성 전체 기억상실증: 수 시간 동안 나의 기억은 어디 갔을까?
11. 의미치매: 명사를 잊어버리는 증상으로 시작하는 치매
12. 진행성 비유창성 실어증: 말을 더듬는 증상으로 시작하는 치매
13. 파킨슨치매: 파킨슨병 후에 생기는 치매
14. 루이체치매: 헛것을 보는 증상이 두드러진 치매

이 부록에서는 제 2부 '뇌미인의 적, 치매란 무엇인가'에서 다 설명하지 못한 치매의 종류를 기술한다. 치매 환자를 돌보는 보호자 분뿐만 아니라, 치매를 처음 공부하는 의학도, 간호사, 사회복지사, 작업치료사, 신경심리사, 요양사 분들에게 도움을 주기 위해서다.

제 2부에서 '고쳐지는 치매'에 대한 사례를 언급하지 않았다. 대신 여기서 수두증, 경막하출혈, 간성 뇌증, 베르니케뇌증, 신경매독, 측두엽 발작에 의한 치매, 양성 뇌종양, 약물에 의한 치매에 대한 사례를 설명할 것인데, 이들은 '고쳐지는 치매'에서 빼놓을 수 없는 치매 유형이다.

그런가 하면 퇴행성 치매 중 꼭 다루어야 하는 전두측두치매에는 세 가지가 있는데, 첫 번째 형태는 이미 제 2부(2.10)에서 언급했고, 나머지 두 형태(의미치매와 진행성 비유창성 실어증)를 여기서 다룬다. 마지막으로 치매와 파킨슨 증상을 동반한 퇴행성 치매가 있는데, 이 중에서 파킨슨치매와 루이체치매를 설명할 것이다.

보호자들과 치매를 처음 공부하는 분들을 위하여 증례와 해석을 비교적 소상히 소개했으니 치매를 이해하는 데 도움이 되리라 믿는다.

1. 수두증치매: 고쳐지는 치매의 대표적인 질병

수두증(Hydrocephalus)

- 뇌 한가운데에 빈 공간이 있는데(그림 1 참조), 이를 뇌실이라고 한다. 뇌실은 맑은 뇌척수액으로 채워져 있다. 뇌척수액은 뇌실에서 만들어져 뇌실뿐만 아니라 뇌 표면(뇌와 뇌막 사이 공간)의 빈 공간을 채운다. 그래서 뇌가 뇌척수액 사이에 떠 있게 만든다. 때문에 우리가 머리를 움직이거나 외부로부터 웬만한 충격을 받아도 뇌가 다치지 않는다.
- 뇌실에서는 하루에 700cc 가량의 뇌척수액이 만들어져 통로를 흘러 뇌 표면에서 흡수된다. 만약 만들어진 양보다 적게 흡수되면 뇌실에 물이 고이게 되고 뇌실이 커지면서 뇌를 압박하기 때문에 수두증(水頭症)이 발생한다.
- 수두증의 3대 증상:
  1) 보행장애: 동작이 둔해진다. 걸음걸이가 나빠진다.
  2) 소변 실수: 처음에는 팬티에 소변을 지리는 증상으로 시작, 심해지면 자기도 모르게 실수하게 된다. 대변 실수도 나타날 수 있다.
  3) 치매 증상: 기억장애 외에도 성격 변화가 나타난다. 말수가 없어지고 게을러진다. 조급해지고 화를 내는 사람도 있다.
- 치료법: 뇌실에 고여 있은 물을 복강 쪽으로 흐르게 하는 션트 수술로써 완치될 수 있다.

[전형적인 수두증 증상을 보인 63세 여자 환자로서 3대 증상(치매, 보행장애, 소변 실수)으로 입원]

보행장애 김덕순 씨(63세 女)가 입원했을 당시, 가장 두드러진 증상은 보행장애였다. 보행장애가 너무 심해 혼자 설 수 없었고, 겨우 앉아 있을 수는 있었으나 뒤로 넘어지는 경향이 있었다. 의료진이 환자의 양팔을 잡아주면서 걸음걸이를 검사해보았는데, 종종걸음을 걸었고 마치 자석에 발이 붙어 있는 것처럼 한 발자국 떼는 것을 매우 힘들어했다. 약 10m를 걷는데 5분이 넘게 걸렸다. 서해안의 한 섬에 사시는 김덕순 씨의 보행장애는 3년 전 발생해 알게 모르게 서서히 진행되었다. 가족들에 의하면 승용차 뒷좌석에 타고 내리는 데 시간이 많이 걸렸다고 한다. 또한 예전에는 걸음이 빨라서 다른 사람과 같이 가면 앞서 갔는데 언제부터인가 가장 뒤쳐지게 되었다. 환자가 농사를 지어 허리와 무릎이 아팠는데 가족들은 이 통증 때문이라고 생각하고 대수롭지 않게 여겼다. 그러던 환자의 증세가 1년 전부터는 종종걸음이 되었고 계단을 오르내리는 것도 불가능해졌다. 최근에는 자꾸 넘어져서 부축이 필요하게 되었다.

소변 실수 김덕순 씨의 두 번째 증상은 소변 실수였다. 입원 당시 대소변을 전혀 가리지 못했기 때문에 기저귀를 차야 했다. 약 2년 전부터(보행장애가 발생한 지 약 1년 후부터) 화장실에 가야 하는 상황에서 빨리 가지 못하면 속옷에 소변을 묻히는 증상으로 시작했다. 속옷에 소변을 묻히는 증상이 갈수록 심해지더니 1년 전부터는 잠을 자다가 소변을 실수하는 증상이 생겼고, 최근 들어서는 기저귀를 차야 했다.

치매 증상 김덕순 씨의 세 번째 증상은 치매 증상이었다. 환자는 원래 부지런한 성격이었는데 보행장애가 생긴 후로 게을러지고 움직이는 것을 싫어하게 되었다. 설거지 등 집안일을 싫어하고 냉장고 정리가 되지 않았으며 몸이 아프다며 밭일은 하지 않고 집 안에 앉아 TV만 봤다. 기억력이 떨어져서 어제 있었던 일을 잘 기억하지 못하게 되었고 갈수록 날짜에 대한 감각 또한 떨어졌다. 병원에 입원할 당시, 봄인데 가을이라고 대답했고, 남편의 이름을 겨우 말할 수 있었으며, 3남 1녀를 두었는데 큰아들의 이름만 말할 수 있었다.

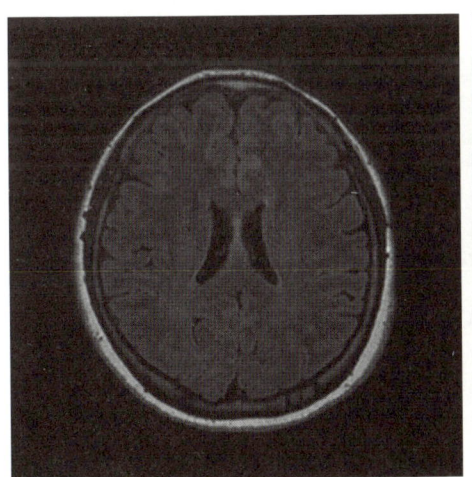 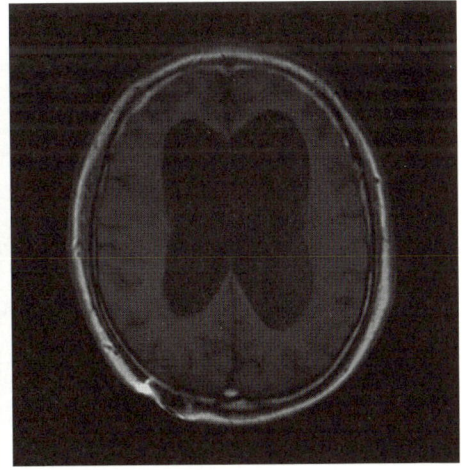

그림1. MRI 수평 단면. 왼쪽은 정상인의 뇌, 오른쪽은 김덕순 씨의 뇌임. 뇌 가운데의 여덟팔자 모양의 검은 음영이 뇌실임. 김덕순 씨의 뇌실이 정상인보다 거의 세 배 가까이 큰 것을 볼 수 있음.

[수두증은 수술로 치료 가능하다]

김덕순 할머니의 경우 수두증의 3대 증상이 모두 있었고, MRI에서 뇌실이 커져 있는 것이 확인되어 션트(shunt) 수술 대상자였다. 션트 수술이란 체액이 몸의 한 부분에서 다른 부분으로 흘러가도록 관을 삽입하는 수술을 말한다. 보통 아래의 그림처럼 뇌실과 복강을 연결하는 관을 삽입한다. 물론 이 관은 뇌에서 나와 피부 밑을 지나기 때문에 겉에서는 보이지 않는다.

그림 2. 뇌실-복강 션트(Ventriculo-peritoneal shunt). 션트를 우리말로 우회술이라고 한다.

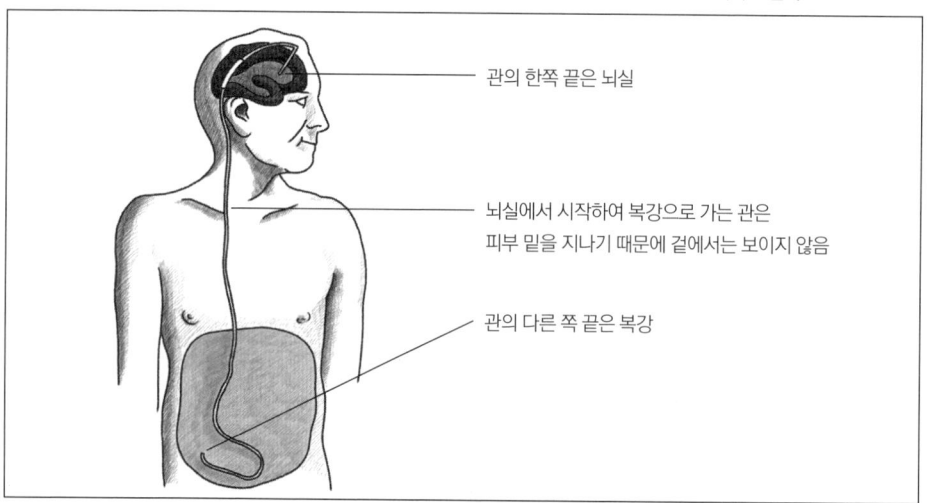

수술하기 전에 한 가지 거쳐야 할 시술이 있다. 수술 후에 효과가 있을지를 미리 보기 위해 허리 척수강에서 뇌척수액을 뽑는 검사(이를 뇌척수액 천자라고 함)를 해야 한다. 허리 부위의 등골 주위에 있는 뇌척수액과 뇌의 뇌척수액은 연결되어 있어 허리에서 뇌척수액을 뽑으면 머리에서도 뇌척수액 일부가 뽑힌다. 따라서 허리에서 뇌척수액을 약 40~50cc가량 뽑으면 뇌실의 압력이 감소하면서 일시적으로 환자의 증상이 호전되는 것을 볼 수 있다. 만약 일시적인 호전을 보이면 션트 수술 후 예후가 좋을 가능성이 많다. 김덕순 할머니는 50cc를 뽑은 후에 혼자서 몇 발자국 뗄 수 있을 정도로 호전되어 수술 효과가 좋을 것으로 기대되었다. 수술 결과는 예상대로였다. 수술한 지 6개월 정도 지나서는 뛰어다닐 수 있을 만큼 좋아졌다. 1년에 한 번 정도 섬마을에서 병원까지 오시는데, 치매 증상도 줄어들어 옛날처럼 농사도 짓고 살림도 하신다. 물론 소변 실수도 없어졌다.

2. 경막하 출혈에 의한 치매:
   가벼운 외상이 불러온 치매, 그러나 고쳐지는 치매

경막하 출혈(Subdural hemorrhage)
- 머리뼈 안쪽에 뇌를 둘러싸는 세 개의 막: 밖으로부터 순서대로 경막, 지주막, 연막이 있다.
- 경막과 지주막 사이에 있는 정맥이 외상에 의해 찢겨 생기는 출혈이다. 가벼운 외상에 의해서도 생길 수 있기 때문에, 원인을 제공한 외상을 기억을 못하기도 한다.
- 출혈의 크기가 커지면서 뇌를 압박하여 두통, 의식장애, 한쪽 팔다리의 마비, 치매 증상 등 다양한 증상을 일으킨다.
- 출혈이 급성으로 생기는 경우도 있으나, 수개월에 걸쳐 증상이 서서히 진행하는 경우도 있다.
- 출혈이 작은 경우 저절로 흡수되기를 기다린다. 그러나 출혈이 큰 경우 수술해야 한다. 혈종을 제거하는 경우 완치될 수 있다.

[건강하던 79세 남자 분이 1개월 전부터 말을 잘 못 하게 되다]

이동호 씨는 과거 대학교 총장을 지내고, 현재 사립학교 이사장으로 재직하는 분이다. 혼자 지내고 있었지만, 일상생활은 물론 매일 학교에 출근하여 행정 일을 척척 해낼 정도로 인지 기능이 우수했다. 평소에 술 담배 하지 않고, 운동을 열심히 한 결과 몸도 단단하고 군살도 없었다. 환자는 병원 방문 약 1개월 전부터 평소와 달리 말이 잘 나오지 않는 증상을 보이기 시작했다. 아들이 두 달 전 만나서 저녁 식사할 때에는 평소와 다를 바가 없었다. 약 한 달 전 통화할 때 말씀하시는 것이 좀 이상했으나 대수롭지 않게 생각할 정도였다. 그러나 1주일 전, 환자의 친구 분이 전화하여 "아버지가 평소와 다르다"라는 말을 전했다. 친구들과 저녁 식사를 하면서 대화를 나누는데 환자가 대화 내용을 잘 이해하지 못하고 동문서답하는 모습을 보여 친구들이 이상하게 생각했다고 했다. 다음 날 아침 아들이 아버지를 방문해보니, 달변이었던 평소 모습과 달리 말이 어눌하고 단어를 금방 떠올리지 못해 머뭇거리는 모습을 보였다. "어디가 불편하세요?"라고 묻자, 답변은 꽤 길게 했으나, 중간에 머뭇거림이 많았다.

[말을 못 하는 증상과 함께 일상생활 능력이 저하되어 있었다]

곧바로 병원 예약을 하고 집 안을 살펴본 아들은 깜짝 놀랐다. 평소 깔끔한 성격의 아버지인데, 주방에는 탄 냄비가 놓여 있었고, 마루 바닥에는 먹고 남은 듯한 배달 음식이 어지럽게 놓여 있었다. 안방 바닥에는 동전과 지폐가 흩어져 있었다. 아버지께 여쭤보니 음식 만드는 것이 여의치 않고, 전화번호 누르기도 생각처럼 되지 않아 1층에 내려가 아파트 경비원에게 배달을 어렵게 부탁했는데, 음식값 지불 또한 어려워 한참 힘들었다고 대답했다. 화장실 바닥에는 대변을 흘린 흔적도 있었다. 병원에 가기 위해 집을 나설 때, 아버지는 어떻게 해야 하는지 모르시는 듯 우물쭈물하시며 본인 소지품도 잘 챙기지 못했다.

[진찰 결과 말 표현 장애, 이름 대기 장애, 글쓰기 장애가 있었다]

다음은 진찰실에서 문진한 내용이다.

【의사】 "어떤 점이 불편하세요?"
【환자】 "바… 바보가 된 거 같아요."

【의사】 "왜 그렇게 생각하세요?"
【환자】 "새… 생각은 나는데… … 말이 잘… … 나오지 않아요.
　　　　말을… 하려고 하여도 바… 바로 나오지 않아서 그 순간을 놓치게 되고…
　　　　말이 일단 나와도 하고 싶은 말은… 반밖에 못 말해."

【의사】 "제 말은 알아들으시겠어요?"
【환자】 "잘… 안 돼요. 친구들이 농… 담을 하면서 웃는데,
　　　　그… 상황이… 이해가 잘 가지 않아. 그래서 한참 생각해보면…
　　　　왜 웃었는지 알 거 같아. 그런데 다 지나갔지."

【의사】 "잘 알아듣는지 보려고 질문 하나 하겠습니다. 어른이 애한테 업힐 수 있나요?"
【환자】 …… (끝내 대답 못함)

환자는 간단한 이름 대기는 가능했지만, '엄지 손가락' '손톱' 등을 가리키고 이름을 대라고 하면 대답을 하지 못했다. 따라 말하기는 2어절(예를 들어 '산은 높다')까지만 가능했고, 읽기 검사를 시켰을 때에는 환자의 학력에 맞지 않게 매우 천천히 떠듬거리며 글을 읽었다. 간단한 글씨는 쓸 수 있지만, '군계일학' 같은 어휘 빈도가 낮은 글씨나, '꿩', '괜찮다' 등 이중 받침이나 이중 모음이 들어간 복잡한 글씨는 잘 쓰지 못했다. 옆에서 관찰하던 아들은 "글을 쓰는 속도가 평소보다 많이 느리다"라고 했다.

여러 치매 증상을 보였으나 환자의 첫 증상이 말하기 장애였고, 진찰에서 가장 두드러진 증상도 언어장애(말 표현 장애, 이름 대기 장애, 글쓰기 장애)였다. 그래서 왼쪽뇌에 문제가 있음을 의심케 했다. 오른손잡이의 경우 대부분 언어중추가 왼쪽뇌에 있기 때문이다. 왼쪽뇌가 이상하면 오른쪽 팔다리의 힘이 없어진다. 따라서 오른쪽 팔다리가 약한지를 확인해보았다. 환자를 천장을 보고 눕게 한 다음 양쪽 다리를 30도 정도 들고 있으라고 했더니 오른쪽 다리가 왼쪽에 비하여 아래로 쳐졌다(그림 3).

이동호 씨의 증상은 알츠하이머병과 맞지 않다. 왜냐하면 알츠하이머병은 언어장애로 시작하는 경우가 드물다. 그리고 한 달 전에 비교적 갑자기 증상이 생긴 점도 알츠하이머병과 다르다. 이러한 경우, 왼쪽뇌에 뇌졸중(혈관 막힘이나 혈관 터짐), 뇌종양 같은 덩어리, 뇌 외상에 의한 경막하 출혈 같은 것이 있을 가능성이 많다.

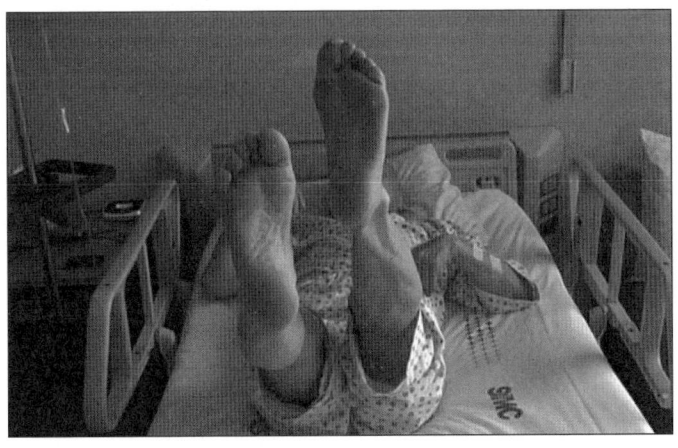

그림 3. 환자분에게 두 다리를 들고 있게 했을 때 오른쪽 다리가 먼저 떨어지는 것을 볼 수 있는데, 이는 오른쪽 다리의 힘이 왼쪽 다리에 비해 약한 편마비를 의미한다.

[뇌 촬영 결과 왼쪽뇌를 압박하는 경막하 출혈이 있었다]

뇌 MRI를 촬영한 결과 그림 4처럼 뇌의 좌측 전두엽, 측두엽, 두정엽, 후두엽 전장에 걸친 경막하 출혈 소견이 확인되었다. 경막하 출혈은 뇌 조직과 이를 싸고 있는 경막 사이에 출혈이 생기는 것으로 응급 수술을 받아야 한다. 곧 바로 신경외과로 옮겨져 두개골에 구멍을 내고 여기를 통해 피를 빼내는 시술을 받았다. 고여 있는 피로 인한 뇌 부위의 압박이 풀리면서 뇌의 기능이 회복됐다.

수술 후, 환자는 빠르게 회복되었다. 2주 내에 환자의 언어장애, 글씨쓰기 장애, 치매 증상, 오른쪽 편마비 모두 완치되었다. 나이가 많고 출혈량이 많으면 후유증이 남는 법인데, 이동호 씨 경우 나이가 많음에도 불구하고 평소 체력 관리와 뇌 관리를 열심히 하신 것이 완치되는 데 큰 몫을 했다고 생각한다.

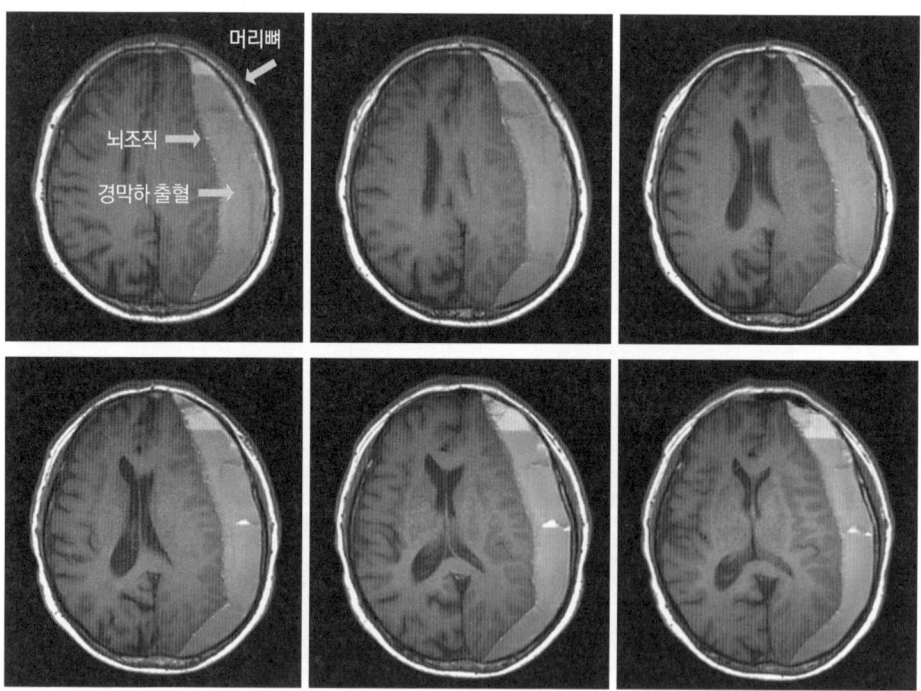

그림 4. 머리뼈 안쪽에 경막, 지주막, 연막이 차례로 덮고 있는데, 경막과 지주막 사이에 피가 고여 있다. 이를 경막하 출혈이라고 한다.

3. 간경화증에 의한 치매:
의욕이 없어지고 행동이 느려진 치매, 알고 보니 간경화증 때문

간성 뇌증 (Hepatic encephalopathy)
- 간의 기능이 떨어져도 치매 증상이 나올 수 있다.
- 간의 중요한 기능은 해독 작용이다. 만성 간질환(만성 간염 또는 만성 간경화증)이 있으면 암모니아 등 갖가지 물질이 해독되지 않아 뇌의 기능을 저하시킨다. 이를 간성 뇌증이라고 한다.
- 간성 뇌증의 증상은 다양하다. 만성 간질환을 가진 분이 가끔 횡설수설하거나 정신이 혼미해 보이는 증상을 나타내거나, 기억력이 떨어지고 몸의 동작이 둔해진다면 일단 의심을 해보아야 한다. 또한 이런 증상이 굴곡을 보이는 특징이 있다.
- 간성 뇌증은 간질환을 치료하는 것이 급선무다. 예를 들어 간이식 등으로 간질환이 없어진다면 간성 뇌증 또한 저절로 없어진다. 따라서 만성 간질환을 관리하면서 락툴로즈라는 물약을 복용하면 호전되는 경우가 많다. 락툴로즈는 장 속에 있는 암모니아를 대변으로 끌고 나가기 때문에 혈중 암모니아가 감소하면서 환자의 증상이 호전된다.

[행동이 느려지고 말이 둔해지는 증상으로 시작하다]

이태호 씨는 64세 남자 분으로 가족들에 의하면 2년 전부터 서서히 행동이 느려지고 말이 어눌해지면서 사람이 좀 멍해 보이기 시작했다고 한다. 이태호 씨는 사립 고등학교 교장을 역임하시다가 2년 전에 은퇴했다. 은퇴 무렵부터 말이 조금 느리고 동작이 빠릿빠릿하지 못하여 승용차 뒷자석에 들어가고 나올 때 느린 행동을 보였는데, 가족들은 은퇴 후에 생겨나는 우울증이라고 생각하고 넘어갔다.

[기억장애와 함께 보행장애, 무기력 증상이 나타나다]

그러다 가족들이 처음 이상 징후를 발견한 시점은 부인이 외출하고 돌아와 보니 이태호 씨가 집에 못 들어가고 현관문 앞 계단에 앉아 있는 걸 본 때부터였다.

"어떻게 된 거예요? 왜 안 들어가고 여기 있어요?"
"그게, 현관 비밀번호가 생각이 나질 않아."
"그럼 휴대폰을 하지 그러셨어요. 답답하게 왜 여기 앉아 계세요?"
"……."
자존심이 상했던 걸까? 이태호 씨는 아무런 대꾸도 하지 않았다고 한다.

이 사건을 기점으로 기억장애가 눈에 띄게 나타나기 시작하여 휴대폰, 자동차 열쇠 등을 잃어버리는 일, 복용 중인 약제를 잊고 안 먹는 일이 발생했다고 한다. 본래 수학 교사 출신이라 계산을 잘했는데 암산 기능이 안 되는 것은 물론이고, 언어장애도 동반되었으며 대화 도중 단어가 생각나지 않아 "그게 뭐지?"라고 되묻는 경우가 많아졌다. 동작이 둔해지고 걸음걸이가 느려지는 증상이 조금씩 더 심해지더니 운전 미숙이 발생하여, 가드레일을 들이받거나 넓은 길에서 운전하는데도 불구하고 옆 차를 긁으며 지나가는 경우가 발생했다. 또한 양손을 떠는 일, 가끔씩 팔과 상체를 움찔하는 증상이 발생했다. 워낙 꼼꼼하고 다혈질적이었던 성격이었으나 오히려 화를 내지 않고 무기력해 보였다.

[증상에 굴곡이 있었다]

이러한 증상이 3개월 이상 지속된 무렵 집 근처 대학병원에서 진료를 받고 치매약을 복용했으나, 증상은 호전 없이 굴곡을 보이면서 서서히 진행됐다. 1년 이상 증상이 경과된 최근에는 가끔 수 시간씩 이상한 증상을 보였다가 다시 좋아지곤 했다. 예를 들어 양변기의 물이 내려가지 않는다며 변기 뚜껑을 들었다 놨다 하기도 하고, 새벽에 머리를 감겠다며 베란다에서 목욕을 하는 등의 이상한 행동도 보였다. 한 달 전 여행에서 속옷만 입은 상태로 호텔 복도를 돌아다녔고, 자기 방 호수를 기억하지 못했다. 목욕을 할 때 옷을 입은 채 욕조에 들어가는 현상도 보였으나 다시 점차 좋아졌다. 인지 기능의 굴곡과 함께 동작이 느린 증상도 굴곡이 있었다. 과거에 B형 간염 보균자로 간 기능 개선제를 복용하고 있었다.

[진찰 결과 파킨슨 증상을 보였다]

신경과 의사들은 진찰실에 환자가 걸어 들어올 때부터 진찰을 시작한다. 환자나 보호자들은 알지 못하겠지만, 이미 걸음걸이나 자세, 얼굴 표정, 얼굴이 삐뚤어졌는지, 한쪽 눈이 작은지, 한쪽 팔다리가 약해 보이는지 등을 점검하기 시작한다. 심지어는 진찰실에 들어올 때 인사를 하는지 안 하는지, 부끄러워하는지 매우 뻣뻣한지 등을 살펴본다. 환자의 행동 하나하나가 뇌의 어느 부위에 문제가 있는지를 말해주기 때문이다. 이태호 씨는 표정 변화가 없고, 의사들을 본 순간에도 감정 변화 없이, 좀 구부정한 자세로 들어왔다. 우리 팀의 신경학적 진찰의 첫 단계는 걸음걸이 관찰로 시작된다. 이태호 씨의 걸음걸이는 느렸고 보폭이 약간 작았으며 걸을 때 팔의 흔들림이 적었다. 이럴 때 신경과 의사들은 '파킨슨 증상'을 의심한다. '파킨슨 증상'이란 '파킨슨병' 환자가 보이는 증상을 말하는데 파킨슨 증상이 있다는 것이 반드시 '파킨슨병'을 뜻하는 것은 아니다. 파킨슨 증상을 보이는 다른 질환이 수두룩하기 때문이다.

잠시 파킨슨병을 짚고 넘어가보자. 뇌 속 깊숙이 흑색질이라는 곳에는 도파민이라는 신경전달물질을 분비하는 신경세포가 있다. 도파민은 우리가 어떤 움직임을 보일 때 움직일 근육과 움직이지 말아야 할 근육을 조화시키는 역할을 한다. 예를 들어, 이두박근이 수축할 때에는 삼두박근이 이완되어야 팔이 부드럽고 민첩하게 굽혀진다. 만약 이두박근이 수축하는데 삼두박근 또한 같이 수축한다면 동작이 둔해지고 뻣뻣해질 수밖에 없다. 이러한 역할을 하는 도파민 세포가 원인 모르게 줄어드는 병이 파킨슨병이다. 그래서 파킨슨 환자들은 힘을 빼고 있는데도 손발이 뻣뻣하고 결과적으로 움직임이 둔해진다. 등뼈의 앞뒤 좌우로 붙어 있는 근육들은 등뼈를 부드럽게 네 방향으로 움직이는 역할을 하는데, 이 근육 역시 조화를 잃고 같이 수축하기 때문에 자세가 뻣뻣해지고 걸음걸이가 불안정해지는 것이다. 파킨슨병의 경우, 도파민을 보충하는 약을 복용하면 이런 증상들이 호전되는데 비해 파킨슨 증상을 보이는 다른 질환들은 약에 별다른 반응을 보이지 않는다.

[간성 뇌증으로 진단되다]

이태호 씨의 모습을 보는 순간 치매와 파킨슨 증상을 보이는 열 개 정도의 질병을 떠올리면서 각 질병을 환자에게 적용해보았다. "혈관성치매? 수두증? 약물 중독……" 앗! 갑자기 떠오르는 것이 있었다. 환자가 진찰실에 들어오기 앞서, 예진을 맡았던 신경심리사가 환자의 증상에 대해 보고하면서 "B형 간염 보균자로 간 기능 개선제를 복용하고 있었다"라는 언급을 했다. 환자의 얼굴과 가슴을 보았다. 얼굴과 눈에는 경도의 황달 증세가 있었고, 가슴에는 거미줄 모양의 혈관이 드러나 있었다. 양손을 앞으로 나란히 뻗게 해보니 가느다란 떨림증이 있었고, 몸을 간헐적으로 움찔거리는 간대성 근경련이 있었다. 이어서 환자의 눈을 감기고 양손을 앞으로 나란히 시킨 채 손가락을 손등 쪽으로 젖히고 있게 했더니, 새의 날개짓처럼 퍼덕거리는 떨림(flapping tremor)을 보였다. 나는 속으로 다행이라 생각했다. 고칠 수 있는 치매였기 때문이다. 이태호 씨는 혈액검사와 MRI를 마치고 수일 후 우리 클리닉을 재방문했다. 혈액검사 결과 만성 B형 간염 바이러스 보균자였고, 간 기능 수치 또한 상승해 있었다. 만성 간질환에 걸맞게 혈소판 감소증도 있었다. 복부 CT 검사에서도 간 경변증과 간암이 의심되는 작은 결절 및 비장 비대 소견을 확인할 수 있었다. 또한 예상한 대로 MRI에서 바닥핵 쪽에 음영이 증가한 소견을 보여 간성 뇌증에 잘 들어맞았다.

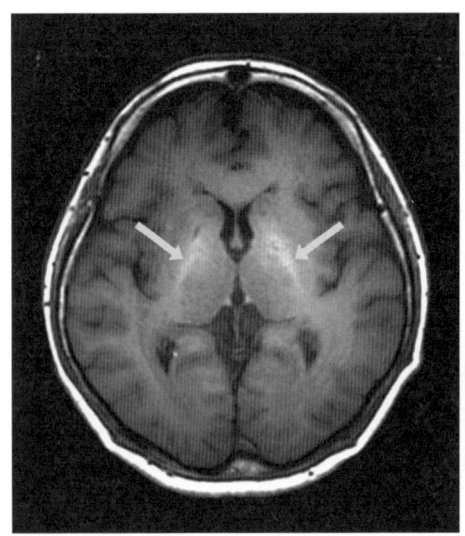 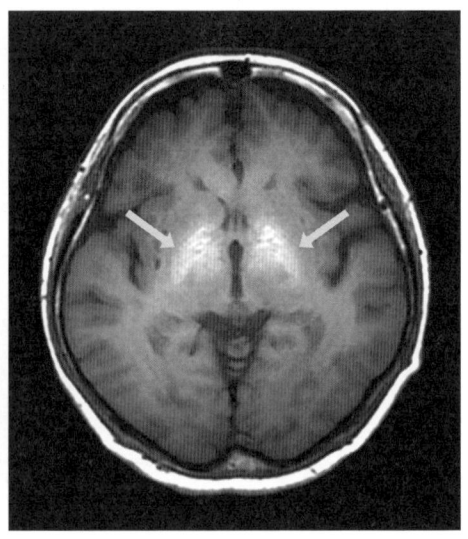

그림 5. 뇌 안쪽에 대칭적으로 하얗게 보이는 부분이 바닥핵이다. 원래 바닥핵은 하얗게 보이지 않는데, 이태호 씨의 경우에는 간에서 해독되지 않은 물질이 바닥핵 부분의 기능을 떨어뜨려 하얗게 보인다. 바닥핵은 부드러운 움직임을 할 수 있게끔 해주는 곳이다. 그래서 환자의 몸 동작이 둔해지고 떨림증이 발생한 것이다. 또한 바닥핵은 전두엽과 연결 고리를 가지고 있기 때문에 이 고리가 손상되면 생각의 속도가 줄어들고 의욕이 떨어지는 등 전두엽 이상 증상이 나타난다.

[간성 뇌증 환자들은 치매 증상과 파킨슨 증상을 동시에 보인다]

간의 중요한 기능 중에는 해독 작용이 있다. 간이 좋지 못한 경우 걸러지지 않은 독소가 뇌로 침범해 뇌의 바닥핵 기능을 떨어뜨린다. 이 바닥핵에는 도파민 세포가 많다. 따라서 파킨슨 증상이 발생한다. 동시에 바닥핵은 전두엽과도 연결 고리를 가지고 있는데, 이 고리에 문제가 생기면 멍해 보이고 사고의 속도가 늦어진다. 결과적으로 간성 뇌증 환자들은 치매 증상과 파킨슨 증상을 동시에 보이게 된다. 또한 독소의 농도가 올라갔다 내려갔다 하므로 어떤 때는 심한 혼동 상태를 보이다가(이태호 씨가 베란다에서 목욕을 하거나 여행 가서 방을 못 찾고 복도에서 속옷 바람으로 다니는 에피소드처럼), 어떤 때는 멀쩡해 보인다.

[약물 복용 후 호전되다]

진단이 끝나자마자 간성 뇌증의 치료제인 락툴로즈(Lactulose)라는 물약을 투여했다. 이 물약은 대장에서 대변을 통해 독소를 끌고 나가 혈중 독소를 감소시킨다. 아니나 다를까, 이태호 씨가 락툴로즈를 복용한 지 2주 후 외래에 돌아왔을 때는 걸음걸이를 비롯한 몸의 움직임, 발음, 기억력 등 전반적인 증상이 확연히 호전되었다. 부인은 원래 정상 상태의 95% 수준까지 돌아온 것 같다고 했다. 현재 환자는 락툴로즈를 지속적으로 복용하면서 저단백 식이요법을 실행하고, 비타민 섭취를 높여 간 기능을 보호하는 데 힘쓰고 있다. 확인된 간 경변증과 간암 가능성에 대하여 내과에서 치료를 받고 있는데, 진단 후 1년이 지난 지금까지 아주 좋은 상태를 보이고 있다.

4. 베르니케뇌증: 비타민 부족증에 의한 치매

베르니케뇌증(Wernicke encephalopathy)
- 비타민 B1을 티아민(thiamine)이라고 부른다. 뇌에 꼭 필요한 티아민이 부족해지면
  1) 기억센터 중 시상이라는 부위가 손상되어 기억장애를 동반한 혼돈 상태에 빠지고,
  2) 소뇌가 손상되어 술 취한 사람처럼 중심을 잡지 못하는 증상(운동 실조)이 생기며,
  3) 중간뇌의 눈동자를 움직이는 센터가 손상되어 안구 운동장애가 나타난다. 베르니케뇌증 이란 비타민 B1부족증 의해 3대 증상(정신 혼동, 비틀거림, 안구 운동장애)이 나타나는 병을 말한다.
- 티아민 부족은 오랫동안 먹지 못하는 상황에서 언제든지 올 수 있다. 입덧이 오래가는 경우, 알코올중독 환자들이 식사를 안 하고 술만 먹는 경우, 암 환자가 오랫동안 식사를 잘 못 하는 경우, 위장관의 문제 때문에 식사를 못 하는 경우, 금식 기도를 오래하는 경우 등 그 이유를 막론하고 오랫동안 식사를 못 하면 발생할 수 있다.
- 식사를 오래 못 하는 상황에서 환자의 정신이 흐려지거나 기억력이 떨어지거나 잘 걷지 못하면 의심해야 한다. 즉시 정맥 주사로 티아민을 투여하면 급격히 좋아진다. 그러나 늦게 발견하면 티아민을 투여받더라도 기억장애 같은 후유증이 남을 수 있다.

코르사코프 정신병(Korsakoff psychosis)
- 베르니케뇌증을 앓고 나서 회복이 되었으나 기억장애와 작화증을 보이는 경우 이를 코르사코프 정신병이라고 부른다.

[말을 꾸며내는 60세 여자 환자]

이혜린 씨는 오늘도 10여 명이 먹을 요리를 준비하고 있다. 일을 마치고 들어온 남편이 무슨 요리를 이렇게 많이 했느냐고 물으니, 눈을 동그랗게 뜨고 "오늘 저녁, 당신 친구들이 방문하기로 하지 않았어요?"라고 반문한다. 남편은 이런 부인의 모습이 서글프지만 이제 낯설지만은 않다. 부부는 청주에 살고 있다. 맨 처음 외래를 온 날 "이혜린 씨는 오늘 뭘 타고 오셨나요?"라는 질문에 "어젯밤에 남편이 운전을 하고 와서 모텔에서 자고 아침 먹고 왔어요"라고 거침없이 대답했다. 환자의 말을 받아 적던 내가 그런가보다 하는 순간, 남편이 푸념하듯 "아이고, 이 사람이, 새벽에 일어나서 버스 타고 방금 도착한 것을 그렇게 말하면 쓰나"라고 말한다.

[작화증(作話症)]

기억장애가 있는 환자들에게 과거 에피소드에 대해 물어보면 "잘 기억이 안 난다", 또는 "모르겠다"라고 대답을 한다. 그러나 어떤 환자들은 이야기를 꾸며내어 빈 기억공간을 채운다. 이와 같이 이야기를 꾸며내는 것을 '작화증(作話症)'이라고 한다.

[이혜린 씨처럼 작화증이 심한 사람이 있을까?]

이혜린 씨 부부가 병원에 올 때마다 환자의 상태를 파악하기 위해 환자에게 이런저런 질문을 하는데, 사실은 진찰도 진찰이지만 호기심이 앞선다. 환자가 어떤 작화증으로 우리를 깜짝 놀라게 할지가 궁금하기 때문이다.

【의사】 "따님은 무엇을 하고 계시죠?" (사실 딸은 사망했다)
【환자】 "대학 졸업했고 소련 유학 갔어요, 북한 통해서."

【의사】 "북한을 거쳐서요?"
【환자】 "네, 소련으로 유학 가서 동독 간다고 해서, 신경정신과 동독이 유명하다고 그래서. 뮌헨 대학 병원에서 레지던트를 했어요."

【의사】 "지금은 뭐하고 계시나요?"
【환자】 "소아신경과 의사로 근무하고 있어요"

【의사】 "따님은 결혼은 하셨고요?"
【환자】 "했죠. 김일성 수령 아들인 김정일 국방위원장하고 했지요."

【의사】 "아니, 어떻게 아는 사이인가요?"
【환자】 "우리 할아버지가 대통령을 했었고, 그래서 다들 아는 사이에요. 우리 딸이 이대 댕길 때, 그때 아마 교제한 남학생이 김정일 수령이었던 거 같아요. 마침 딸 생일이니 케이크를 사가지고 와보라고 했었죠. 와서 보니 말이 완전히 북한 말씨죠. 나는 사리원 서씨인데, 하면서 한참 얘기를 나누었고, 그러고 나서 허락을 해서 딸이 결혼을 하고 간 거죠. 결혼식도 명동성당에서 하고 간 거예요. 그 바람에 통일도 되고."

【의사】 "가족 분들 이야기를 좀 더 해주세요."
【환자】 "우리 딸 외할아버지가 대통령 각하였으니 우리 집도 만만치는 않았죠. 딸은 고2때, 이대 수석으로 의과대학을 갔어요. 미스코리아도 하고 그 다음에 북한에서 데려가서 모스크바로. 그때 대통령은 우리 아버지 서OO죠. 노태우 대통령하고 노무현이 하나 마나 하게 우리 아버지 서OO 씨가 대신하신 거죠. 동작동에 모신 것으로 하고 북한으로 해서 지금은 소련으로 가 계세요. 사리원 서씨가 말하자면 고종 황제부터 내려오는 명문세가예요. 그 위로는 단군 할아버지로부터. 박정희 대통령 전에 우리 할아버지가 대통령을 하셨고, 최근까지도 했죠. 돈 많고 공부 많이 했으면 된 거 아니에요?"

【의사】 "어제는 뭐하셨어요?"
【환자】 "만주 다녀왔어요."

【의사】 "만주요? 만주를 어떻게 다녀오셨어요?"
【환자】 "버스 타고 북한으로 해서 다녀왔어요."

【의사】 "북한을 어떻게 가셨죠?"
【환자】 "요즘은 통행이 가능해요. 버스 타고 가면 돼요. 만주 가서 바닷가 호텔에서 하루 자고 왔지요."

【의사】 "남편 분은 뭐하고 지내시나요?"
【환자】 "얼마 전에 다니던 아시아 자동차 직장에서 해고됐는데 지금은 다시 다녀요."

【의사】 "어떻게 다시 다니게 되셨죠?"
【환자】 "실직을 해서 제가 이건희 회장을 만났어요. 복직시키라고 그랬더니 들어주더라고요."

【의사】 "흥부와 놀부 이야기 아시죠? 좀 해주실래요?"
【환자】 "놀부가 형님이고, 흥부가 아우고, 가만있어봐, 흥부와 놀부. 근데 흥부는 같은 재산을 물려받았어도, 놀부가 요즘 신식말로 착복을 했어요. 그래서 고생하다가 다리 다친 제비 고쳐줘서 횡재하는 얘기 아니에요? 제비 다리를 고쳐주고 제비가 전답 문서와 황금을 물어다주고, 금은보화가 어디 있는지 알려줬지요."

【의사】 "그 무거운 것을 어떻게 물어다줬지요?"
【환자】 "참, 그러니까 전해오는 얘기지요. 만주인가 소련인가 가니까 만화로 하고 있더라고요."

【의사】 "심청전 얘기도 해봐주세요."
【환자】 "글쎄, 심청이가 효녀라는 거 아니에요? 심청이가 좀 고생을 했겠어요? 그런데 심청이 초가지붕 처마 밑에 제비가 집을 짓다가 떨어진 걸로 나오잖아요? 그 제비를 심청이가 고쳐주니 제비가 강남에서 황금 씨를 가져왔고 심었더니, 금은보화가 나타났다는 얘기 아니에요?"

【의사】 "누가 물에 빠졌던가요?"
【환자】 "심청이가 빠진 게 아니고, 제비가 떨어져서 그것을 고쳐준 거죠."

【의사】 "흥부 놀부와 이야기가 많이 비슷해요?"
【환자】 "거의 같다고도 볼 수가 있죠. 흥부와 심청이가 다 제비를 고쳐주죠. 우화니까 그렇죠."

이처럼 이혜린 씨의 꾸며대는 대답은 매우 허황되다. 내가 경험한 작화증 환자 중 이렇게 허황되게 대답하는 환자는 처음 본다. 마치 과대망상을 보이는 정신질환 환자 같다. 그러나 이혜린 씨의 증상은 과대망상과는 다른 점이 있다. 과대망상 환자들이 대개 같은 망상을 일관되게 말을 하는 데 비해, 이혜린 씨는 대답할 때마다 내용이 바뀌어 일관성이 없다. 또한 망상 환자들은 기억력이 정상인 데 비하여 이혜린 씨는 아주 심한 기억장애를 보이고, 망상 환자들은 종종 조증(우울증의 반대 증상)을 보이나 이혜린 씨에게는 그러한 증상이 전혀 없었다.

[이혜린 씨의 작화증은 20여 년 전부터 시작되다]

이혜린 씨의 이런 증상은 25년 전으로 거슬러 올라간다. 사고로 딸을 잃은 이혜린 씨는 35세의 나이에 다시 임신을 하게 되지만, 심한 입덧에 시달렸다. 당시 구토가 너무 심해 식사도 거의 못하는 날들이 석 달 이상 지속되었다. 간간히 산부인과를 방문했으나 수액 정도만 맞고 집으로 오곤 했다. 이런 나날이 계속되다가 기력이 쇠진하여 자리에 눕게 되었고, 급기야는 어느 날 불러도 반응을 못 할 정도로 정신이 혼미해져서 대학 병원으로 갔더니, 비타민 결핍에 의한 뇌 손상이 발생했다는 말을 듣게 되었다. 당시 신경과 기록에 의하면 안구 운동장애와 정신 혼미, 심한 보행장애가 있다고 기록되어 있었다. 아이는 유산이 되었고, 환자는 비타민과 영양분을 공급한 후에 회복되어 걸어 다닐 수 있을 정도로 좋아졌지만, 기억장애와 작화증이 남았다.

[베르니케뇌증과 코르사코프 정신병]

이혜린 씨의 증상을 요약하면, 입덧 후 비타민 B1 부족이 왔고, 이로 인해 베르니케뇌증의 3대 증상(안구 운동장애와 정신 혼미, 심한 보행장애)이 발생했다. 그리고 베르니케뇌증이 회복된 후에도 두 가지 증상이 남게 되었다. 첫째는 심한 기억장애, 둘째는 작화증이다. 이런 상태를 코르사코프 정신병이라고 부른다. 100년 이상 거슬러 올라가서, 러시아 의사였던 코르사코프는 알코올중독 환자가 베르니케뇌증을 앓고 난 후 이혜린 씨처럼 심한 기억장애와 작화증을 보인 사례에 대해 자세히 기술했다. 후대 사람들은 환자의 이러한 증상을 그의 이름을 따서 코르사코프 정신병(Korsakoff psychosis)이라고 부르고 있다. 없는 이야기를 꾸며대기 때문에 '정신병'이라는 이름을 붙인 것 같다. 그러나 막상 이혜린 씨를 만나보면 '정신병'을 가진 환자처럼 보이지 않는다. 예도 바르고 이상한 행동을 하지도 않는다. 심지어 허황된 이야기를 꾸며댈 때 왜 거짓말을 하느냐고 물으면 거짓말이 아니라고 차분하게 말하기까지 한다. 마치 본인이 이야기한 것이 진실인 줄 알고 있는 듯하다. 작화증의 내용이 허황되기 때문에 일상생활에서의 행동 또한 허황되는지 궁금했다. 그러나 전혀 그렇지 않았다. 심한 기억장애로 인해 이미 샀던 물건을 또 사고, 냉장고 관리가 되지 않는 등의 행동은 있으나 그 외에는 예의도 바르고 허황되게 물건을 사오는 증상도 없었다.

[왜 작화증이 생기는 것일까?]

작화증은 대개 기억에 관련된 뇌의 구조물과 집행 기능(기획 기능)에 관련된 전두엽에 동시 손상이 있을 때 발생하게 된다. 두 가지 가설이 있는데, 하나는 기억장애로 인한 기억의 공백을 채우기 위하여 기존의 이야기 혹은 새로운 이야기를 대화 중에 끼워넣는 가설이다. 또 다른 하나는 질문의 시점과 대답하는 시점 간의 시간 관계를 잘 구분하지 못하여, 전에 있었던 일 혹은 앞으로 있을 것으로 생각되는 일을 현재의 시점에 맞추어 이야기를 하여 발생한다는 가설이다. 따라서 작화증은 본인의 의지로 지어내는 거짓말이 아닌, 뇌의 손상에 의한 기억장애의 특이한 형태이다.

[이혜린 씨의 이야기가 주는 교훈은 무엇인가?]

이혜린 씨의 경험은 안타까운 이야기다. 비타민 부족증에 대해 조금만 더 인식하고 있다면 예방이 가능했기 때문이다. 그러나 일반인 입장에서는 환자의 증상을 알아보기가 힘들다. 안구 운동장애를 파악할 수도 없고, 베르니케뇌증의 다른 증상, 즉 정신 혼미나 보행장애에 대해서도 당연히 환자가 기력이 쇠해서 그런 것이라고 생각한다. 따라서 다음과 같은 상황에서 비타민 부족증을 의심하는 것이 최선이다. 이혜린 씨처럼 입덧을 오래 하는 경우, 항암제를 맞는 암환자가 계속 항암제 부작용으로 토하는 경우, 위장관에 문제가 있어서 식사를 잘 못 하는 경우, 술을 많이 먹는 환자들이 식사는 안 하고 술만 먹는 경우, 몇 주 동안 금식기도를 하는 경우 등이다. 이런 상황에서는 조금이라도 기억력이 떨어질 경우 정맥 주사로 티아민(thiamine)을 투여하는 것이 좋다. 그리고 일으켜 세워서 환자의 걸음걸이가 비틀거리는지를 확인해야 한다. 비틀거리는 증상에 대해 장기간 못 먹었기 때문에 기력이 쇠해서 그럴 것으로 단정해버리면 베르니케뇌증을 놓치기 쉽다.

5. 신경매독에 의한 치매: 화내는 증상으로 시작된 신경매독

신경매독(Neurosyphilis)

- 매독은 증상이 없는 경우가 많다. 오랫동안 몸속에 잠복해 있다가 신경계로 매독균이 침입하여 신경매독이 될 수 있다.
- 치매 증상이 있는 사람에서 혈액검사 결과 매독 반응이 양성이고 과거에 한 번도 치료를 받은 적이 없다면, 신경매독을 의심해보아야 한다.
- 신경매독에 의한 치매 증상은 다양한데, 그중의 하나가 성격 변화를 동반한 치매 증상이다.
- 신경매독은 혈액검사와 뇌척수액검사로 확인할 수 있다.
- 신경매독은 완치될 수 있다. 매독이 뇌로 전파되지 않은 경우 1주에 한 번 2~3번의 근육주사로 충분하나, 신경매독으로 판정을 받으면 입원하여 2주 동안 페니실린 정맥주사를 맞아야 한다.

[기억력이 점차 나빠지다]

61세 남자 이희택 씨는 2년 전부터 건망증을 보이기 시작했다. 그 후 1년 정도 건망증이 점점 심해지더니 어느 날 퇴근길에 30년간 살아온 자신의 집을 잘 찾지 못하는 증상을 보였다. 그리고 전화가 왔던 사실을 기억하지 못하는 일이 잦아졌다. 병원 방문 8개월 전에는 집 근처의 레스토랑에서 식사를 하고 나오는데, 딸에게 "어, 여기가 어디지?"라고 말해 딸이 속으로 걱정하며 어머니와 아버지의 상태에 대해 의논했다고 한다. 얼마 뒤에는 동네 사우나를 다녀온다고 나간 후 "집을 못 찾겠어"라며 전화가 온 적도 있었다. 부인이 너무 놀라 그 자리에 꼼짝 말고 있으라고 하고는 달려갔더니 옷도 대강 입은 채 서 있어서 집으로 데리고 왔다고 한다.

[기억장애와 함께 난폭한 행동을 보이다]

이희택 씨는 평소에도 고집이 세고 화를 자주 내는 성격이었는데, 평소보다 훨씬 화를 많이 내게 되었다. 병원 방문 4개월 전에는 어느 병원에서 기억력 테스트 후 치매 판정을 받았는데, 환자가 병원 예약을 본인과 상의 없이 했다며 몹시 화를 내고 약을 먹지 않겠다고 했다. 이후 화를 내는 증상은 갈수록 심해졌다. 옛날부터 끌어오던 민사소송 때문에 법정에 섰을 때, 변호사와 소송 상대에게 소리를 고래고래 지르기도 했다. 기억장애와 분노가 갈수록 심해지자 보호자가 환자를 강제로 어느 병원에 입원시켰다. 그러나 별것 아닌 일로 부인에게 화를 내고 포악하게 굴어 부인이 숨어 있을 정도였으며, 2인용 병실에서 옆 환자가 계속 TV를 켜둔다고 화를 내서 결국 검사를 마치지 못하고 퇴원했다.

[신경매독 반응이 양성으로 나오다]

이희택 씨가 우리 병원을 처음 방문했을 때, 우리 팀도 환자의 진단에 대해 난감했다. 발병한 지 2년 만에 성격 변화가 아주 두드러진 것은 알츠하이머병과 맞지 않았다. 물론 알츠하이머병 환자들도 공격적이 되고 화를 내지만, 보통 중기나 말기에 이런 증상을 보인다. 초기부터 공격적이거나 충동 억제를 못하는 성격 변화가 보이면 우리는 보통 혈관치매 또는 전두엽치매(2부 2.10 참조)를 생각한다. 그러나 MRI검사에서도 뇌혈관 막힘이 보이지 않아서 혈관치매도 아니었고 전두엽치매에 합당한 전두엽 위축도 보이지 않았다. 이러한 변화를 치매에 걸리면서 평소보다 성격이 두드러진 것으로 볼 수도 있는데, 보호자들은 그렇게 생각하는 것 같았다. 이렇게 난감해 하고 있는 도중 혈액검사 결과, 매독 반응이 양성으로 나왔다. 환자를 입원시킨 후 바로 뇌척수액검사를 했는데 이 역시 양성이었기 때문에 신경매독으로 진단을 내렸다. 환자에게는 2주 동안 페니실린 정맥주사를 투여했다. 부인도 검사를 받았는데, 혈액검사는 매독 반응이 양성이고, 뇌척수액검사는 음성이어서 근육주사를 1주 간격으로 두 번 맞았다.

[페니실린 주사 후 회복되다]

이후 환자의 증상은 점차 호전되었다. 2004년 11월에 그만두었던 사업을 2005년 7월부터 다시 시작해 수출도 하게 되었다. 2006년 3월 인터뷰에서 환자가 아직도 위축되어 있는 부분이 있으나 대체로 예전 상태로 돌아왔다고 했다. 무엇보다도 가장 큰 변화는 화를 내지 않는다는 점이었다. 집안일도 도우려 하고, 부인과도 화목하게 지내 부인은 지금 환자와 사는 것이 천국에 사는 것 같다고 표현했다.

6. 뇌전증에 의한 치매 증상:
기억장애 때문에 치매 검사를 받았는데, 알고 보니 측두엽 발작

뇌전증(Epilepsy)에 의한 기억장애

- 50대 이상 또는 노년기에 기억력이 떨어져서 치매 검사를 하러 클리닉에 왔는데, 알고 보면 뇌전증(과거에는 간질 발작이라고 불렀음) 때문인 경우가 종종 있다.
- 뇌전증이란 뇌 속에 일종의 '누전'같이 전기가 번쩍번쩍하며 퍼지는 현상이다. 발작 증상은 '누전'이 일어난 장소에 따라 다른데, 치매 증상을 유발하는 발작은 관자놀이 안쪽(관자엽 또는 측두엽이라고 함)의 해마 근처에서 주로 발생한다. 따라서 측두엽 뇌전증이라고 부른다.
- 이 측두엽 뇌전증은 일반적인 뇌전증처럼 입에 거품을 물고 팔다리가 뒤틀리면서 쭉 뻗는 증상을 동반하지 않는다. 대신 일상생활 중 갑자기 멍해지거나 허공을 보면서 정신이 약간 없어 보인다. 환자에 따라 입맛을 다시거나, 쩝쩝거리고, 손을 비비거나 옷깃을 만지는 경우도 있다. 발작 직전에 타는 냄새가 난다고 하는 사람도 있다. 이러한 증상을 보이는 시간이 수 초에서 길어도 2분 이내에 끝나므로 옆 사람이 자세히 보지 않으면 놓치기 쉽다. 더구나 본인은 마치 잠시 필름이 끊긴 것처럼 알지 못한다. 따라서 대개의 경우, 환자나 보호자들은 뇌전증인 줄 모르고 지낸다. 이런 뇌전증 발작은 주로 해마 근처에서 발생하기 때문에 환자들은 기억장애를 호소하며 뇌인지건강클리닉에 찾아오게 된다.
- MRI 촬영을 하면 대부분 정상으로 나온다. 이는 뇌파검사를 통해 확인할 수 있다. 물론 발작이 잦지 않은 경우에는 뇌파 또한 정상으로 나올 수 있다.
- 뇌전증 약을 복용하면 증상은 감쪽같이 사라지고, 기억장애도 호전되는 사람이 많다. 적어도 기억장애가 나빠지지 않는다. 즉, 알츠하이머병인 줄 알고 병원에 왔다가 희소식을 듣는 셈이다.

[73세 남자 이세호 씨, 기억력이 떨어져 클리닉을 방문하다]

이세호 씨가 우리 병원을 방문했을 때는 68세였다. 3년 전부터 기억력이 서서히 떨어지기 시작했으며, 1년 전부터는 기억장애가 더 심해져 기억장애클리닉을 방문하게 됐다. 물건을 어디에 두었는지 잘 찾지 못했고, 한두 번 만난 사람은 잘 기억하지 못했으며, 약속 시간이나 장소를 종종 잊어버린다고 했다. 어떤 때는 잘 기억하였으나, 어떤 때는 전날 있었던 일 중 70% 정도를 기억하지 못하였고, 심지어는 오전에 있었던 일을 오후에 잊어버려 부인을 당황하게 했다. 3년 전 친구들과 함께 말레이시아에 골프를 치러 간 적이 있었는데, 아침에 깨어나 자신이 골프를 치러 온 사실을 잊어버리고 "내가 왜 여기에 있어?"라고 질문하여 친구들이 깜짝 놀라기도 했다. 4년 전부터 부인과 함께 컴퓨터 수업을 수강하고 있었는데, 처음에는 이세호 씨가 부인에게 잘 모르는 부분을 알려주었으나 최근에는 입장이 바뀌어 오히려 부인이 알려준다고 했다. 부인과 함께 스포츠센터에도 다니고 있었는데, 운동이 끝난 후 부인과 함께 귀가해야 한다는 것을 잊고 혼자 집에 온 일이 두 차례나 있었다.

[다른 인지 기능들도 3년 전부터 서서히 저하되다]

기억장애와 함께 다른 인지 기능도 감소했다.

첫째, 방향 감각이 저하되었다. 집 근처에서 길을 잃는 정도는 아니었고, 항상 다니는 지하철 이용은 혼자서도 가능했다. 또한 집에서 20분 정도 거리의 스포츠센터는 잘 찾아갈 수 있었다. 그러나 그 외 다른 장소에 갈 때에는 다른 사람이 길을 알려주어야 했다. 심지어 이전에 자주 다니던 모임 장소를 잘 찾지 못하고 되돌아온 일이 여러 번 있었다. 당시 운전을 직접 하고 있었으나, 혼자 보내는 것이 불안하여 항상 부인이 동행했다.

둘째, 언어 능력에 관한 병력에서 이전보다 이해력이 다소 낮아졌다고 하였다. 간단한 대화에서는 문제가 전혀 없었으나, 복잡한 이야기 듣는 것을 싫어한다고 했다. 사람이나 물건의 이름을 이전처럼 빨리 말하지 못하고 머뭇거렸다.

셋째, 계산 능력이 저하되었다. 이전과는 달리 암산을 잘하지 못하였다. 가게에서 물건을 산 후 거스름돈을 주면 확인하지 않고 그냥 받아오는 일이 종종 있었다. 용돈 관리는 그럭저럭 하였으나 돈에 대한 개념이 없어진 것처럼 돈의 단위를 헷갈려 할 때가 가끔 있었고(5억과 5만 원을 헷갈려 말함), 2006년 8월경부터는 돈 관리가 머리 아프다며 재정과 관련된 일은 모두 부인에게 넘겼다.

넷째, 성격 변화가 나타났다. 점차 우울해지는 것 같았고, 특히 본인의 기억력이 저하되었다는 사실에 매우 힘들어했다. 매사에 의욕이 없어져 대부분의 일에 대해 '싫다 또는 귀찮다'는 반응을 보였고, 이전보다 성격이 급해져 사소한 일에도 화를 잘 낸다고 했다. 2개월 전 있었던 양가 상견례 자리에서는 체면을 생각지 않고 지나치게 열심히 음식을 먹어 가족들이 민망한 적도 있었다.

[인지 기능검사에서도 이상 소견을 나타내다]

이세호 씨에게 인지 기능검사를 시행한 결과 날짜에 대한 개념이 없었다. 여러 개의 단어를 외우게 한 후 20분이 지난 뒤 다시 물어보았을 때에도 20% 정도밖에 기억하지 못했고, 물건의 명칭을 말하는 능력 또한 동년배보다 크게 저하되어 있었다. 그러나 단순 계산, 복잡한 그림 따라 그리기, 외워 그리기 등에는 문제가 없었다. 어디 갈 때에는 다른 사람이 길을 알려주어야 했다. 심지어 이전에 자주 다니던 모임 장소를 잘 찾지 못하고 되돌아온 일이 여러 번 있었다. 당시 운전을 직접 하고 있었으나, 혼자 보내는 것이 불안하여 항상 부인이 동행했다. 그러나 집 근처에서 길을 잃은 정도는 아니었고, 항상 다니는 지하철 이용은 혼자서도 가능했다.

[일상생활 능력이 조금 떨어져 있다]

개인 위생 관리는 깔끔하게 하고 있으나, 최근 들어 어떤 옷을 입어야 할지 부인에게 자주 물어보았다. 한 달 전에는 스포츠센터에서 덥다고 겉옷을 벗고 내복만 입은 채로 운동을 하는 경우도 있었다. 그러나 아직까지 은행에 가서 입금과 출금을 하는데 다른 사람의 도움 없이도 혼자서 잘한다고 했다. 가전 도구 또한 이전처럼 잘 고칠 수 있고, 고스톱과 골프도 잘 친다고 했다.

[알츠하이머병 초기로 진단을 내리다]

이세호 씨와 같은 경우, 일상생활이 정상인지 비정상인지 단번에 결정을 내리기가 힘들다. 그러나 일단 비정상으로 간주하여 치매로 진단했다. 그리고 기억장애를 필두로 방향감각 저하, 언어장애, 계산 능력 저하, 성격 변화가 서서히 나타났기 때문에 치매의 원인 질환인 알츠하이머병 초기라고 결정했다. 이전에 다니던 다른 병원에서도 알츠하이머병이라고 진단받아 치매 치료제를 복용하고 있었는데, 그 약을 계속 복용하도록 했다.

[수 초간 멍하는 증상이 나타나다]

이렇게 3개월 째 병원을 다니던 2007년 4월 어느 날, 부인이 특이한 증상을 목격했다고 했다. 최근 3개월 동안, 이세호 씨가 대화 도중 눈에 초점을 잃고 수 초 동안 멍하게 있다가 다시 정상으로 돌아오는 장면을 다섯 번이나 보였다는 것이다. 이런 증상이 있을 때는 가끔씩 입맛을 쩝쩝 다시는 행동을 보였다. 또한 증상 이후 한동안 기억력이 더 떨어졌다가, 다시 좋아지는 굴곡이 있었다.

순간 내 머릿속에 '알츠하이머병이 아니라 간질 발작이구나'라는 생각이 스쳤다. 환자의 예전 차트에서도 환자가 20대에 지붕에서 떨어져서 수 분간 의식을 잃은 적이 있으나 특별히 병원에 가지 않았다는 기록이 있었다. 아마도 이때 뇌 일부분의 뇌세포가 손상이 되었고 이 손상된 뇌세포에서 '누전' 같은 것이 생기면서 뇌 쪽으로 퍼져 기억력이 저하되었을 가능성이 컸다. 병력을 다시 자세히 들어보니, 3년 전부터 밤에 잠을 자다가 20~30초 동안 허공을 응시하고 입맛을 쩝쩝 다시는 증상이 간헐적으로 목격되었다. 대략 한 달에 한 번 정도였는데, 최근에는 하룻밤에도 3~4번으로 증가했다. 그래서 뇌파검사를 하기로 했다.

[최종 진단명을 알츠하이머병에서 뇌전증으로 바꾸다]

뇌전증이란 뇌 속의 일종의 '누전'같이 전기가 번쩍번쩍하면서 퍼지는 현상을 말한다. 이 누전이 어디에 생기느냐에 따라 뇌전증의 증상은 다양하다. 시각피질에 생기면 이상한 번쩍거림이 보이고, 언어중추에 생기면 언어장애, 운동중추에 생기면 해당 부위가 떨린다. 물론 뇌 전체로 퍼지면 대발작(온몸이 뻣뻣해지며 떨고 의식을 잃는 발작)이 생긴다. 뇌파검사는 간질 발작을 알 수 있는 가장 좋은 검사 방법이다. 그러나 모든 발작을 다 잡아낼 수 있는 것은 아니다. 뇌에서 발생한 파가 두개골을 거치면서 그 파장이 약해져서 잡히지 않을 수 있기 때문이다. 또한 간질파가 간헐적으로 나오기 때문에 뇌파를 찍는 20분 동안 발생하면 요행히 잡히지만, 그렇지 않을 경우에는 대개가 음성으로 나온다. 이세호 씨의 뇌파는 음성으로 나왔다. 그러나 나는 검사보다 문진을 더 중시하기에 과감하게 치매 치료제를 끊고 뇌전증 약을 처방했다.

[환자의 증상이 호전되다]

1개월 후 다시 병원에 왔을 때, 부인은 약 복용 후 1주일 후부터 모든 발작 증상은 없어졌다고 했다. 그리고 기억력이 좋아지기 시작했다고 했다. 2007년 7월, 약을 복용한 지 3개월 만에, 부인에 따르면 이세호 씨의 기억력이 계속 좋아져, 현재는 병 전의 95% 정도까지 기능이 회복됐다고 했다. 물건을 어디에 두었는지 잊는 일이 없었고, 약속 시간이나 장소를 잊는 일도 없다고 했다. 또한, 다른 사람에게 들은 이야기를 정확하게 기억했고, 중요한 사건들도 세부 사항까지 잘 기억한다고 했으며 환자 본인도 기억력이 예전으로 돌아온 것 같아서 하루하루가 매우 즐겁다고 했다. 물건 이름을 금방 대지 못하는 경우는 간혹 있으나 예전과 비교했을 때 특별한 변화는 아니며, 하고자 하는 말을 표현하는 것에 큰 문제가 없다고 했다. 젊었을 때 지뢰를 밟은 후 귀가 다소 어두워져 남의 말을 잘 못 알아듣는 경향이 있으나 이 또한 발병 후의 변화는 아니었다.

2006년 12월만 해도 길을 잃고 헤맨 적이 있던 환자는 현재 혼자 대중교통을 이용하는 것에 문제가 없었다. 기억력 저하로 인한 우울 증세도 사라졌고, 다만 과거에 비해 다소 과격해진 경향이 있어 컴퓨터로 고스톱을 치다가 잘 되지 않으면 마우스를 던지는 경우가 있었다. 위생 관리에는 문제가 없으며, 집안일을 많이 도와주는 편으로 청소나 빨래를 깔끔하게 한다고 했다. 취미 활동이 매우 많은 편으로 1주일에 한 번은 골프를 치며, 매일 컴퓨터로 고스톱을 친다고 했다. 또한, 매일 스포츠센터에서 러닝머신을 뛰고, 매일 저녁 집 근처에서 4km를 걷는다고 했다. 일기 쓸 것을 권유한 이후로 일기도 꾸준히 쓰고 있다고 했고, 정기적인 사회 활동을 위해 1주일에 평균 한 번은 모임에 참석한다고 했다. 돈 관리는 현재 부인이 하고 있으나, 환자의 계산 능력에는 문제가 없으며, 은행의 ATM을 사용하는 데에도 문제가 없다고 했다.

[인지 기능검사도 호전을 보이다]

인지 기능검사를 다시 시행한 결과 여전히 날짜나 사물 이름 대기 능력은 떨어져 있었다. 그러나 1년 전과는 달리 단어를 외웠다가 20분 후에 기억하는지를 검사했을 때에는 매우 향상된 수행 능력을 보였고, 힌트를 주면 거의 대부분 기억해낼 수 있었다. 약을 먹고 기억력이 좋아졌다는 환자의 주관적인 느낌뿐만 아니라, 객관적인 검사로도 몇 개월 사이에 기억력이 좋아진 것을 확인할 수 있었다. 이후 뇌전증 약을 복용하기 시작한 지 거의 5년이 되는 현재(2012년 초) 좋아진 상태를 계속 유지하고 있다.

7. 뇌종양에 의한 치매: 알츠하이머병인 줄 알았으나 양성 뇌종양

양성 뇌종양

- **뇌종양의 증상** : 양성 뇌종양은 서서히 자라기 때문에 증상이 없는 경우가 많다. 크기가 많이 커져서 주위 정상 뇌조직을 압박하기 시작하면 증상이 나타난다. 일반적인 증상은 두통, 발작, 인지 기능장애다. 좀 더 진행하면 구토, 의식 변화가 발생한다.
- **두통** : 초기에는 20~35%의 환자에게 두통이 생긴다. 종양이 진행하면 70%에서 나타나지만, 강도, 위치, 지속 시간이 매우 다양하여 종양을 의심케 하는 두통은 따로 없다. 두통의 원인은 머릿속 압력이 증가하거나 종양이 국소적으로 통증에 민감한 구조를 자극하기 때문이다.
- **발작** : 40세 이후에 국소 발작(국소 뇌전증)이 새롭게 발생하면 항상 뇌종양을 의심해야 한다. 환자의 20%에서 진단 당시 발작을 경험한다고 한다.
- **인지 기능장애** : 비교적 흔하게 나타나지만 증상이 가볍기 때문에 간과되기 쉽다. 빨리 자라는 악성 종양의 경우, 초기부터 인지장애가 나타나나, 서서히 진행하는 양성 뇌종양의 경우 뇌가 바로 적응하기 때문에 인지 기능장애가 별로 없고 있더라도 미미하다.
- 뇌종양의 진단은 주로 MRI로 이루어진다. MRI는 조직 분별력이 우수하고, 해상도가 높고, 다양한 평면에서의 영상을 얻을 수 있기 때문에 신경계 종양 진단과 치료에 절대적으로 필요하다.
- 양성 뇌종양의 치료는 수술이 필수적이다. 악성 뇌종양의 경우 수술 후 필요한 경우 방사선 치료나 화학 요법을 받는다.

[75세의 이일순 할머니는 부지런하고 긍정적인 분이었다]

이일순 할머니는 마음씨가 예쁘고 총명한 분이었다. 5년 전부터 남편이 알츠하이머병을 앓았으나, 자녀들의 도움 없이 집안일부터 할아버지 병간호까지 몸이 열 개라도 부족할 정도로 부지런히 사는 분이었다. 그 와중에도 항상 자녀들 생일이나 대소사들을 모두 챙기는 등 기억력도 좋았고, 밝고 긍정적인 성격인 데다 뭐든지 남에게 미루는 일 없이 스스로 실행했다.

[1년 전부터 말수가 줄고 기억력이 떨어지기 시작하다]

그러던 할머니가 병원에 방문하기 1년 전부터 말수가 줄어들고, 기억력이 나빠지기 시작했다. 수다스러울 정도로 말이 많았던 분이 시키지 않으면 말을 하지 않고, 말을 하더라도 간단히 단답형으로 대답한다고 했다. 말을 하려 하다가도 단어가 기억나지 않아 한참을 생각하는 모습을 보였고, 최근에는 귀가 어두운 것도 아닌데 말을 잘 이해하지 못하고 수차례 되묻기도 했다. 이러한 언어 증세와 함께 기억력 저하도 발생하여 냄비를 태우거나 화장실 수도꼭지를 잠그는 것을 깜빡 잊는 경우가 있었다. 부지런하던 분이 종일 누워 있는 것을 좋아하고 게을러진 모습을 보였으며 이와 동반하여 머리가 좀 무겁다는 표현을 하곤 했다.

[진찰 결과 초기 알츠하이머병 같다]

이런 증상이 점차 악화되자, 이일순 할머니의 딸과 아들은 우리 클리닉에 할머니를 모시고 왔다. 할아버지처럼 할머니도 알츠하이머병에 걸린 것이 아닐까 너무나 걱정됐기 때문이다. 할머니는 75세의 고령에, 기억장애와 언어장애가 서서히 발생했고, 고혈압이나 당뇨와 같은 혈관치매에 대한 위험 인자가 전혀 없었고 신체적으로 매우 건강했다. 따라서 우리 의료진들은 함께 상의해 초기 알츠하이머병으로 잠정 결론을 내렸다. 그리고 MRI 촬영과 신경 심리검사 후 할머니와 2주 뒤에 외래에서 뵙기로 했다.

[예상외로 뇌 MRI에서 왼쪽 전두엽에 큰 종양이 발견되다]

그러나 2주가 채 되기 전 영상의학과의 급한 연락을 받고 MRI를 열어본 우리 의료진은 모두 깜짝 놀랄 수밖에 없었다. 알츠하이머병이라고 생각했던 할머니의 뇌 MRI 결과, 왼쪽 앞쪽뇌에 매우 큰 종양이 발견됐기 때문이다. 더구나 주변의 뇌조직이 종양에 눌려 있을 뿐만 아니라 심하게 부어 있었다. 다행히 수막종이라는 양성 종양이었고 종양의 위치 또한 수술하기에 용이한 부분이었다.

[이일순 할머니가 완쾌되기까지]

우리 팀은 MRI를 보기 전에 이일순 할머니의 병명을 알츠하이머병으로 생각했다. 왜 오진했을까? 우리는 좌측 전두엽에 종양이 있다는 선입견을 가지고 다시 환자를 진찰했다. 좌측 전두엽에 병변이 있으면 말 표현에 문제가 있고(실어증) 오른쪽 팔다리가 왼쪽보다 약할 수 있다. 그러나 그런 증상은 전혀 없었다.

다만, 보호자들이 과거에 비해 언어 표현이 감소하고 게을러졌다고 했는데, 이런 증상은 전두엽 종양과 관련이 있을 수 있다. 할머니는 신경외과에서 수술을 받았고, 5일 후 뵈러 갔을 때 머리에 붕대를 감고 있는 할머니는 밝게 웃으면서 우리를 반겨주었다. 이전과는 다르게 말수도 늘고, 기억력도 좋아져서 누가 왔다 갔는지 면회객을 기억하고 있었다. 그 와중에도 알츠하이머병에 걸린 남편까지 걱정하고 있었다. 어머니의 잔소리를 다시 듣게 되어 기쁘다며 울먹이는 딸의 모습을 보며, 나도 모르게 퇴근길에 어깨가 으쓱했다.

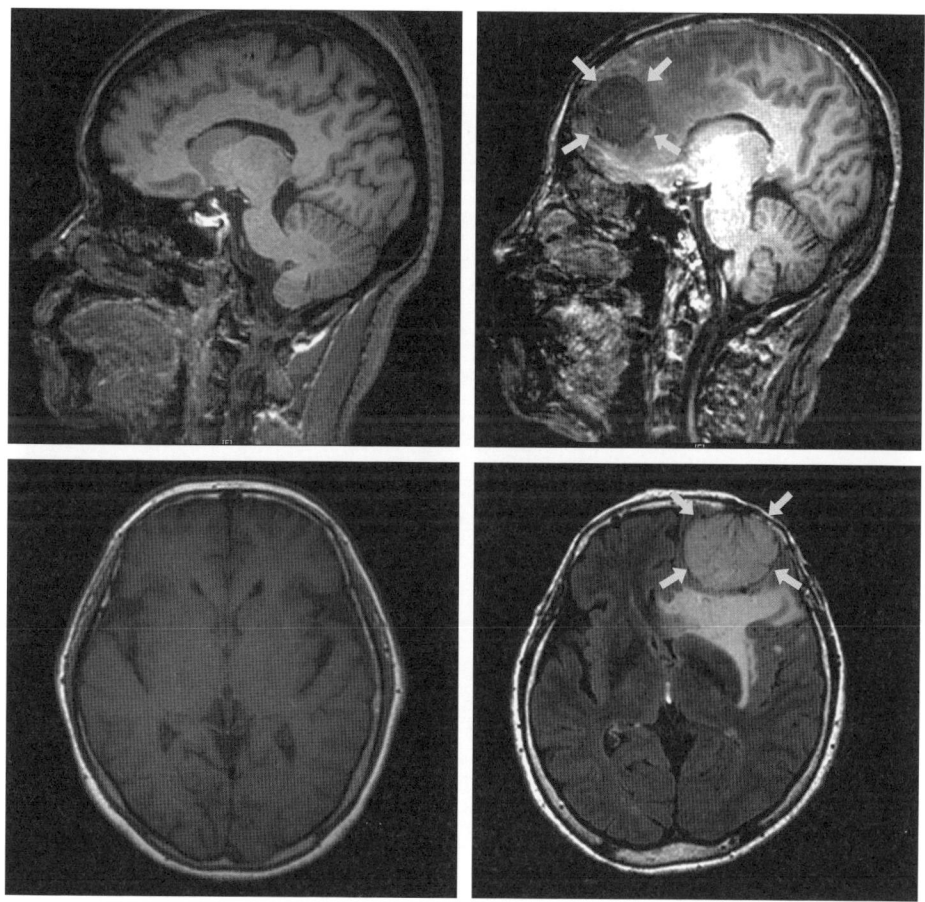

그림 6. 뇌 MRI. 좌측은 정상인, 우측은 뇌종양 환자의 뇌사진이다.
화살표로 둘러싸인 부분이 종양임. 수막종이라는 양성 종양으로 좌측 전두엽에 위치해 있음.

8. 섬망: 일시적 치매 증상

섬망(delirium)

- 노인이 전신마취 하에 수술을 한 후 수일 동안 헛소리를 하는 증상을 종종 볼 수 있다. 이 기간 동안 환자는 평소와는 달리 정신이 혼미해 보인다. 날짜, 계절 감각도 없고 현재 자기가 어디 있는지도 모른다. 계속 잠을 자는 경우도 있으나, 낮과 밤이 바뀌는 경우가 많다. 특히 밤에 잠을 안 자고 소리를 지르거나 뛰쳐나가려고 한다거나, 수액 줄, 산소 줄, 소변 줄을 빼는 등 가만히 있지 못해 심하면 침대에 묶어놓아야 하는 경우도 있다. 이와 같은 현상을 '섬망'이라고 한다.
- 섬망의 원인은 다양하다. 수술뿐만 아니라, 감염에 의한 고열, 머리를 다쳤거나, 탈수, 체내 나트륨, 칼륨 같은 전해질 불균형, 약물 부작용 등 다양한 원인에 의해 발생한다.
- 원인은 주로 뇌의 문제라기보다는 내과 질환, 외상, 약물에서 오는 경우가 대부분이기 때문에 원인 질환만 제거해주면 수일 내지 수주 내에 회복된다.
- 섬망은 젊은 사람보다는 노인에게 더 흔하다. 물론 젊은 사람도 뇌를 다치면 수주, 수개월 동안 횡설수설하다가 깨어나는 경우가 있다. 그러나 뇌 예비력이 적은 노인에게서 훨씬 흔하다. 뇌 예비력(Brain reserve)이란 뇌의 어느 부위가 손상되었을 때 주위에 있는 뇌세포가 예비군처럼 손상된 부위의 기능을 대신 해주는 것을 말한다.
- 섬망은 치매의 전조 증상인가? 꼭 그렇지는 않다. 그러나 노인에게서 섬망이 생기면 치매의 아주 초기나 경도 인지장애가 아닌가 의심해보아야 한다. 치매 초기나 경도 인지장애 환자들은 뇌의 예비력이 떨어져 있다. 따라서 약간의 스트레스나 뇌 기능을 떨어뜨리는 약물, 내과 질환에 의해 섬망이 나타난다.

오기주 씨(62세 男)는 현 사립 고등학교 교장 선생님이다. 학생들과 후배 지도자들에게 많은 존경을 받았으며, 최근에는 주말마다 주례를 서느라 바쁘게 지낸다. 5년 전 진단받은 고혈압 이외에는 다른 지병 없이 건강하던 분이나, 올해 들어 허리가 심하게 아프고, 엉치뼈와 한쪽 다리까지 뻗치는 양상의 통증이 있어 본원 정형외과에 내원했다. 검사 결과, 허리 디스크가 매우 심한 상태로 수술을 해야 한다는 말을 듣고 수술을 했다. 수술은 약 네 시간 정도 소요되었고 성공적이었다. 그런데 전신마취에서 깨어나, 중환자실로 옮겨 간 지 얼마 지나지 않아 일이 발생했다. 마취에서 깨어난 후 환자가 평소와는 전혀 다른 모습을 보이며 이상한 행동을 보이기 시작한 것이다. 본인이 누워 있는 곳이 어디인지, 왜 이곳에 와 있는지 전혀 기억하지 못했고, 주위에 있는 간호사에게 평소에 하지 않던 폭언을 하고, 양팔에 달려 있는 수액 주삿바늘을 뽑고 침대에서 뛰어내리려는 행동을 보였다. 가족들이 중환자실에 들어와서 환자를 안정시키려고 했으나, 부인이나 아들 또한 알아보지 못하고 오히려 모두 자신을 해치려고 한다며 소리를 지르면서 발로 차고, 손으로 때리는 등의 공격적이고 난폭한 행동을 했다.

환자의 증세를 섬망으로 판단한 의료진은 오기주 씨에게 진정제를 투여했다. 약 스물네 시간 동안 중환자실에 있었는데, 소리를 지르거나 "건너편에 저 사람이 나를 죽이려 한다" "벌레가 나를 무는 것 같다"는 말을 반복하면서 무서워하기도 했다. 중환자실에서의 관찰 기간이 끝난 이후 오기주 씨를 1인 병실로 옮겼는데, 조용한 병실에서 가족과 함께 있으면서 점차 안정되는 모습을 보이다가 수술 약 4일 후에는 이전과 같은 모습을 되찾았다.

섬망은 정상 노인이나 뇌 예비력이 떨어져 있는 경도 인지장애 환자들에게만 보이는 것이 아니라, 사실은 치매 환자에게 더 흔하다. 예를 들어 안정적으로 지내던 치매 환자가 감기에 걸려 고열이 난 경우, 갑자기 헛것이 보인다며 안절부절못한다. 입원해 있는 경우, 병실에 있으면서 기차를 타고 가는 것으로 생각하거나 의료진을 경찰로 생각하는 등 많은 혼동을 보인다. 위에서 언급한 것처럼 치매 환자들은 뇌세포가 감소되어 있으므로 조그만 스트레스도 견디지 못한다. 치매 환자가 섬망을 일으키는 원인은 고열(감기, 폐렴, 요로 감염 등에 의한 고열), 전해질 불균형, 전신마취, 치매 환자가 머리를 다치는 경우, 인지 기능을 떨어뜨리는 약을 먹는 경우 등 다양하다.

9. 약물에 의한 치매 증상

약물에 의한 치매 증상

- 기억력이 떨어진 환자를 진찰할 때에는 현재 어떤 약을 복용 중인지 모두 조사해야 한다. 어떤 환자들은 약의 종류가 너무 많아 어떤 약을 먹는지 모르는 경우도 있고, 약을 먹는다는 사실을 숨기는 경우도 있다. 소화제로 처방받은 약 속에 기억력과 관련된 진정제가 있는 경우도 있다. 따라서 우리 팀은 환자가 먹는 약을 빠짐없이 열거해본다.
- 대표적인 약은 아미트리프틸린(amitriptyline, 상품명: 엘라빌)이라는 약이다. 이 약은 1960년대 개발된 약으로 우울증 약으로 쓰이기도 하고, 당뇨 환자들이 팔다리가 저릴 때 처방받기도 하는 매우 좋은 약이다. 이처럼 역사가 오래된 약은 부작용이 소상히 밝혀져 있기 때문에 오히려 안전하다고 할 수 있다. 문제는 이 약에 항콜린 효과가 있다는 것이다. 따라서 뇌의 아세틸콜린(기억과 관련된 신경전달물질) 농도를 떨어뜨린다. 젊은 사람들의 경우에는 아세틸콜린이 풍부하기 때문에 전혀 문제가 되지 않으나, 노인들의 경우에는 아세틸콜린의 농도가 적은 상태에서 이 약을 복용하면 기억력이 떨어지고 심하면 횡설수설하는 경우도 있다. 특히 평소에 경도 인지장애가 있는 줄 모르고 지내다가 이런 약을 먹으면 그 증세가 급격히 심해지기도 한다. 물론 약을 중단하면 곧 회복된다.
- 또 하나 대표적인 약은 디아제팜(diazepam, 상품명: 바리움, Valium)이다. 이 약 또한 오래된 약으로 약효나 부작용이 잘 알려져 있어 안정제로서는 아마도 가장 많이 처방되는 약일 것이다. 문제는 노인에게 투여했을 때 반감기가 길다는 것이다. 따라서 매일 먹거나 많은 양을 복용하는 경우 약이 누적되어 기억력이 떨어지는 증상이 나올 수 있다.

[당뇨 치료 중 시작된 발 통증]

75세의 남자 환자인 안진영 씨는 15년 전부터 당뇨 진단을 받고 인슐린을 맞고 있었다. 3년 전에는 당뇨 합병증으로 당뇨병성 망막증이 발생하여 레이저 치료를 받기도 했다. 환자는 2년 전부터 양발이 시리고, 저리고, 아픈 통증이 있었고, 최근 이러한 증상이 심해져 마치 맨발로 얼음판 위에 서 있는 느낌이었다.

잠잘 때 시리고 아픈 증상이 심하여 여름에도 양말을 여러 켤레 신고 잤으나 해결되지 않았다. 잠을 잘 수 없을 정도로 심해지자, 동네 의원을 방문하여 검사를 한 결과 당뇨로 인한 말초 신경병증을 진단받았고, 통증을 감소시켜주는 약을 처방받았다.

[통증약 복용 중에 이상한 행동을 보이다]

그런데 약물 복용 1주일 후부터 환자가 횡설수설하는 모습과 함께 이상한 행동을 보이기 시작했다. 평소 시간 관념이 굉장히 철저하던 환자가, 날짜와 요일을 헷갈려하며 부인에게 수차례 묻고 확인했고, 갑자기 자다가 새벽에 일어나서 아침이라고 생각하며 친구들과 약속이 있다고 외출하는 모습을 보이기도 했다. 부인을 며느리로 착각하기도 했으며, 이미 고등학생인 손자를 현재 갓난아기인 것으로 착각하고 집 안에서 찾았다. 며칠 후에는 자다가 안방 안에 있는 화장실을 못 찾겠다고 부인을 깨우면서, 당시 "여기는 우리 집이 아니니 얼른 우리 집에 가자"는 엉뚱한 말을 하기도 했다. 이러한 증상이 1주일 이상 지속되자 부인 및 자녀들은 안진영 씨를 모시고 본원 응급실을 방문했다.

우리 팀은 우선 섬망으로 진단했다. 평소에 매우 총명하던 환자가 갑자기 기억력 저하 및 혼동 상태에 빠졌기 때문이다. 동시에 섬망의 원인을 찾아보니, 다른 원인은 없었고, 당뇨성 말초신경병증으로 처방된 엘라빌(amitriptyline)을 발견했다. 약물 복용과 증상의 발생에 어느 정도 시간적 선후 관계가 있는 것을 확인하고 약물 복용을 중단하고 수일간 관찰하기로 했다. 아니나 다를까 수일이 지나자 환자는 이전처럼 안정된 모습을 보였고, 의식 수준도 평소와 같이 돌아오기 시작하여 이전과 동일한 모습으로 퇴원했다.

안진영 씨는 해피엔딩으로 끝났지만, 가끔 안정제를 과다 투여하는 경우 다른 합병증이 생길 수 있다. 즉 약물에 의한 섬망을 보일 때, 환자가 불안하고 초조해 하므로 일단 안정제와 항정신성 약물을 처방하는 경우가 있다. 물론 일시적으로 환자는 조용해지고, 안정되어 보인다. 그러나 항정신성 약물은 환자를 처지게 만들고 하루 종일 자게 만든다. 그러다가 가래를 뱉지 못하여 폐렴이 발생하는 경우가 많다. 안진영 씨처럼 당뇨가 있고 고령이면 폐렴이 더 잘 발생한다. 폐렴이 패혈증으로 이어지면서 생명이 위험해지거나 다른 합병증으로 이어지면서 회복이 안 되는 경우가 있다.

[비행기 내에서 노인이 횡설수설하면 귀밑에 붙이는 멀미약을 확인]

82세 김기분 할머니가 한 달 전 이틀 동안 이상 행동을 보여, 본원 뇌인지건강 클리닉을 방문했다. 할머니는 5년 전 고혈압을 진단받고 치료 중인 것 이외에 건강하신 분으로, 평소 건망증은 좀 있었으나, 일상생활에는 전혀 어려움이 없는 분이었다.

할머니는 한 달 전 여름이 되어 딸과 함께 미국에 사는 큰아들 집에 놀러 가게 되었다. 이전에도 이미 서너 차례 미국에 간 적이 있으나, 무리 없이 잘 다녀왔던 분이라 가족들은 장거리 여행임에도 불구하고 큰 걱정은 하지 않았다. 그런데 할머니는 비행기에서부터 이상한 행동을 보이기 시작했다. 비행기 탑승 세 시간 후부터 안절부절못하면서, 자리에 가만히 앉아 있지 않고 계속 돌아다니는 모습을 보였다. 또한 가방을 잃어버렸다고 주위 승객들을 의심하기 시작했고, 비행하는 열네 시간 동안 한 번도 자지 않고 가방에서 짐을 넣었다 뺐다 하는 행동을 반복했다. 종이로 비행기를 만들어 다른 승객에게 날리는 바람에 다른 승객을 매우 불쾌하게 만든 일도 있었다. 이러한 이상행동은 미국 공항에 내려서도 지속되었다. 미국 공항에 도착하여 마중 나온 큰아들을 한국에 있는 다른 아들과 혼동하는 모습을 보였고, 미국의 큰아들 집에 가서는 오히려 미국에 사는 아들이 본인의 집에 놀러 온 것으로 착각했다. 저녁이 되자 증상이 더욱 심해져 "전화기 옆에 저승사자가 있다", "개미 떼가 소파 다리에 붙어 있다"고 하며, 헛것을 보는 증상(환시)을 보였다. 이후 새벽까지 잠을 자지 않고 혼동 상태를 보이더니 그 다음 날 오전부터 거의 하루 종일 잠을 잤다. 이튿날 아침 기상한 후에는 예전의 모습으로 돌아왔으나 이틀간의 일은 기억하지 못했다. 이후 김기분 할머니는 예전 상태로 돌아왔고, 이런 일이 있은 후 한 달 후 우리 클리닉을 방문할 때까지 평소와 다름이 없었다.

병원 방문 당시 신경학적 검사나 피검사, 뇌 영상 검사도 모두 정상이었다. 나는 이 할머니를 진찰하는 도중 불현듯 머리에 스치는 것이 있었다. 일시적으로 생긴 것으로 보아 약물 가능성이 많았고, 여행과 관계된 약물로 붙이는 멀미약이 생각났다. 그래서 할머니에게 조용히 물어보았다. "할머니, 혹시 비행기 타기 전에 멀미약 붙이셨나요?" 그러자 할머니는 비행기 타러 가기 대여섯 시간 전, 미리 준비해둔 멀미약을 귀 뒤에 두 개 붙였다고 했다. 원래 한 개를 붙이곤 했는데, 장거리 여행이라 혹시 몰라서 이번에는 두 개를 붙였다는 것이었다. 함께 있던 딸이 말하기를 미국에서 혼동 기간 후 너무 오래 주무시는 것 같아 살펴보니 멀미약이 양쪽 귀 뒤에 한 개씩 붙어 있기에, 주무시는 동안 두 개 모두 떼어주었다고 했다.

붙이는 멀미약에는 스코폴라민(Scopolamine)이라는 약이 들어 있다. 이 약은 아세틸콜린의 작용을 억제

한다. 속 귀의 전정 기관인 세반고리관으로부터 뇌줄기에 있는 구토 센터까지 전기 신호를 전달하지 못하게 하여 멀미 증세를 줄인다. 한편, 아세틸콜린은 중추신경계에서 지속적인 집중력, 각성, 자극 처리, 기억 저장 등과 같은 신경인지 기능들을 유지하는 데 중요한 역할을 담당한다. 따라서 스코폴라민이 뇌 속의 아세틸콜린의 효과를 억제하여 김기분 할머니 같은 섬망이나 인지장애가 나타날 수 있다. 김기분 할머니를 진찰한 이후 비슷한 증상의 환자를 여덟 명이나 발견했다. 원래 한번 눈에 띄기 시작하면 환자가 잘 보이는 법. 이들은 비행기 여행뿐만 아니라, 배 여행, 고속버스 여행 등 여행 도중 또는 직후에 혼동 상태를 보였다. 우리 팀은 이를 학계에 논문으로 보고했다. 그랬더니 전국 신경과 선생님들도 그 후 비슷한 환자를 보았다는 소식을 전해왔다.

우리 팀이 이것을 논문으로 발표한 목적은 붙이는 멀미약이 나쁜 약이라고 말하려는 것이 아니다. 붙이는 멀미약은 좋은 멀미약이고 멀미가 있는 사람들에게 많은 기여를 하고 있다. 진짜 목적은 다음과 같다. 첫째, 여행 도중 또는 직후 노인 분이 횡설수설하면 반드시 귀밑에 붙이는 멀미약을 붙였는지 확인해보아야 하고, 만약 그렇다면 빨리 떼야 한다. 둘째, 비행기 안에서 노인이 김기분 할머니처럼 행동하면 비행기가 회항할 수도 있다. 따라서 승무원은 역시 귀밑을 확인해보아야 한다. 셋째, 노인이 붙이는 멀미약을 붙이고 혼동 상태를 일으키면 여태까지 몰랐던 경도 인지장애나 초기 치매를 발견할 수 있을지도 모른다. 이 노인들이 평소 뇌의 예비력이 떨어져 있었는데 붙이는 멀미약을 붙이고 일시적으로 증상이 악화되어 섬망을 보였을 가능성이 있기 때문이다. 넷째, 비슷한 이유로 이미 경도 인지장애나 초기 치매로 진단받은 노인들의 경우, 붙이는 멀미약을 사용하지 않는 것이 바람직하다. 불가피하게 사용 시에는 소아 용량을 사용하거나 저용량을 사용하기를 권고한다.

10. 일과성 전체 기억상실증: 수 시간 동안 나의 기억은 어디 갔을까?

일과성 전체 기억상실증(Transient Global Amnesia, TGA)

- 멀쩡하던 사람이 갑자기 수 시간 동안 기억상실증(당시 일어나는 일에 대해 전혀 기억을 못함)을 보이다가 회복하는 경우가 있다.
- 그런 일이 일어나는 동안 순간순간 판단력, 언어 능력, 계산력 등 다른 인지 기능은 정상이나, 심한 기억장애가 있다. 그래서 환자는 주위 사람들에게 같은 말을 되묻는다. 예를 들어 "내가 조금 전에 무엇을 했지?"라고 물어서 보호자가 대답을 해주면 전혀 입력을 못하고 조금 후에 또다시 묻는다. 수 시간 만에(길면 하루 정도) 이런 에피소드는 끝이 나지만, 회복 후 신기하게도 그 수 시간 동안 자기가 겪었던 상황을 전혀 기억하지 못한다. 마치 수 시간 동안의 인생이 날아갔다고나 할까?
- 일과성 전체 기억상실증과 비슷한데 나중에 알고 보면 뇌졸중 등 다른 병일 가능성이 있으므로 반드시 검사를 받아야 한다. 모든 검사 결과 정상이면 일과성 전체 기억상실증으로 진단되는데, 95% 이상은 재발하지 않고 한 번으로 끝난다. 이런 현상을 보이는 동안 보호자들은 매우 당황할 수밖에 없으나, 이는 치매의 전조 증상이 아니다.
- 기억센터인 해마의 일시적인 기능 상실로 생각되는데, 그 원인이 뇌졸중이라는 가설, 뇌전증이라는 가설이 있으나 아직 확실하지 않다. 다만 일부 환자에서 '숨을 참는 것'과 관련이 있어 보인다. 예를 들어 수영할 때, 심하게 화가 났을 때, 스트레스 받았을 때, 복압이 올라가면서 숨을 참는데, 이런 상황에서 곧잘 발생한다.

아주 멀쩡하던 사람이 갑자기 같은 질문을 반복하면서 몇 분 전에 있었던 일을 잊는다면, 옆에 있는 보호자들은 얼마나 황당할까? 실제로 이런 환자들이 우리 병원 뇌인지건강클리닉에 1년에 20명 정도 방문한다. 김정자 씨의 사례를 살펴보자.

[오전에 남편과 싸우다]

새벽 다섯 시를 알리는 알람 소리가 울렸다. 46세 김정자 씨는 시계 종소리를 끄고 곤히 자고 있는 남편을 바라보았다. '피곤해 보이는데 그냥 깨우지 말아야지'라고 생각한 김정자 씨는 골프 치러 갈 준비를 하고 집을 나섰다. 골프 연습장에서 두어 시간 즐겁게 골프를 치고 상쾌한 기분으로 집에 들어왔다. 그런데 남편은 잔뜩 화가 나 있었다. "나가면 나간다고 이야기를 하지 어딜 갔다 지금 들어와! 그리고 전화는 왜 안 받아?" 하며 소리를 고래고래 질렀다. 피곤한 남편을 깨우지 않았던 것뿐인데, 소리 지르는 남편에게 서운한 마음이 들다 이내 화가 났다. 김정자 씨도 남편에게 화를 냈고, 결국 부부는 큰소리를 내며 말다툼을 했다. 남편의 언성이 더 높아지자 김정자 씨는 더 이상 대화가 통하지 않을 거라는 사실을 깨닫고는 "알았어요. 내가 잘못했어요. 다음부터는 꼭 이야기하고 나갈게요"라고 했다. 이로써 싸움은 일단락 지어졌다.

[5분 전의 사실도 기억하지 못하다. 그러나 순간순간 판단력은 양호]

남편은 바로 회사로 출근을 했고, 김정자 씨는 감정을 추스르고 잠시 쉬었다. 오후 두 시경 건물 계약 문제로 외출 후 오후 여섯 시경에 귀가하여 소파에 앉았다. 순간 자신이 어떻게 집에 들어왔는지, 오늘 아침부터 무슨 일이 있었는지 도무지 생각나지 않았다. 김정자 씨는 바로 아들에게 전화를 걸었다. "내가 이상해. 집에 좀 빨리 와. 내가 오늘 하루 종일 무엇을 했는지 모르겠어. 외출하고 온 것 같은데 내가 집에 어떻게 왔는지 기억이 안 나"라고 했고, 아들이 "금방 들어가겠다"며 전화를 끊었다. 그러나 환자는 5분이 채 지나지 않아 다시 아들에게 전화를 걸어 조금 전에 했던 얘기를 똑같이 했고, 방금 아들에게 전화를 건 사실도 기억하지 못했다.

아들은 아버지에게 전화를 걸어 엄마가 이상하다는 이야기를 전했고, 아들과 남편은 바로 집으로 향했다. 집에 들어와보니 김정자 씨는 소파에 누워 휴대폰 통화 내역을 확인하며 어리둥절한 표정을 짓고 있었다. 남편이 "당신 괜찮아? 지금 뭐하고 있어? 내가 누군지 알아보겠어? 우리집 주소가 뭐야?"라고 질문했고, 김정자 씨는 남편의 질문에 정확하게 대답했다. 그러나 이내 "내가 여기 어떻게 온지 모르겠어. 오전에도 뭘 했는지 모르겠고, 오늘 무슨 일이 있었는지 기억이 안 나"라고 반복해서 말했다. 남편은 그날 아침 크게 싸운 일에 대해서 물어보았지만 김정자 씨는 전혀 기억하지 못했다. 아들과 남편은 김정자 씨가 편안하게 쉴 수 있도록 따뜻한 목욕물을 받아주었고 김정자 씨는 목욕을 하고 오후 아홉 시경에 잠자리에 들었다.

[전날의 일을 전혀 기억하지 못하다]

그 다음 날, 김정자 씨는 아무렇지 않게 아침에 일어나 남편을 깨우고 아침 준비를 했다. 남편이 김정자 씨에게 어제 무엇을 했는지 물어보니 "어제 부동산 다녀오고, 골프 치러 갔다 왔잖아요"라며 이야기했다. 그러나 김정자 씨는 어제 저녁에 여섯 시부터 아홉 시까지 세 시간 동안에 "내가 어떻게 집에 왔느냐?"며 반복적으로 이야기했던 자신의 행동에 대해서 전혀 기억하지 못했다.

[격한 감정 또는 숨을 참는 것과 관련이 있다]

김정자 씨의 혈액검사, 뇌파, MRI 등 검사를 해보았으나 모두 정상이었다. 이런 병을 '일과성 전체 기억상실증'이라고 한다. 일시적으로 기억의 전체가 없어진다고 하여 붙여진 이름이다. 일시적이고 다시 재발하는 일이 거의 없으므로 진단만 확인하면 된다. 아직까지 원인을 모르지만, 확산강조영상이라는 MRI 사진을 찍어보면 뇌경색이 지나간 흔적이 나오는 경우가 있어 뇌졸중의 일종이 아닌가 추정할 뿐이다. 이런 환자의 30% 정도는 누군가와 심하게 언쟁하거나, 분노를 삭히거나, 감정적으로 격해지는 상황(예: 교회에서 남들 앞에서 간증하면서 울먹인 후), 또는 아주 격한 운동(예: 아주 숨차게 등산한 경우)이나 수영과 관련이 있다. 이들은 공통적으로 '숨을 참는 것'과 관계가 있다. 숨을 참으면 흉곽 내 압력이 올라가고 이로 인하여 뇌에서 내려 오는 정맥의 압력이 올라가서 간접적으로 뇌 혈류에 영향을 주는 것으로 알려져 있다.

11. 의미치매: 명사를 잊어버리는 증상으로 시작하는 치매

의미치매(Semantic dementia)

- 전두측두치매의 일종이다.
- 명사를 잘 말하지 못하는 증상으로 시작한다. 심지어는 '시계', '단추'같은 쉬운 단어도 금방 대지 못한다.
- 좀 더 진행하면 명사에 대한 이해를 못한다. 예를 들어 '형광등'이라고 말해주면, "어디서 많이 들은 말인데 무슨 말인지 모르겠다"라고 대답한다. 이와 같이 단어의 '의미'를 잘 모른다고 하여 '의미치매'라는 이름이 붙여졌다. 갈수록 이름 대기, 알아듣기 능력이 떨어지나, 유창하게 말을 할 수 있다.
- 좀 더 진행하면 얼굴 인식을 잘 못하게 된다(의학적으로 얼굴 실인증이라고 함). 가까운 식구는 알아보지만, 어쩌다가 보는 친구나 친척들은 잘 알아보지 못한다. 얼굴을 보고 남자인지 여자인지 나이가 많은 사람인지 적은 사람인지를 알지만, 얼굴의 '의미'를 모른다. 그래서 '의미치매'라 부른다.
- 이와 같이 명사 이름 대기, 명사 알아듣기, 얼굴 인식하는 능력은 측두엽의 앞쪽, 아래쪽의 기능으로, 왼쪽뇌가 주로 위축되는 의미치매는 명사 이름 대기 장애로, 오른쪽뇌가 주로 위축되는 의미치매는 얼굴 인식 장애로 증상이 시작된다. 그러나 점차 전두엽 쪽으로 파급되면서 판단력 저하, 충동 억제 못함증이 나타난다. 알츠하이머병 환자보다는 생존 기간이 좀 더 긴 편이지만, 전두엽 증상이 빨리 나타나면 생존 기간이 짧아진다.
- 2부에 소개한 전두엽치매와 마찬가지로 특효약은 없고 전두엽 증상이 나타나면 행동을 조절하는 약을 써야 한다.

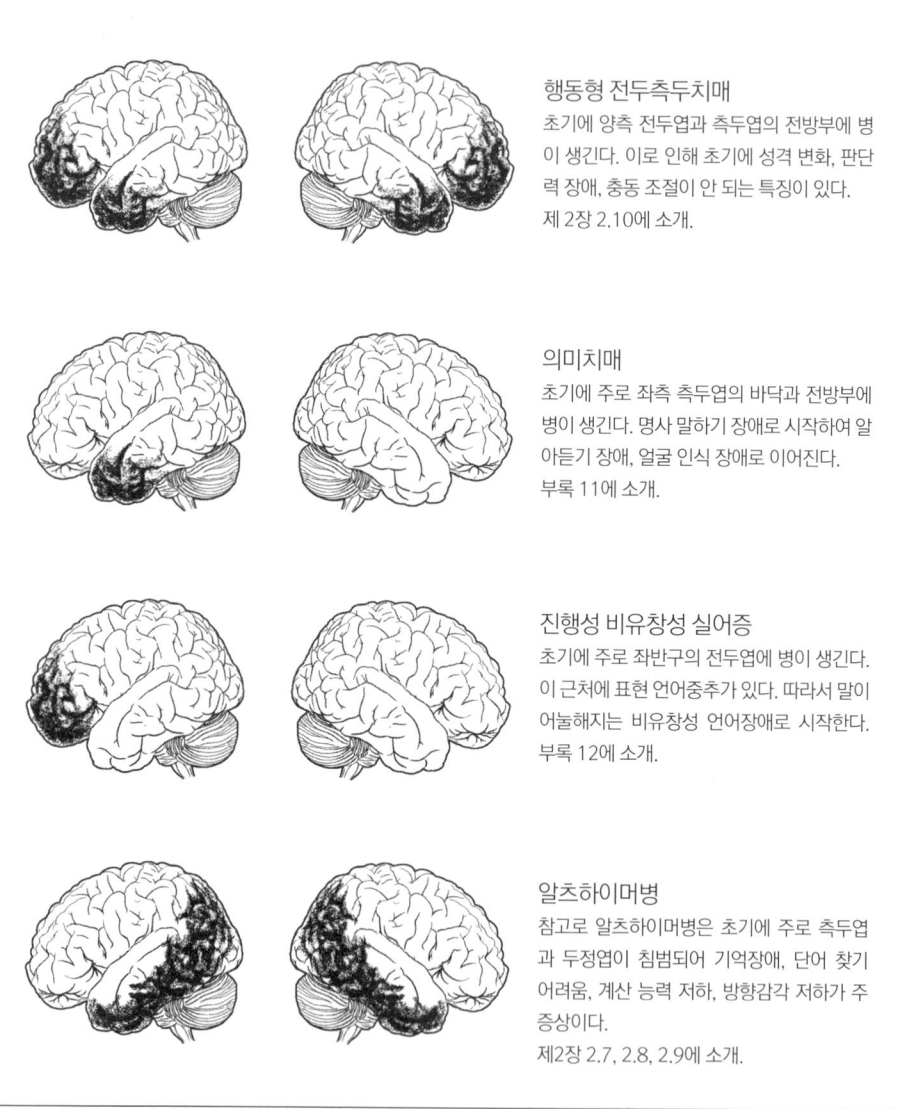

그림 7. 전두측두치매와 알츠하이머병 환자에서 초기에 손상되는 부위를 도식화한 그림이다. 각각 그림에서 좌측은 좌측 대뇌 표면을, 우측은 우측 대뇌 표면을 그린 것이다.

[명사를 잊어버리는 증상으로 시작하다]

77세 이영선 씨는 7년째 우리 병원을 다니고 있다. 사범학교를 졸업하고 초등학교 선생님을 잠깐 했다가 그 후에는 주부로 지낸 분이다. 2004년 맨 처음 진찰했을 때, 주 증상이 대화 도중 단어가 빨리 떠오르지 않는 것이었다. 예를 들면 '꽁치'를 '멸치'라 하거나, '배'를 '사과'라고 하여 남편이 정정해주면 "아! 맞다"라는 반응을 보였다. 환자는 증권투자를 곧잘 했는데, "올랐다"라고 말해 남편이 "뭐가?"라고 물어보면 한참 후에야 "증권이 올랐다"라고 대답하곤 했다. 이와 같은 이름 대기 장애 외에는 문제가 전혀 없었다. 기억력에 있어서도 며칠 전에 있었던 사건을 아주 상세하게 기억하고 있었고 약속 또한 잊는 법이 없었다. 방향감각에도 전혀 문제가 없어 서울 시내 원하는 곳은 어디든 혼자서도 지하철을 타고 다닐 수 있었다. 계산력과 판단력도 좋아서 증권투자에서 톡톡히 재미를 보고 있었으며 기본적인 일상생활 능력에는 물론 지장이 없었다. 인지 기능검사에서도 이름 대기 외에는 문제가 없었다.

사실, 이런 정도의 이름 대기 장애라면 "나도 그래"라고 말할 수 있다. 더구나 이영선 씨는 당시 나이가 70세가 아니던가. 그러나 이영선 씨의 이름 대기 장애는 동년배, 같은 학력을 가진 사람에 비해 매우 심했다. 즉 자전거, 풍선 같은 사진을 보여주고 이름 대기를 시켰을 때 머뭇거리면서 "거시기. 그거", "애들 타고 다니는 것", "하늘로 올라가는 것"이라고 했을 뿐 끝끝내 대답하지 못했다.

[이름 대기 장애만 두드러질 때 의미치매를 의심한다]

명사에 대한 기억을 못하면 사람들은 '기억장애'라고 말하지만 신경학적으로 '언어장애'라고 한다. 어떤 환자의 첫 증상이 명사 말하기 장애이고 이 증상이 서서히 발생했다면 치매 전문가들은 의미치매를 먼저 생각한다. 아니나 다를까 MRI 촬영 결과, 왼쪽뇌 측두엽에 위축이 보였다. 왜 하필이면 왼쪽뇌일까? 이유는 언어기능이 왼쪽뇌에 있기 때문이다. 오른손잡이의 경우에는 더욱 그렇다. 좌측 측두엽의 바닥, 그중에서도 앞쪽 부분에 명사를 기억하는 부위가 있다. 국어대사전에 수록되어 있는 명사가 여기에 들어가 있다고 생각하면 된다. 즉 어려서부터 명사를 배우면 차곡차곡 여기에 쌓이는 것이다. 따라서 이 부위가 손상되면 명사를 제대로 말하지 못한다.

[3년 후 얼굴 인식 능력이 저하되다]

2007년에 환자를 다시 만났을 때(증상 시작 3년 후), 알아듣기는 괜찮았으나 전보다 명사 말하기 능력이 더 나빠졌다. 동시에 얼굴 인식 능력도 저하되어 있었다. 즉, 자주 만나는 사람들의 얼굴은 알아보지만, 먼 친척들의 얼굴은 알아보지 못했다. 실제로 '유명인 얼굴 이름 대기 검사'에서 대통령, 연예인의 사진을 보고도 대부분 모르는 사람이라고 했다. 의미치매의 뇌 위축은 비대칭이다. 왼쪽 측두엽 위축이 먼저 나타나면 이영선 씨처럼 명사 말하기 장애로 시작한다. 그러다가 오른쪽 위축으로 진행하므로 얼굴 실인증이 나타난다. 반면 오른쪽 측두엽 위축이 먼저 나타나는 경우 얼굴 인식 능력이 먼저 떨어진다. 수십 년 동안 철물점을 해오던 남자가 이런 경우였는데, 동네 사람들이 인사해도 받지 않는 증상이 첫 증상이었다. 그래서 동네 사람들이 "돈을 벌더니 거만해졌다"라고 수군거렸다. 이런 환자도 곧 명사 말하기 장애가 나타난다. 왜냐하면 오른쪽 측두엽 위축이 왼쪽 측두엽으로 파급되기 때문이다.

[4년 후 남의 말을 이해하는 능력도 떨어지다]

환자를 1년 후인 2008년에 다시 만났을 때는 명사에 대한 기억력이 더욱 나빠졌다. 자녀들의 이름도 생각나지 않아 엉뚱한 이름으로 부를 때가 있을 뿐만 아니라 말을 이해하는 데도 문제를 보였다. 때문에 대화 중에 그 말이 무슨 말인지 되묻는 일도 많아졌다. 일상생활에도 조금씩 변화가 나타나기 시작했다. '1만 원'을 '10만 원'으로 착각하는 등의 실수가 생기면서 소심해졌고, 자연히 증권도 예전처럼 활발하게 사고팔지 않았다. 그래도 원래 만나던 사람들과도 활발하게 지냈고, 약속을 지키는 것이나 버스 타고 다니기, 요리, 고스톱, 노래 배우기도 예전과 다름없이 잘해냈다.

[6년 후 일상생활 능력이 저하되고 전두엽 증상이 나타나다]

2010년, 병이 시작된 지 6년이 되었을 때, 환자는 남편의 이름도 생각나지 않아서 물어볼 정도로 많이 나빠진 상태였다. 명사가 생각나지 않아서 "걔가 그거 그렇게 하라고 했는데, 그거, 그거"라고 말하는 등 내용이 없는 말만 수다스럽게 했다. 남편이 "주전자 좀 갖다 줘"라고 하면 "그게 뭐야?"라고 반문했고, 손가락으로 물건을 가르쳐줘도 '주전자'라는 말이 주전자를 의미하는지 모르는 듯 고개를 갸웃거렸다. 지하철 역 이름을 알지 못해 엉뚱한 지하철을 탄 적도 있고, 방향감각도 떨어져서 동생 집을 가다가 다섯 시간 동안 헤매다 결국 기겁한 얼굴로 집으로 돌아오기도 했다. 하지만 신기하게도 환자의 기억력은 그다지 나쁘지 않았다. 저녁 모임에서 먹었던 요리, 재료 이름은 모르지만 누구와 함께 먹었는지, 본인이 무슨 옷을 입었는지에 대해서는 정확히 기억했다. 그러나 슬슬 전두엽 증상이 나타나기 시작했다. 특히 충동 억제를 못하게 되었는데, 지하철에서 모르는 사람에게 자꾸 말을 걸어 "우리 부부는 건강하다, 우리는 걱정이 전혀 없고 행복하다"는 식의 쓸데없는 자랑을 하여 남편이 난처할 때도 많았다. 자랑을 많이 하는 것도 전두엽 증상, 즉 충동 억제 못함증의 하나다. 또한 많이 먹는 증상이 생겼고, 슈퍼에서 물건을 사며 다른 물건을 슬쩍 집어오거나 며느리의 지갑에서 돈을 꺼내가는 일도 있었다. 이 즈음 남편은 환자를 혼자서 돌보기 힘들어서 요양 시설을 이용할까 고민에 빠져 있었다.

의미치매는 맨 처음 측두엽에서 시작하게 때문에 이름대기 장애, 알아듣기 장애 등 언어장애와 얼굴 인식 장애로 시작한다. 그러나 측두엽에서 시작한 병이 전두엽으로 파급이 되면서 충동 억제 못함증이 생긴다. 즉 자랑을 많이 하거나, 말을 여과하지 못하는 증상, 많이 먹는 증상, 훔치는 증상 등 전두엽 증상이 생기는 것이 의미치매의 특징이다. 의미치매를 전두측두치매의 일종으로 분류하고 있는데, 처음에는 측두엽을 주로 침범하다가 나중에 전두엽까지 파급되기 때문에 전두측두치매로 분류된다.

12. 진행성 비유창성 실어증: 말을 더듬는 증상으로 시작하는 치매

> **진행성 비유창성 실어증(progressive non-fluent aphasia)**
> - 의미치매와 같이 언어장애로 시작한다. 의미치매의 경우 유창하게 말을 하나, 진행성 비유창성 실어증의 경우 비유창성 언어장애(말을 더듬는 증상)로 시작한다.
> - 알아듣기는 전혀 문제가 없으나, 말을 하는 데 매우 힘들어 보이고 적절한 말을 찾지 못해 머뭇거림이 많아 본인도 매우 답답해 한다. 발음장애도 동반될 수 있다.
> - 갈수록 말을 안 하게 되고 무언증으로 발전한다. 이런 장애가 나타난 지 꽤 오랜 시간 후에도 판단력, 알아듣기, 방향감각이 좋아 일상생활을 하는 데 문제가 없다.
> - 일부 환자에서는 파킨슨 양상이 생기면서 급격하게 나빠지는 경우가 있다. 알츠하이머병이나 의미치매보다는 생존 기간이 짧은 편이다.
> - 전두엽치매와 마찬가지로 특효약은 없고 증상이 나타나면 행동을 조절하는 약을 써야 한다.

71세 남자 홍현남 씨는 영어를 유창하게 구사하고 외교 정치 관련 일을 하던 유능한 사람이었지만, 6년 만에 '에잇'이라는 말 외에 아무런 말을 할 수 없게 되었다.

[말을 더듬는 증상이 나타나다]

환자는 65세 정년 퇴임을 한 후에도 고문으로 활발히 일을 했다. 하지만 어느 날부터 가스레인지 위에 냄비 불을 끄라는 말 대신 "저거, 저거"라고 표현했고, 말을 더듬는 증상을 보였다. 말을 매끄럽게 문장으로 표현하지 못하고 "몰라. 주전자. 저거. 꺼"라는 식으로 조사나 접속사 없이 주로 핵심 단어(명사, 동사)를 나열했다. "… 해주시겠습니까?"와 같은 높임말을 잘하지 못했고, 예전에는 글을 잘 썼는데 일기 쓴 것을 보니 말하는 것과 같이 단어만을 나열했고, 문법이 틀린 문장으로 구성되어 있었다. 예전에는 좀 과격하고 다혈질이었는데 얌전하고 말수가 줄었으며, 부인이 하자는 대로 하는 어린아이로 변했다.

[표현은 못 하나 남의 말을 알아듣는 능력은 괜찮다]

우리 팀이 처음 진찰한 시기는 발병한 지 2년이 지났을 때였다. 말끔한 정장 차림의 멋진 신사였다. 그러나 말을 건넸을 때 매우 더듬거리며 말했다. '낮말은 새가 듣고, 밤 말은 쥐가 듣는다'를 따라해보라고 했더니 '낮. 새. 밤.'이라고 말했다. "이 방에 문이 닫혀 있습니까?"라고 물어봤을 때 "닫혀… 있… 예 예"라고 말했다. 말이 안 나오는 것을 답답해 하면서 오히려 우리에게 미안해 했다. 이에 비해 알아듣기에는 별 문제가 없었다. 예를 들어 "코끼리는 쥐보다 큽니까?" 또는 "7월에 눈이 옵니까?"라는 질문에 '예, 아니오' 대답을 정확하게 했다. 또한 본인의 전화번호, 주소는 말하지 못하였지만, 대답 대신 고개를 끄덕이는 방법으로 확인한 결과, 한 달 전에 있었던 일, 지난 주말에 있었던 일들은 정확히 기억했다. 당시 환자는 꽤 큰 돈의 주식을 관리하고 있었고, 자가 운전이 가능했으며, 매일 헬스클럽에서 두 시간씩 꾸준히 운동하는 등 말을 잘 못 하는 것 외에는 특별한 장애는 없었다.

제 1부 1.8에 제시한 그림과 같이(46쪽 그림), 인간의 좌측 뇌에 두 개의 언어중추가 있는데, 뒤쪽(측두엽)에 알아듣기 중추, 앞쪽(전두엽)에 말하기 중추가 있다. 앞쪽 말하기 중추가 고장 나면 표현을 못하는 비유창성 실어증이 발생한다. 그러나 알아듣기 중추는 정상이므로 알아듣는 데는 문제가 없다.

[표현 장애 외에 성격 변화가 나타나기 시작하다]

이듬해 다시 병원에 왔을 때 1년 전과 너무나 달라진 모습이었다. 휴대폰 번호를 물었더니 "휴대폰. 더더 던져. 화나" 하며 신경질을 냈다. 아직도, 하루 일정표대로(아침 식사 후 복지관에서 운동, 물리치료, 점심 후 서점에 들러 책 읽기 등) 매일 똑같은 생활을 반복했다. 다만 융통성이 없어져서 조금이라도 변수가 생기면 화를 냈으며, 자신의 방식대로만 하려 했고, 방 안의 물건도 항상 같은 자리에 놓여 있어야 했다.

홍현남 씨의 병은 퇴행성 질환으로서 좌측 전두엽이 위축되어 가는 병이다. 그래서 전두엽 증상, 화를 내거나 융통성 없는 증상이 생긴 것이다. 진행성 비유창성 실어증을 비롯한 세 가지 형태의 전두측두치매는 특효약이 없다. 다만 홍현남 씨처럼 화를 내는 경우 이를 조절하는 약을 투여할 수 있다. 그로부터 1년 후, 화를 내는 증상은 좋아졌으나, 감정이 거의 없어 보였고, 말을 아예 안 하거나 모든 질문에 '이렇게'라고만 대답할 정도로 악화되었다. 일상생활 능력도 저하되어, 비누도 바르지 않고 머리를 헹구거나, 샴푸를 헹구지도 않은 채 수건으로 닦는 등 일의 순서가 뒤죽박죽으로 바뀌어서 부인의 도움이 필요하게 되었다.

13. 파킨슨치매: 파킨슨병 후에 생기는 치매

파킨슨치매 (Parkinson disease dementia)
- 파킨슨병을 앓던 환자에게 파킨슨병이 시작된 지 수년 후(보통 10년 후) 치매가 발생하는 경우 파킨슨치매라고 한다.
- 파킨슨병으로 치료받고 있는 환자들의 경우 일반인들에 비해 치매가 발병할 확률이 약 여섯 배 정도 높다. 그러나 위에 언급한 바와 같이 치매가 늦게 나타나고 다른 운동 증상에 묻혀서 잘 인식되지 않는 경우도 있다.
- 파킨슨병의 3대 증상은 1)가만히 있을 때 나타나는 손 떨림(안정시 진전), 2)몸이 뻣뻣함(강직), 3)동작의 둔함(서동증)이다. 이와 같은 증상은 보통 비대칭적이어서 한쪽이 더 심하다. 즉, 한 손이 더 떨리고 동작이 둔하다. 따라서 초기에는 일반인들은 중풍으로 오해하기도 한다.
- 도파제제를 복용하면 파킨슨 증상이 호전되지만 시간이 지나면서 효과가 감소된다. 동시에 40%의 환자들에서 치매가 발생한다.
- 파킨슨치매의 특징은 기억장애 외에 의욕이 없고(무의지증), 사고의 속도가 늦다는 것이다. 예를 들어 질문에 대답하되 한참 후에 하거나, 대화 도중 적절한 낱말을 찾는 데 시간이 걸린다. 또한 헛것을 보는 증상(환시)과 밤에 잠을 자는 도중 잠꼬대와 손짓 발짓을 하는 경우가 많다. 이런 치매 증상은 약간의 좋고 나쁨의 굴곡이 있을 수 있다.

[한쪽 손이 떨리는 증상으로 시작하다]

69세의 가정주부 박동한 씨는 약 10년 전 김장을 위해 배추를 다듬는데 오른손이 이전보다 느리고 동작이 재빠르게 되지 않는 것을 느꼈다. 비슷한 시기부터 긴장을 자주 하거나 사람이 많은 곳에 가면 이상하게 우측 손이 떨리기 시작했다. 보호자가 관찰한 바에 의하면 멍하니 TV를 보는 등 주위를 딴 곳에 두고 있을 때 오른손이 떨리는 증상이 있고, 의식을 하고 젓가락질을 하거나, 커피 잔을 잡을 때는 오히려 덜 떠는 것 같다고 했다.

[동작이 둔하고 걸음걸이가 느려지다. 파킨슨병으로 진단받다]

등산을 갈 때에도 항상 걸음이 빨라서 앞서가는 편이었으나, 6년 전부터는 걷는 속도가 느려져 남들보다 뒤쳐지게 되었고, 걸을 때 오른쪽 다리에 힘이 없고 끌리는 듯한 느낌을 받았다. 친구들이 "걸을 때 한쪽 팔을 잘 흔들지 않아서 걷는 모습이 어색하다", "종종걸음을 걷는 것 같다"라는 말을 하면서 중풍이 아니냐는 말을 했다고 한다. 이러한 증상으로 신경과를 방문하여 파킨슨병이라고 진단받은 후 도파제제를 복용하고 호전되었다. 최근까지 약을 복용하면서, 움직임에 약간의 불편함은 있으나 스스로 보행 및 일상생활은 가능할 정도로 잘 지내고 있었다.

[기억력 저하와 함께 의욕이 없어지다]

그러나 최근 1년 전부터 기억력 저하가 나타났는데, 했던 이야기를 잊고 반복하거나 물건이 어디 있는지 몰라 찾는 증상을 보였다. 길에서 오랜만에 만난 친구 이름이나 TV 드라마에서 보던 연예인 이름이 순간 기억나지 않는 증상도 있었으나, 한참 생각하거나 힌트를 주면 떠오른다고 했다. 발음이 어눌한 데다가 대화 속도가 느려졌다. 이전에는 적극적이고 활발한 성격으로 청국장과 김치를 직접 만들어 자녀들에게 나누어주고, 1주일에 세 번 노래 교실과 아쿠아로빅 교실에 적극적으로 나갔다. 그러나 기억력이 서하되기 시작한 1년 전부터는 의욕이 없어지고 우울해 하며, 전반적으로 게을러져 청소나 설거지 등의 간단한 집안일조차 하지 않고 하루 종일 잠만 자거나 누워 있으려고 했다. 파킨슨병 후에 나타나는 인지장애의 특징은 박동한 씨처럼 1) 기억장애와 전두엽증상(특히 무의욕증), 2) 사고의 속도 저하(예를 들어 대답을 한참 후에 하거나 적절한 단어를 떠올리는 데 시간이 걸림)가 주 증상이다.

[파킨슨치매로 진단받다]

최근 수개월 전부터 갑자기 방 안에 누가 있다면서 헛것을 보고 널어놓은 빨래를 사람으로 착각하는 등 혼동 상태를 보였고, 잠잘 때 잠꼬대를 심하게 하고 팔다리를 흔드는 증상을 보였다. 파킨슨병 발병 약 9년 후에 기억력 장애가 발생했고, 게을러지고 의욕이 없는 전두엽 증상, 최근 헛것을 보는 증상(환시), 그리고 잠잘 때 잠꼬대를 하는 증상이 있는 것으로 미루어볼 때 파킨슨치매에 합당하다는 결론을 내렸다. 파킨슨 약이 과다한 경우에도 헛것을 보는 증상이 생길 수 있어 파킨슨 약을 약간 감량하고 아세틸콜린 분해효소 억제제를 사용한 후 현재 환자의 혼동 상태가 다소 완화된 상태로 지내고 있다.

14. 루이체치매: 헛것을 보는 증상이 두드러진 치매

루이체치매(Lewy body dementia, 의학용어집에는 레비소체 치매로 번역되어 있음)

- 루이체치매 환자의 뇌 속에는 루이체라는 물질이 침착한다. 마치 알츠하이머병 환자의 뇌 속에 아밀로이드가 침착하는 것과 같다. 루이(Lewy)라는 의사가 이 물질을 발견했다고 하여 루이체라고 부른다.
- 파킨슨치매처럼 루이체치매에서도 파킨슨 증상과 치매 증상이 같이 있다.
- 파킨슨치매에서는 파킨슨 증상이 선행하고 치매 증상이 뒤따르는 데 비해, 루이체치매는 치매가 먼저 나타나고 파킨슨 증상이 나중에 나타나거나, 또는 치매 증상과 파킨슨 증상이 거의 같은 시기에 발생하기도 한다. 파킨슨 증상이 먼저 발생하는 경우, 치매 증상이 파킨슨 증상 발병 후 보통 1년 이내에 나타난다.
- 파킨슨 환자의 경우 도파제제를 복용하면 파킨슨 증상이 호전되지만 루이체치매의 경우 도파제제에 대한 효과가 거의 없다.
- 루이체치매의 특징은 1) 치매, 2) 파킨슨 증상, 3) 환시(주위에 없는 사람, 동물이 있다고 한다. 너무 생생하게 얘기하여 보호자들이 무서워할 정도다), 4) 증상의 굴곡(인지장애와 환시가 좋을 때가 있고 나쁠 때가 있다)이다.
- 루이체치매 환자의 인지 기능은 아세틸콜린 분해 효소 억제제를 사용하면 일시적이나마 호전되기도 한다. 반대로 망상이나 환시를 없애기 위해 항정신성 약물을 복용하면 오히려 악화되기도 한다.

[기억력이 감퇴되다]

77세의 김꽃님 할머니는 약 2년 전부터 기억력 저하를 보이기 시작했다. 물건을 놔둔 곳을 잊어버려 찾는 횟수가 늘어났고, 아침에 딸과 통화하고 나서 오후에 통화 사실을 기억 못하고 딸에게 다시 전화를 거는 경우도 있었다. 약 1년 반 전부터는 혼자 대중교통을 이용하기 어려워했고, 집 근처에서도 길을 자꾸 잃게 되어 바깥 출입을 점차 싫어하게 되었다. 바깥 출입을 못 하는 또 하나의 이유는 걸음걸이가 예전에 비해 나빠져서 중심을 쉽게 잃거나 약간 종종걸음을 걷게 되었기 때문이다.

[헛것을 보는 증상을 보이다]

가족들은 이러한 현상을 노화로 인한 기억력 저하라고 치부했다. 그러다가 1년 전부터 문제의 심각성을 확실히 느끼기 시작했다. 할머니가 헛것을 보기 시작한 것이었다. 출근한 딸에게 전화를 하여, 집안 구석에 사람들이 있다, 싱크대 아래에 강아지가 있는데 물까 무서워서 부엌에 가지 못하겠다, 창문 밖에서 자꾸 누가 쳐다보며 감시한다는 말을 하여 가족들을 당황시켰다. 7년 전 할아버지가 돌아가신 후 할머니는 작은딸과 같이 살고 있었는데, 강아지를 키우지 않기 때문에 집에 강아지가 있을 리가 만무하고, 4층 아파트에 살고 있기 때문에 창문으로 누가 들여다본다는 것은 있을 수 없는 일이었다. 그러나 환자가 너무 생생하게 얘기해 다른 딸들이 집에 방문해 확인해보았지만 예상했던 대로 아무런 일도 없었다. 1주일에 두 차례 방문하는 도우미 아주머니에게 물어봐도 강아지 같은 것은 없었다고 했고, 최근에 할머니가 헛것을 보는 증상을 간혹 보였다고 했다.

말기 치매 환자들은 헛깃 보는 즘싱(환시)이 꽤 흔하다. 그러나 김꽃님 할머니의 경우는 날랐다. 환시를 볼 당시, 할머니의 치매는 초기였다. 자기 몸 관리는 물론 그럭저럭 집안에서 살림을 할 수 있었고, 기억장애와 환시를 제외하고는 77세 할머니로서 언뜻 보아서 별 문제가 없어 보였다. 이와 같이 비교적 치매 초기임에도 불구하고 환시를 보는 것이 루이체치매의 특징이다. 또한 환시의 특징이 세상에 존재하지 않는 희한한 물체가 보이는 것이 아니라 실제로 존재하는 사람, 동물들을 생생하게 묘사한다는 것이다.

[헛것을 보고 횡설수설하는 증상이 굴곡을 보이다]

이 무렵부터 한 달에 두 차례 가족들을 못 알아보고, 이치에 맞지 않게 횡설수설하는 모습을 보였다. 어떤 때는 온종일 졸려 하면서 잠을 잤고, 깨우면 날짜 감각은 물론 어디에 있는지 모를 정도로 정신이 혼미했다. 이때는 환시도 더 심했다. 이렇게 가족을 걱정시키다가도 2~3일 지나면 멀쩡해져서 가족들을 헷갈리게 만들었다. 이와 같이 환시와 인지장애의 굴곡이 있는 것이 루이체치매의 또 하나의 중요한 특징이다.

[진찰을 해보니 파킨슨 증상이 있었다]

우리가 할머니를 처음 진찰했을 때, 할머니는 무표정한 얼굴에 등이 약간 앞으로 굽어 있었고, 걸음걸이가 느리고 약간 종종걸음을 걷고 있었으며, 걸을 때 팔을 거의 흔들지 않는 모습을 보였다. 가족들의 말에 의하면 최근 목소리 크기도 작아지고, 동작이 많이 느려져 옷을 입거나 단추를 채울 때 이전보다 힘들어 하신다고 했다. 이런 증상이 파킨슨 증상이다.

김꽃님 할머니의 증상을 정리하면 치매와 파킨슨 증상이 있고, 환시를 보이며, 이런 증상에 굴곡이 있다는 것이다. 파킨슨병 후 생기는 파킨슨치매와는 달리 루이체치매는 치매 증상과 파킨슨 증상이 거의 비슷한 시기에 생기거나 파킨슨 증상이 생긴 지 1년 이내에 치매가 생긴다. 김꽃님 할머니는 결국 루이체치매라는 진단을 받았고, 항콜린 에스테라제를 복용하기 시작했다. 약 3개월 뒤 외래에서 만났을 때는 기억력도 이전보다 좋아지고, 환시를 보는 횟수도 두 달에 한 번 정도로 감소하고, 헛소리하는 증상도 좋아졌다며 가족들이 좋아하는 모습을 볼 수 있었다.

[진행핵상마비와 피질기저핵변성]

치매와 파킨슨 증상을 같이 보이는 퇴행성 치매는 파킨슨치매와 루이체치매 외에 진행핵상마비와 피질기저핵변성이 있다. 진행핵상마비는 보호자가 보기에는 치매 증상(특히 성격 변화)과 함께 보행장애, 동작이 느려짐, 잘 넘어짐이 주 증상이다. 신경과 의사들이 진찰해보면 안구 운동장애가 있는데 주로 수직 방향의 움직임이 떨어져 있다. 또한 삼킴장애, 발음장애, 전두엽 기능장애가 관찰된다. 빠르게 진행하는 편이며 증상 시작 5년 만에 온몸이 뻣뻣해지면서 자리에 눕게 된다.

피질기저핵변성 경우 한쪽 팔다리의 행동이 느려지고 뻣뻣해지는 증상으로 시작한다. 손의 미세한 운동이 안 되고, 다리를 끄는 증상으로 시작한다. 파킨슨병과는 달리 떨림 증상이 별로 없고, 파킨슨 약에 호전을 보이지 않는다. 결국 이 환자도 치매 증상을 보이면서 침상에 눕게 된다.

[얼굴 관리하듯 뇌 관리하여 치매 없이 아름답게 살자]

뇌美인

초판 1쇄 발행 2012년 10월 31일
초판 16쇄 발행 2024년 10월 29일

지은이 나덕렬
펴낸이 최순영

출판 본부장 한수미
와이즈 팀장 장보라
그림 박종신

펴낸곳 (주)위즈덤하우스 출판등록 2000년 5월 23일 제13-1071호
주소 서울시 마포구 양화로 19 합정오피스빌딩 17층
전화 02)2179-5600 홈페이지 www.wisdomhouse.co.kr

ⓒ 나덕렬, 2012

ISBN 978-89-98010-06-5 13510

- 이 책의 전부 또는 일부 내용을 재사용하려면 사전에 저작권자와
  (주)위즈덤하우스의 동의를 받아야 합니다.
- 인쇄·제작 및 유통상의 파본 도서는 구입하신 서점에서 바꿔 드립니다.
- 책값은 뒤표지에 있습니다.